AGELESS《エイジレス》

「老いない」科学の最前線

著
アンドリュー・スティール

訳
依田卓巳
草次真希子
田中的

NEWS PICKS
PUBLISHING

AGELESS《エイジレス》：「老いない」科学の最前線

AGELESS
The New Science of Getting Older Without Getting Old
by Andrew Steele

目次

はじめに …… 10

第1部　史上最古の課題

第1章　老化の時代 …… 28

2万5000年前の「寿命」 …… 28
有史時代の「死」へのこだわり …… 30
19世紀、人生は「2倍」になった …… 31
20世紀の寿命 …… 34
健康寿命の延び …… 35
「老化の時代《エイジ・オブ・エイジング》」 …… 37
「教育」「仕事」「引退」という3段階人生の終わり …… 39
高齢時代の医療費 …… 41
平均寿命が100歳を超える日 …… 43
老化の理解から治療へ …… 44

第2章　老化の起源……46

なぜ生物ごとに寿命がちがうのか……46
「老化」とはそもそも何なのか……49
老化の進化論……50
老化とは進化の「手抜き」である……52
老化は「進化の力不足」の結果――変異蓄積理論……54
進化は「老後の健康」より「子づくり」を優先する――拮抗的多面発現性……56
子づくりを終えた個体は「用済み」――「使い捨ての体」理論……57
ハツカネズミが短命でクジラが長生きする理由……59
体の大きさと寿命……61
なぜ魚やカメは老いないのか……63
老いは生物の「必然」ではない……67
老化の正体……68

第3章　「生物老年学」の誕生……70

生物老年学……70
食べすぎない動物が健康で長生きする……71
食餌制限研究の発展……73
食餌制限で老化をコントロールできる……76

150日生きたセンチュウ……79
科学者の執念……81
「DNA1文字」書き換えるだけで長寿に……83
老化研究のゴールドラッシュ……84
死神とターミネーター……86
長年の謎が解けた……90

第4章　なぜ私たちは老化するのか……92

「どの動物も一生の心拍数は同じ」か？……92
ふたつの最新老化理論……94
1. 二重らせんのトラブル——DNAその損傷と突然変異……97
2. 短くなるテロメア……99
3. タンパク質の問題——オートファジー、アミロイド、付加体……102
4. エピジェネティクス……109
5. 老化細胞の蓄積……112
6. 勢力争い——機能不全のミトコンドリア……115
7. シグナル伝達の失敗……119
8. 腸の直感的反応——マイクロバイオームの変化……122
9. 細胞の消耗……125
10. 防衛不全——免疫システムの故障……128

「老化の特徴」を治療する …… 135

第2部　老化を治療する

第5章　古きを捨てる …… 138

加齢でたまっていく悪いものを取り除く …… 138
老化細胞を消す …… 139
老化細胞除去薬《セノリティクス》の誕生 …… 141
そもそもなぜ老化細胞は存在するのか …… 146
セノリティック治療の近未来 …… 147
「ゴミ捨て機能」オートファジーを向上させる …… 149
凶悪なアミロイド …… 162

第6章　新しきを得る …… 172

よりよい何かと取り換える …… 172
次世代医療の主役「幹細胞治療」 …… 173
免疫システムを若返らせる …… 185
マイクロバイオームを改善する …… 197
タンパク質を「交換」する …… 202

第7章　修復にいそしむ……210
修復……210
短くなったテロメアを伸ばす……211
若い血は老いた細胞に新しい芸を教えられるか……220
ミトコンドリアをパワーアップする……234
クローンの攻撃を撃退する……244
第8章　老化をリプログラミングする……259
「アンチエイジング」の終わり……259
DNAと健康寿命……260
寿命は「遺伝」しない……261
100歳まで生きる人たちの遺伝子は何がちがうのか……262
アーミッシュの長寿遺伝子……266
遺伝子治療の飛躍的進展……270
遺伝子治療の未来……275
「新しい命を産む」という自然のツールを活用する……276
エピジェネティック時計を巻き戻す……278
「クローンは早死にする」は本当か……280
不老不死クラゲの「戦略」はヒトに応用できるか……283

遺伝子治療のバリエーション……288
システム生物学……291
細胞リプログラミング……294
コンピュータ生物学の時代へ……295
示された「道」……299
ホメオスタシスの喪失……300
大胆な使命……301

第3部 さらに長く生きる

第9章 治療法の探求……304
結局、老化治療はいつ実現するのか……304
老化治療の「思わぬ副産物」……306
「時間を稼ぐ」という発想がなぜ大事なのか……308

第10章 いますぐすべき、寿命を延ばす方法……311
いますぐすべきこと……311
1．煙草を吸わない……313
2．食べすぎない……315

3. 少し体を動かす……325
4. 夜は7〜8時間の睡眠をとる……327
5. 予防接種を受け、手を洗う……329
6. 歯を大切にする……332
7. 日焼け止めを塗る……333
8. 心拍数と血圧を観察する……334
9. サプリメントにわずらわされない……337
10. 長寿薬にわずらわされない——いまのところは……337
11. 女性になる……339

第11章 科学から医学へ……343

支援の必要性……343
生物老年学は圧倒的に「コスパ」がいい……346
国の承認……348
臨床試験の課題……352
「老化のバイオマーカー」を導入する……353
高齢者は「老いた若者」ではない……356
老化治療のリスクバランス……360
未来の世代につなぐ……363

謝辞……364
訳者あとがき……368
原注……403

はじめに

しわだらけで歯がなく、足取りも重々しいガラパゴスゾウガメは、一見「うまく歳をとる」ことについて何も教えてくれそうにない。彼らはその名のとおり、太平洋の火山群島であるガラパゴス諸島に棲《す》んでいる。島名の由来はスペイン語の「ガラパゴ」で、まさに「カメ」のことだ。この動きの鈍い爬虫《はちゅう》類は大きいもので体重400キロを超え、葉と地衣類を食べながら何十年もかけて成体になる。

ガラパゴス諸島は、1835年にチャールズ・ダーウィンが探検し、その独自の動植物相から進化論のヒントを得たことで有名になった。ゾウガメは島で出会った希少種のひとつで、彼は何頭かをイギリスに持ち帰って研究した。その1頭であるハリエットは、ガラパゴスゾウガメの長寿記録を打ち立てた。2006年にとうとう心臓発作で倒れたときには、なんと175歳で、ダーウィンより1世紀以上長生きしたのだった。

しかし、老化の生物学という観点からもっとも興味深いのは、その驚くべき長寿ではない。

カメの極端な長寿は、なんらかの特別な生物学的能力があるからというより、生きるペースが遅いということで説明できる。明るさが半分の蠟燭《ろうそく》は2倍長持ちするようなものだ。

それよりはるかに興味深いのは、ガラパゴスゾウガメが、ほかの何種類かのカメや魚、サンショウウオ、あるいはもっと変わったひと握りの生物と同様に、「無視できる老化」という特徴を持っているからだ。つまり、加齢による能力の低下が無視できるほど小さい。[1]「無視できる老化」をする動物は、歳をとっても動作や感覚に衰えがほとんど見られず、加齢に関連した生殖能力の減退もない。ハリエットは170歳でも30歳のとき（ビクトリア朝全盛期の1860年ごろ）と同じくらい元気だったはずだ。もちろん元気といってもゾウガメだから、飛んだり跳ねたりするわけではないが。

がん・心臓病・認知症の根本原因は「老化」

私たち人間はそれほど幸運ではない。歳をとるにつれて、しわが増え、体が弱り、病気になりやすくなる。

体が弱ることをおそらくもっとも顕著に示しているのが、加齢にともなう死亡リスクの増加だろう。

「無視できる老化」の特徴を持つカメは、年齢に関係なく死亡率はほぼ一定だ。成体になってからの死亡率は毎年だいたい1〜2％。対照的にヒトの場合、8年ごとに死亡率は2倍になる。[2] 若いころは悪くない。30歳のときに死ぬ確率は1000分の1を下まわるが、倍々ゲームが続くと、最初は小さくてもすぐに大きな数になる。65歳の死亡率は1％、80歳では5％、かりに90歳まで生きられたとして、91歳の誕生日を迎えられない可能性は16％以上だ。105歳前後で死亡率の上昇は止まるというエビデンスも多少ある。理論的には、ここまで長生きする人は老化が止まるとも考えられるが、そのころには死亡率がすでに毎年50%を超えているから、むしろもう少し早く止まってほしいというところかもしれない。

私たちは比較的長く健康を享受する。おおむね50~60年ほどは死亡、疾病、身体障害の可能性がかなり低いが、老齢になるとそれが急速に高まる。老化は万人に起き、歳を重ねることで経験と知恵が蓄えられる面もある。「うまく歳をとる」のは誰もが望むことだ。この世に生命が誕生したときから、老いは生きることの一部なので、このことばにはさまざまな言外の意味があり、すべてがネガティブというわけではない。だが生物学的に言うと、老いのもっとも妥当な（そしてもっともシンプルな）定義は、時とともに死と苦痛の可能性が急激に高まることだろう。

この生物学的な定義によれば、カメに老いはない。彼らはかなり文字どおり「不老《エイジレス》」なのだ。「無視できる老化」は、ときにもっと魅力的な言い方、「生物学的不老」として知られる。

どうしてカメは歳をとっても老いないのだろう？　そして科学の助けを借りれば、私たちも不老になれるのだろうか？

現代科学は、とくにここ数十年、老化のプロセスを正確に理解し、そこに介入する能力を大いに高めてきた。老化は分子から細胞、器官、体全体のシステムに至るまで、あらゆるレベルで私たちに生物学的な影響を与える。本書では、加齢によって私たちに何が起きているのか、そして老化の科学的な意味を理解すれば医療がどのくらい根本的に変わるかということを、生物学の見地から説明していきたい。

老化を理解する意義は非常に大きい。世界で突出して死亡と苦痛の原因になっているのが老化だからだ。意外に思うかもしれないが、老化を生物学的プロセスと考えれば当然の結論である。私たちの体は歳をとるにつれて、白髪《しらが》、しわ、鼻や耳の伸長といった表面的なことから、体力低下や物忘れ、危険な病気のリスクの急増といった人生が変わるようなことまで、おなじみの変化をたどる。ヒトの死亡率が急に上がる根本原因は、老化に関連した病気にかかる可能性が同時多発的に急上昇するからだ。死について、いずれは訪れるものだとのんびり構えるとしても、死ぬまえには何年も体が不自由になったり、病気にかかったりすることがある。それは誰もが避けたいだろう。

年齢をひとつ重ねるたびに、がんや心臓病、脳卒中、認知症、その他多くのつらい状態に陥るリスクは高まり、逃れようがない。医師や科学者は、罹病の可能性を増やすあらゆるものを「危険因子」と呼ぶ。喫煙、肥満、運動不足などだが、どれほど健康に留意しようと、単純に歳をとることのほうがはるかに危険だ。老化はいま述べたすべての病気をもたらす唯一最大の危険因子なのだ。80歳の人は30歳の人より60倍、死亡率が高い。がんを患《わずら》う可能性は30倍、心臓病は50倍だ。[3] 高血圧は心臓病のリスクを倍加させるが、40歳と比べて80歳はそのリスクが10倍になる。[4] 認知症は60歳までほとんど見られないが、そのあとは5年ごとにリスクが2倍になる。これは死亡率の上昇に輪をかけて急激だ。少なくとも病気のリスクという点から見ると、肥満で大酒飲みでチェーンスモーカーの30歳のほうが、それらとまったく縁のない80歳よりもましなのだ。

同時にリスクが高まれば、結果的に病気は巨大な重荷になる。65歳の人の半分は2～3の長期的な健康問題を抱える。平均的な80歳は約5つの病気にかかり、治療のためにほぼ同数の異なる薬を服用している。[5]「老衰で亡くなる」という言いまわしはあるものの、実際にはそれらの病気が進行し、最終的にどれかが重篤になって命を落とすのだ。

さらに、病気になったときに劇的に悪化をうながすようなつらい変化もある。たとえば、歳をとると免疫システムが弱り、感染症をなかなか退治できなくなる。インフルエンザにかかっても、若いころなら1週間寝れば治っていたのが、年金生活が永遠に終わる事態になるかもしれない。同様に、若者ならギプスをつけて歩くのが不便なくらいの骨折でも、老人だと何週間も入院してすっかり筋肉が衰え、もとの生活に戻れなくなるかもしれない。

生活の質を静かに侵食する症状もある。たとえば、認知症とまではいかないにしても、知性の鋭さが失われ、忘れやすくなり、不安が増える。筋力が衰え、リウマチや関節炎にかかって、自宅で動いて何かをすることも困難になる。インポテンツや失禁などの不便で困る変化もある。つまり、特定の病気と診断されなくても、歳をとるうちにこれらが重なって、自立性や自尊心、人生の楽しみや社会貢献の機会が奪われていくのだ。

私たちはこうした多くの病気や機能障害を、互いにほとんど関係のない個別の症状と考えることに慣れている。だから治療に対する考え方も個別対応だ。がんや心臓病には薬と手術、感染症を防ぐにはワクチン、日々の生活を支えるなら杖と社会的介護というふうに。

すべての根本原因である老化のプロセスは完全に無視している。

老化が普遍的であるということは、その結果が膨大で多岐にわたるということだ。人ひとりの人生が変わるような老化の影響を想像してもらいたい。自立性と生活の質が低下し、病気と死のリスクが激増する——これが世界で何十億人分も発生するのだ。しかも影響を受けるのは、体が弱った老人だけではない。私たちの大半はどこかの段階で年寄りの友人や親戚の世話をしなければならない。老化の影響は社会全体に広がり、みなの人生を左右するのだ。

いま地球では、毎日約15万人が死んでいる。そのうち10万人以上の死因は老化によるものだ。[6]つまり地球的に見ると、3分の2以上の死の原因は老化ということになる。富裕国ではそれが9割を超える。何千万もの人が、数年から数十年にわたる健康の衰えで苦しんでいる。この規模の自然災害は人類史上一度もないだろう。もしあれば巨大な規模の国際救援活動がただちに始まるだろうが、成功はおぼつかない。それまで不老だった文明にもし突然こういう症状を持つ病気が発生したら、可能なかぎり早く全力で治療に乗り出すはずだ。

なぜ私たちは「老い」を直視できないのか

ところが、老化はあまりに普遍的であるがゆえに、デフォルトになっている。避けられないせいで、目に見えない。友人や身内の人が老いていく個別の悲劇は目にするし、彼らがかかる具体的な病気には恐怖を覚えるが、社会全体としては老化そのものに真剣に取り組んでいない。世界じゅうに広がるこの死と苦痛のパンデミックは認識されないままだ。あまりに大きすぎて把握できず、見えない存在になっているのだ。

私たち人間は、「いまここ」を強調して遠い未来を最小化する、さまざまな認知バイアスに囚われている。たいていの人は老後の蓄えが不充分だし、食事法や運動の習慣を長く守ることができない。白髪になって引退し、新しい趣味でも作って孫と遊んでいるところは思い描くかもしれないが、病院のベッドで点滴を打ち、膀胱《ぼうこう》カテーテルをつけているところは想像しない。研究によると、がんや心臓病の存在を否定する人はいないが、誰もがたんに、自分はかからないと思っている。[7] 私たちはまた、過去の経験から推定しがちだ。幸いほとんどの人は歳をとるまで、同時にいくつもの慢性疾患を抱えたりしない。引退後を想像するときに病気のことを考えないのは、想像のもとになることをあまり経験していないからだ。

　他者に起きる老化の結果から遮断されているという実情もある。もっとも高齢で具合の悪い人は病院や介護施設に入って一般の目からは隠される。子供から見れば、お祖父さんやお祖母さんはしわの寄ったやさしい人たちで、どんな健康問題に悩んでいるのかわからないのが常だ。成人して働きはじめ、若い家族を持つころでも、年上の友人や身内の世話をしなければならなくなることはまれだ。その責任はたいてい自分たちの親が引き受けるか、祖父母が互いに助け合っている。つまり通常、自分の親やパートナーの介護が必要になるまで、老いというものの全体像は見えず、そのころには自分自身が老いはじめているのだ。

　もちろんこれは一般化しすぎで、事情は家族によって異なるが、統計の裏づけはある。アメリカでおこなわれた調査によると、65歳を超える高齢者の世話をしている人の年齢は平均63歳だった。[8] 老化の意味を直接知ることなく人生の40~50年、もしかすると60年が簡単にすぎてしまうのだから、意識しなくなるのも当然だ。

　もし人生を10年、20年、あるいは50年と考えれば、長生きできて運がよかったと自分に言い聞かせて不安を和らげることもできるだろう。皮肉なことに、老化というのは、豊かな世界で運よく実現する呪いなのだ。長生きできるからこそ、老化が問題になる。長生きして心臓病で死ぬほうが、子供のころにマラリアで死ぬよりましではないか？　たしかにましだ。そしてマラリアのような病気がおおむね予防可能だからこそ、いまだに死者数が多いことが道徳的問題になりうる。だが、喜ぶべきか悲しむべきか、世界の4分の3以上の国々で、老化に関連した病気はほかの死因を大幅に上まわっているのだ。[9]

世界の平均寿命は2019年に72・6歳になり、いまも伸びている。この数字を知っている人は少数派だ。個人レベルでは未来に楽観的でも、ほとんどの人は世界の現状に悲観的で、寿命を10~20年も低く見積もっている。[10]広大な「発展途上世界」では出生率と死亡率が高いというふうに想像しているのだ。少なくとも学校ではそう習う。しかし現実にはほとんどの国が、富の蓄積では及ばないものの寿命という点では先進国に近づいている。これは驚きの進歩であり、祝福すべきことだ。人類は致死的な感染症の多くを押さえこみ、世界じゅうの人生を質と量の面で改善した。その反面、70歳で早くも老化現象を感じはじめる。ここからも、老化に関連した状況が世界最大の死と苦痛の原因であるという意味が理解できるだろう。

老化は、世界の開発と人口の高齢化が進むにつれて雪だるま式にふくれ上がっている危機でもある。いまはなぜか世界規模の難題に数えられていなくても、数十年後にはかならずそうなる。そこで湧《わ》く疑問は、私たちに何ができるか、だ。

答えは、ありがたいことに、生物学にある。

老化は生物学的必然ではない

すべては1930年代、科学の歴史を変える画期的な発見から始まった。[11]栄養学という新しい分野への関心が急速に高まり、食べ物が成長と寿命に与える効果が注目されるようになったのだ。研究者は実験用ラットを3つのグループに分け、ひとつのグループには好きなだけ餌《えさ》を食べさせ、残りふたつについては餌の量を大きく減らした。ただ、必要な栄養素はすべて得られるように慎重に食餌を管理した。すると、餌が少ないラットは好きなだけ食べるラットより小さく育ったが、実験が進むにつれ、餌の減少がもたらすちがいは体の大きさだけではないことがわかってきた。

好きなだけ食べるラットは歳をとり、1匹ずつ死んでいったが、食餌を管理したラットは生きつづけた。しかも歩行困難になったりせず、白い毛も増えず、がんにもかからなかった。たっぷり食べたラットとちがって、空腹のせいで死ぬエネルギーすらなくなったかに見えた。カロリーを抑えたラットは健康で、体が弱くなることも少なかった。少食が老化プロセスそのものを遅らせたかのようだった。

この結果は、たんなる偶然や実験上のエラーではなかった。その後あらゆる生物で食餌制限の実験がおこなわれたが、驚くほど一貫した結果が出たのだ。単細胞の酵母菌(パンやビールを発酵させる菌)、ミミズ、ハエ、魚、マウス、イヌ、その他多くの生物が、通常より大幅に食餌を減らすことで長く健康に生きた。ふつうに食べた対照群より活発で、がんや心臓の不調(心臓がある生物にかぎられるが)などの老化にともなう病気にかかることも少なかった。食餌制限をしたラットは、ふつうに食べたラットより毛並みがよいことすら確かめられた。食べ物を減らしすぎると飢餓になるのは明らかだが、うまく調節すれば、空腹なラットは好きなだけ食べたラットと比べて寿命が有意に長く、健康状態も良好だった。

こうした発見ではっきりわかったことがある——老化は変更不可能な生物学的必然ではないの

だ。多様な動物について、あきれるほど単純な措置で老化プロセスのほぼ全体をいっせいに遅らせることができる。

「生物老年学《バイオジェロントロジー》」の誕生

人類の歴史の大半で自然の摂理と思われていたことが、じつはたんに食べ物を減らすだけで変更できる。しかも老化は、ある段階でまとまって発生するプロセスのようだ。こうした極端な食事法は、老化に関連した病気をひとつではなくすべて防ぎながら、体力低下や死をも遅らせる。つまり、老化の個別の要素のみならず、老化現象全体を遅らせ、もしかすると逆行させる薬ができるのも夢物語ではないということだ。呼び名が定着するまであと数十年かかるかもしれないが、これは老化について研究する生物学、「生物老年学《バイオジェロントロジー》」の誕生だった。

振り返ると、老化が多少なりとも同時発生的なプロセスだということは明らかだった。それぞれに複雑な原因を持つ別系統の病気に同時にかかりはじめるという事実に科学的興味をかき立てられないほうがおかしい。心臓病の動脈血栓、認知症の脳細胞の死滅、がんの制御不能な細胞には、あまり共通点がないように思えるのに、なぜ同時に起きる？　たんに残酷な偶然ということかもしれないが、長生きする空腹なラットでこれらすべてが遅れたことから、偶然ではないのがわかる。体のどこかに時間を刻むものがあって、ある時点からありとあらゆる恐ろしい病気を一気に引き起こすのだ。

老化が操作できれば、何十億という人々を救い、その生活を改善することができる。老化防止薬の狙いは、食餌制限をした多くの動物で確かめられた効果を人間で再現し、健康で疾病や身体障害のない状態を長くすることだ。ときに使われる表現で、「健康寿命《ヘルススパン》」を延ばすということである。

食餌制限はただの出発点にすぎない。最初の実験結果が発表された1935年には、まだDNAの構造もわかっていなかった。それどころか、DNAが遺伝を媒介することすら定かではなかった。今日では、ある器官のDNAの組成をほんの数時間で読み取ることができる。1世紀前には空想でしかなかった生物学的なツールやテクニックのおかげで、生命の仕組みに対する理解は格段に進んでいる。老化に関する現代の生物学は、ほかのあらゆる科学と同様に、研究者たちの過去の発見の蓄積の上に成り立っているが、老化の研究は生態学から実験生物学に至るまで、じつに幅広い分野でおこなわれている。

地球上の多様な生物から得られる知見もある。[12] 信じられないほどさまざまなペースで歳をとる動物たちがいるのだ。生物学的な不死を実現した「無視できる老化」をするカメはすでに紹介した。これほど老化が普遍的に見える世界で、彼らはどのように進化したのだろう？　私たちに近い哺乳《ほにゅう》類だけにかぎっても、寿命は不幸な齧歯《げっし》類の数カ月からクジラのおそらく何百年までと幅広い。この多様な寿命はどう進化し、こうした生物はうまく歳をとることについて何を教えてくれるのだろう？

実験でわかったこともある。小さなセンチュウ（線虫）を使った実験からは膨大な結果が得られた。遺伝子1本、実際にはDNAの1文字を変えるだけで、センチュウの寿命が10倍になるのだ。人間にもっと近い生理機能をもつ動物でも成功例があり、マウスにおこなった何十もの措置で老化プロセスが毎回のように改善された。老化を遅らせたり、時間を逆戻りさせたりする薬も見つかっており、その一部はすでに試験的に患者に投与されている。

こうした数々の観察やエビデンスは興味深く、老化が治療される未来を予言している。それはそう遠い未来ではないかもしれない。ここ10年か20年で、ようやく自信をもって「老化とは何か」を定義できるようになっている。「何か」がわかれば、あとはそれに真剣に取り組めばいい。

老化は単一のプロセスではなく、老いた器官を若いころとはちがうものにする生物学的な変化の集まりと考えられる。この現象は遺伝子や分子から、細胞、体内の全システムまでを含むあらゆる部分に及び、あちこちの痛みや視力の低下、しわ、老人病の原因となる。いまはこうした変化のリストを作り、ひとつずつ治療を考え、老化を食い止めるか逆行させている段階だ。

老化プロセスを治療するという考えは、実現不可能な机上の空論ではない。今日、すでに世界じゅうの実験室や病院で試されている。その対象となる現象のひとつが、若いころには少ないが時とともに蓄積される体内の「老化細胞」だ。２０１１年の実験で、この細胞を除去したマウスは、複数の病気の発現が遅れて寿命が延びた。[13] ２０１８年には、人間の老化細胞を破壊する薬が治験に入った。[14]

理想の老化防止薬は、老化にともなう機能不全の根本原因を特定し、その進行を遅らせるか完全に逆行させるものだ。同時に多くの症状を治療し、緩和だけでなく予防の効果もある。つまり罹病のリスクを減らし、同時にしわや抜け毛などの日常的な老化現象にも対処するのだ。現在のように、患者が老いて発病してから治療を開始するのではなく、あらかじめ投与して病気や衰弱が起きることを防ぐ。

個別の病気ではなく老化そのものを治療するというのは斬新な発想だ。現代医学はたいてい症状に狙いを定めるか、多くの病気の根本原因から何段階か離れた要素に焦点を当てる。たとえば、高血圧の人には（歳をとれば多くの人がそうなる）通常、降圧剤が処方される。よく使われる降圧剤は血管のまわりの筋肉を弛緩させて血管を広げ、血液を流れやすくする。しかし、高血圧の原因である血管壁の硬化や血栓に対処するわけではない。血圧はたしかに下がり、結果として患者は長生きするのだから役には立っているが、この種の薬は次善策であって、究極の治療薬にはなりえないのだ。

一方、老化そのものに対処する薬は、老化した血管を若返らせ、長期にわたって血圧を若いころの安全なレベルまで下げる。そして同じ薬が、老化に関連したほかの生理的問題も改善するのだ。血管を硬化させるのと同じ生物学的なプロセスが、関節炎や顔のしわなどのほかの問題の裏にもある。根本原因を治療すれば、多くの問題が一気に解決する。しかも高血圧を本当の意味で抑えることができれば、その長期化で生じる腎臓病や認知症などの将来的な問題も減らすことができる。加齢とともに私たちの分子や細胞、器官、体全体に起きる変化は、数多くの病気や不自由の原因だ。それらを特定して治療すれば、老後の健康障害を先延ばしにできるのだ。

がんを根絶しても余命は「3年」しか延びない

私たちは個別の病気の治療には大きな成果をあげてきたが、この方法で平均余命を大幅に伸ばすことはできない。かりにひとつの病気を完治できても、老後の健康そのものに与える効果は意外に小さい。

人口統計学者が数理モデルを用いて、特定の病気を撲滅した際の平均余命と全体的な疾病負荷の変化をシミュレートしている。それによれば、現在死因としては1位のがんが根絶されても、平均余命の伸びは3年に満たない。[15,16] 同様に、次点の心臓病がなくなっても長くて2年。理由は単純だ。がんや心臓病にかからなくても、ほかの病気がいくらでも控えていて、数カ月か数年後には命を奪うからだ。それに、老化に由来するがんや心臓病やほかのあらゆる病気を治療したとしても、現在病気と見なされていない体力低下や物忘れ、自立性の喪失などは治らない。老化の根本原因に取り組む薬は、病気のリスクだけでなく、加齢のほかの症状も減らすのだ。

これは抗生物質以来、最大の医療革命になる。ペニシリンは単一の薬だが、幅広い病気に使うことができる。同じことが老化の治療薬にも当てはまるだろう。ただ、細菌など外からの脅威を撃退する抗生物質とちがって、老化の治療薬は時間の経過にともなう体内の変性を狙い撃ちする。

私たちが生きているうちに老化の治療は実現しないかもしれないが、老化の研究への投資は将来世代への投資である。新しい薬か治療法に一度投資するだけでも、地球上の全員、そしてこれから生まれる子供たち全員が利益を得られる。がん、心臓病、脳卒中、アルツハイマー病、感染症、体力低下、失禁、その他たくさんの病状は、ひとつでも改善の見通しが立てば朗報だが、まとめて発現を遅らせ、おそらく撃退すらできるのだ。現代の医療が老化の治療につながれば、今後のすべての世代のためになる。いまもっとも重要なのは、老化全体を治療すべきだという認識に必要な科学的、文化的な移行を始めることだ。

「老化治療」に不安になるべきか

そうして得られる結果は広範で奥深い。私たち一人ひとりに加え、友人や家族、社会、ひいては人類全体にもたらされる利益は、かかる費用をはるかに上まわる。[17]

老化そのものを治療するというと多くの人は疑いの目を向け、敵意すら示す。寿命が長くなると人口増加や環境破壊の問題はどうなる？　老化の治療で得をするのは金持ちの権力者だけではないか？　独裁者が永遠に生きて全体主義がいつまでもはびこるのでは？

だがほとんどの危惧は、逆の立場から単純な仮定の質問をすることで解消する――もし老化がない社会に生きているとしたら、そのどれかの問題を解決するのに老化を用いたいと思いますか？

老化を作り出して何十億という人を苦しめ殺すことが、気候変動や地球規模の資源濫用の有効な解決策になるだろうか。人類全体の資源の利用を減らしたいなら、そんな野蛮なことをするよりも、かならずほかの手段を探すはずだ。同様に、ひどい独裁政治をやめさせるために老化を利用するというのも、どんな諜報機関の暗殺計画よりクレイジーだ。

そう考えると答えは明らかだ。老化はどんな深刻な問題に対しても、道徳的に認められる解決策にはなりえない。逆もまた真なりで、ほかの問題を避けるために老化を放置しておくことは、老化自体が人類に多大な負担をかけている以上まちがっている。

老化治療が「常識」になる時代へ

老化を根治すべきだという結論が異様に思えるなら、それはたぶん慣れ親しんでいることが快適だからだ。私たちはまさに一生をかけて老いることを受け入れていて、寿命が延びると聞くと、SFのディストピア的世界を想像しがちだ。現状維持への愛着から、老化の治療がもたらす絶大な効果が見えなくなっている。まだ存在しないものを作り出すことには、かくも抵抗が大きい。

老化の治療の道徳的な意義は、早老症《プロジェリア》（語源はギリシャ語の「早すぎる老い」）を見ると理解しやすい。この罹患者は老化がふつうより速いペースで進む。若いうち、もっとも重篤な場合には子供のころから肌が薄くなり、白髪が増える。ハッチンソン・ギルフォード・プロジェリア症候群を持って生まれた人は平均余命13歳で、だいたい心臓病で亡くなる。[18] 10代の死因としてはほかに類を見ない。関連するウェルナー症候群の患者は20〜30代で白内障や骨粗鬆症《こつそしょうしょう》になり、平均54歳で心臓病かがんにかかって亡くなる。[19] 老化を病気ととらえ、病気として治療するという議論には、これらの症状について知るのがいちばんだろう。若いうちに現れるこうした問題を病気と呼ぶのなら、通常の年齢で現れても同じことだ。

私は読者の皆さんを説得して、老化は治療すべきだと胸を張ってもらいたい。私自身も治療がすべて一気に可能になるとは思わないが、最初は不快に聞こえるかもしれない考えを、世の中の常識にしたい。老化の最初の治療は、私たちの健康寿命と、おそらく寿命全体もほんの少し延ばすだろう。それだけでもすばらしいことだが、そこで止まってはいけない。最終目標は「無視できる老化」、つまり何年生きようと、死亡や身体障害、体力低下、病気のリスクが変わらなくなることだ。年齢がもはや生きる長さを表す数字ではなくなり、私たちは個人としても文明としても、不死に近づく。本物の老化治療はそうなる。人間は種《しゅ》としてそれをめざせるし、めざすべきだ。

老化を治療すれば永遠に生きられるわけではないが、苦痛はかなり減り、副次的に寿命が延びる。がんや糖尿病、ヒト免疫不全ウイルス（ＨＩＶ）の治療と同じだ。それらの治療を恥ずかしいと思う人はいない。かりに老化を完全に治療できたとしても、実現するのはゾウガメのように何歳になろうと死亡リスクが一定にとどまることだけだ。まだ感染症や交通事故で死ぬことはあるから、不死はしばらく選択肢にはない（寿命が延びれば、そうした回避可能な原因による死亡も少しずつ減るかもしれないが）。老化の治療は「人間であること」の意味を変えるだろう。しかし同時に、それは現代医学の目標を少し拡張したにすぎない。

いまは本当にワクワクする時代だ。先ほど述べた老化細胞の除去は、実験室から出て10年もたたないうちに、まったく新しい治療の地平を開いた。実験動物の老化を遅らせたほかの多くのアイデアも、すぐに同じ道をたどるだろう。本書の読者の大多数は、生きているうちに最初の老化防止処置（何になるかはまだわからないにせよ）を受けるはずだ。

この課題には文字どおり何十億という人の命がかかっている。それだけ多くの人を救うことができる科学なのだ。

第1部

史上最古の課題

第1章

老化の時代

2万5000年前の「寿命」

2万5000年という時間をさかのぼってみよう。現代人が南仏と呼んでいる場所の暖かい春の夕暮れ、あなたは集落の近くで薪《まき》を集めている。男たちは槍《やり》を持って、シカやバイソンを狙う狩りに出た。あなたたち遊牧民は外見こそ現代人そっくりだが、人生はまるでちがう。いつそれが突然終わってもおかしくない危険と隣り合わせなのだ。

28歳のあなたは先史時代の女性にしては長生きと言っていい。あらゆるところに危険があるからだ。ちょっとした切り傷で感染症にかかって命を落とすかもしれないし、事故や動物からの攻撃であっという間に死ぬかもしれない。腹を空《す》かせて自棄になった先史時代のほかの人間が襲ってきて、殺される可能性もある。しかしいちばんの悲劇は、5人産んだ子供のうち、ふたりが死んだことだ。ひとりは生後まもなく、いまで言う高熱のために。もうひとりは3歳で死に、ほんの1カ月前に埋葬した。先史時代は危険だらけで、死は往々にして、これといった原因もないのにいきなり襲ってくる。細菌や出産異常のことはまだわかっていない。おそらくそのころは、死になんとか意味を持たせようと、気まぐれで復讐心に満ちた神や精霊のせいにしている。

先史時代の人間の寿命を正確に知ることはむずかしい。そもそも先史時代の定義は、文書記録が残されるまえの時代ということだ。出生証明書もなければ、保険会社が生命表を作っているわけでもない。とはいえ、いくつかの遺跡で発掘された人骨を調べ、現代の狩猟採集社会からの推定も加えると、大まかな見当はつく。そこには思っていたより良い点と悪い点があるだろう。

まず悪い点から。寿命は短く、おそらく30～35歳だ。[1] 統計学的に言って、本書を読んでいる読者の多くはすでに死んでいることになる。しかし、これは平均寿命であり、評価がむずかしい。統計につきものの落とし穴があるからだ。先史時代の数字が驚くほど低いのは、おもに幼児と子供の死亡率が非常に高いことから来る。生後数年以内に感染症にかかった赤ん坊や子供の大多数は死ぬ。おそらく15歳まで生きられるのは、全体の60％、コイントスより多少ましなくらいだろう。幼年期のこの死亡率の高さが、平均寿命をかなり押し下げているのだ。

しかし、コインが表を向いて10代後半まで生きられれば、その後35～40年は生きて50代に入る公算が大きい。この余命の期待値も平均だから、なかには60代や70代になって、現代のいわゆる「老齢」に達する者もいただろう。最初の35歳という寿命は、すさまじく高い子供の死亡率を隠し、初期の人類の最高齢者を控えめに見せている。ヒトの寿命のような複雑な事象をひとつの数字で表そうとすると、こういう無理がある。

人類の歴史のほとんどでこういう状態が続いた。痛ましい子供の死亡率の高さが全体の寿命を下げ、成人まで生き延びた人はそこそこ健康だが、抜きん出て長生きするわけでもない。何千年ものあいだ、死は人生の至るところにあり、多くは予告もなく突然襲ってきた。感染症や怪我や不運な事故から逃れられた人たちは、現在私たちが「老化」と認識している説明不能の衰えを経験した。健康と鋭敏な感覚と知能が生死を決する世界で、徐々に能力が失われていったのだ。

先史時代の人間を原始人と考えたい気持ちはわかるが、彼らの脳は私たちとほとんど変わらない。老いという不変の無情な衰退に苦しめられたことはまちがいないだろう。これは推測にすぎないが、太古の人類かその祖先の遺跡で人骨がまとまって見つかっていることから、死者をあえてそこに集めたとも考えられる。弔《とむら》いの儀式がいつ始まったかについてはいまも議論がある。何千年もの時を越えて残った痕跡がないのでやむをえないものの、遺跡が見た目どおりのものなら、葬儀の始まりは数万年どころか、数十万年前かもしれない。それは私たちの種であるホモサピエンスが出現するまえ、ヒト亜科の先祖が地上を歩き、歳をとっていた時代である。

有史時代の「死」へのこだわり

有史時代に入ると、人間の死に対するこだわりは否定のしようがない。生と死をめぐる神話はだんだん豊かになり、構造物は派手になって、古代エジプトのピラミッドで工学的な頂点に達する。

だとすると、最初期の哲学者たちが老いと死の問題に取り組んだのも、驚くにはあたらない。[2]

古代ギリシャでは、ソクラテスもエピクロスも、死を夢のない永遠の眠りのようなものと考え、怖れなかった。プラトンも同じように楽観的だったが、理由はちがった。体が滅びたあとも、不死の魂は存在しつづけると信じていたのだ。けれどもアリストテレスは死についてもっと心配し、紀元前350年ごろ、老化の科学的な説明を真剣に考えたおそらく最初の哲学者になった。[3] その中心的な考えは、老化は人間や動物が「乾燥」していくプロセスというものだった。本書ではここでしか触れないことからわかるように、残念ながらアリストテレスの理論は時の試練に耐えられなかった。

哲学の学派とともに、その後いくつもの宗教や帝国の盛衰があったが、何千年ものあいだ、ヒトの寿命は驚くほど変わらなかった。イギリス産業革命期の1800年にロンドンに職探しで移住してきた家族は、少なくとも寿命統計の視点からは、祖先の遊牧民ときわめてよく似た話をしたはずだ。直接の死因はかなり異なる。狩猟中の事故は少なく、工場での事故が増えるだろうし、小さな集落ではなく人口稠密な都会で感染症にかかっただろうが、高い出生率と死亡率という結果はほぼ同じだ。歴史のそのころになると、ようやく実際のデータが残りはじめる。もっとも古い記録があるのはイギリスとスウェーデンで、どちらも平均寿命は19世紀初期で40歳前後となっている。[4]

19世紀、人生は「2倍」になった

19世紀なかば、ついに変化の兆しが見られる。1830~50年で寿命のグラフがゆっくりと右肩上がりになるのだ。その後の世界の最先進国（歴史のその時点で公衆衛生の最先端と考えられる）を追っていくと、じつに印象的な傾向が見えてくる。１８４０年以降、世界の最大平均寿命が、時計のように正確に毎年３カ月ずつ延《の》びていて、[5]なおいいことに、いまだに勢いが衰えていないのだ。未来予測はつねにむずかしいが、２世紀近くの流れから推定すると、あなたが中年より若ければ、１年生きるたびに死亡予定日が数カ月先延ばしになるということだ。[6]言い換えれば、１日生きるたびに、追加で６時間生きることができる。夜寝ることも無駄ではないというわけだ。平均寿命が延びているおかげで、ひと晩寝ればその大半を取り戻せる。

　この信じられないような進歩の蓄積効果で、人生は１８００年代初期に比べて２倍の長さになった。当時の40年が、今日の世界では80年を超える。

　年齢はごく身近な話題だから、この数字の急上昇について話せば切りがない。たとえば、あなた自身の人生にこの数字を当てはめてみよう。１８００年なら、統計的には40歳で死んでいるが、いまはもう１回同じ長さの人生を生きることができるのだ。現在の20歳の人のお祖母さんが生きている可能性は、１８００年の20歳の人のお母さんが生きている可能性より高い。[7]

　２００年という、ホモサピエンスの歴史で言えばたった０・１％ほどの時間で、私たちは「人間であること」を再定義した（具体的には、２倍にした）。家族は数世代となり、結果をわが目で見ることを期待して長期的な計画を立てられるようになった。引退後まで生きられた人の生活は、かつての病気がちの数年よりずっと長くなった。現在は人類史上初めて、生まれた赤ん坊の大多数が死なずに大きくなれる時代だ。

　寿命増加の線がまっすぐ伸びていることがなかなか信じられない理由は、それを支える文化的な変化、公衆衛生上の手法、科学や医学の急発展が、からみ合いながらもほとんどばらばらに生じているからだ。それでも毎年３カ月ずつ長くなっている。この革命の次の段階は、まったく異なる現象がきっかけで始まった――人類最大の敵、感染症の克服である。

自然の力は人間の力よりはるかに大きい。パンデミックはその控えめな現れにすぎない。新型コロナウイルスによる危機は、治療法やワクチンのない感染症の怖さという、私たちの多くが忘れていたことを思い出させた。ただ、ＣＯＶＩＤ‐19の危険度は過去の感染症に比べればかなり小さいほうだ。人類史全体を見ると、もっとも私たちの命を奪ってきたのは、おそらく細菌やウイルスやその他の微生物である。今回の新型コロナウイルスの最悪の被害も、１９１８年のインフルエンザの大流行を超えることはないだろう。そのパンデミックでは、インフルエンザ・ウイルスによって数年のあいだに５０００万～１億人が死亡したが、[8] これは当時の世界人口の５％にあたる人数だ。そのまえの第１次世界大戦の兵器による死者数、４年間で２０００万人が小さく見える。人類は本当の敵がお互い同士ではないことを肝に銘じるべきだ。

とはいえ、１８００年代を通して不衛生だった村や町は整備された。下水溝は撤去され、公衆衛生の活動が定着して、感染症は減りはじめた。科学と医学はまずワクチン、次に細菌学で戦いに加わった。感染を広げるのは悪い空気や不運ではなく、小さな目に見えない有機体であることを示したのだ。ワクチンは地上から天然痘を消し去り（悲しいことに１９７７年に復活したが）、ポリオもほぼ駆逐して、かつての子供時代の死神を、ジフテリアや百日咳《ひゃくにちぜき》のようにまれで古風な病気に変えている。肥料の改良と農業の機械化で社会全体の栄養状況が改善し、子供も大人も以前より健康になって、感染症を含む多くの死因から身を守れるようになった。同時に、教育と経済成長の両輪がまわって、何百万という人を貧困から救い、食料供給と衛生をさらに向上させた。健康で長生きする人が増えたことで経済がいっそう発展し、それがまた健康を増進する好循環が生まれた。

１８５０年には、最長寿国のノルウェーで平均寿命が約45歳になった。１９５０年のノルウェー人（１００年近いスウェーデンの支配から統治権を取り戻した）の平均寿命は70歳を超えた。[9] この進歩はおもに人生の初期から中期までの改善によるものだった。感染症は大人にも広がるが、子供の犠牲者が圧倒的に多い。その減少が全体の寿命を劇的に延ばしたのだ。

20世紀の寿命

ついに大人が長生きして平均寿命の針を動かしはじめたのは、ここ70年ほどのことだ。理由はおもに医学の長足の進歩とヘルスケアの充実だった。自動除細動器、ステント〔訳注：人体の血管などの狭窄《きょうさく》部を内側から広げる管状の器具〕、病院での冠状疾患集中治療、心臓バイパス手術など、現代医学に欠かせない機器や治療法は、１９５０年にはまだひとつも実現していなかった。胸を圧迫して、停止した心臓を復活させる心肺蘇生法は、いまやテレビドラマで見飽きるほどだが、これすら発明されていなかった。コレステロール値を下げて心臓病を予防するスタチンのような薬もまだない。これらすべては心臓病学に関係しているが、その世界だけを見てもこういう状態だったのだ。

薬や機器や手術はあらゆる年代の多種多様な病気の治療を向上させたが、その効果はとりわけ高齢者の生存率を高めるのに重要だった。感染症が大幅に減った結果、今日の致命的な健康問題は心臓病やがんであり、それらはおもに人生後期の人々がかかるからだ。

ライフスタイルの改善のなかでもっとも大きかったのは、喫煙の減少だ。たったひとつの産業（というより、煙草《たばこ》というたったひとつの商品）が半世紀にわたって寿命の統計に影響を及ぼしたというのはショッキングだ。１９５０年には、イギリスの男性の８割と女性のほぼ半数が煙草を吸っていた。[10]この長期的な喫煙者の世代は、社会全体の喫煙関連の罹病率をゆっくりと押し上げた。煙草が病気や死亡を引き起こすのには時間がかかる。そのピークは１９８０～90年代で、先進国のすべての死因の約６分の１（男性の場合には、なんと25％）が煙草によるものだった。[11]全体としては、20世紀に喫煙で1億人が死んだと見積もられている。[12]現在、喫煙率はピーク時の半分以下で、いまも落ちつづけている。その結果が蓄積されて、寿命の統計に表れてきたのだ。

世界の平均寿命一覧を見るとそれがわかる。２０１９年に平均寿命が世界一長いのは日本で、84・5歳だった。すぐあとに多くの国が続いており、世界のトップ30はすべて平均寿命が80歳を超えている。

健康寿命の延び

平均寿命と同様に「健康寿命」も延びている。イギリスの１９９１～２０１１年の変化を調べた研究では、65歳の人の平均余命は約４年延び、認知機能障害なしで生きた年数も増えていた。[13]人々に自分の健康状態に関するアンケート調査をすれば、健康にすごしたと答える年数は同じくらい増えるだろう。健康の改善は非常に高齢な層で顕著だ。１９８２～２００５年のアメリカの

85歳を超える層では、障害者に分類される人が3分の1減った。[14]同じ期間で、施設に入れられた人も27％から16％と半分近く減った。健康や障害をどう測定するかによって、人生の健康障害の期間は短くなるか、ほぼ変わらないかだが、いずれにしてもよいことだ。

　このデータのなかで唯一暗い部分は、重度の障害が減っている一方で、軽度の障害が増えているように見えることだ。[15]軽度の場合、たとえば関節炎は痛くて不便だが、極端に悪化しないかぎり介護がなくても日常生活は送れる。ひとつ考えられるのは、実際の患者数が増えているというより、診断と記録の改善によって軽度障害と見なされる人が増えたのではないかということだ。病気の早期発見には複雑な効果がある。統計上は若いうちに罹患する人が増えたように見えるものの、多くの場合、医療や社会的なケアが早めに介入することで寿命は延びる。また、国によって健康寿命の解釈もかなりちがうが、単純な寿命より定義がむずかしいので、ちがいの根底に何があるのかについては議論の余地がある。

　健康寿命が全体的に延びているという見解には、どうしても条件や解釈の微妙なちがいがかかわってくるが、医療ケアがたんに体の弱った時期を長くしているというステレオタイプの考え方よりはずっと前向きだ。また、理論的に想定できることでもある。つまり、私たちが死ぬときには病気など何かの原因がある。心臓病や認知症が引き起こす深刻な障害も原因になりうる。逆もまた真なりで、死なないなら原因がないということだ。もし障害の発生を遅らせずに寿命が明らかに延びているとしたらじつに奇妙な話なので、全体的に障害が先延ばしになっているという想定は筋が通っている。

　ここまでは裕福な世界に焦点を当ててきた。では、それほど裕福ではない国々はどうか？

答えは、少なくとも１９５０年以降、良好だ。歳入が少ないか中程度の国々も、歴史上運よく先に進んだ国々に急速に追いついている。大半の開発途上国では、１９５０年から状況はすばらしく改善している。インドの平均寿命は１９５０年の36歳から今日の69歳へとほぼ2倍になった。その結果、前世紀の世界に見られた健康の不平等はいちじるしく縮小した。１９５０年の時点でインドの平均寿命は36歳、ノルウェーが72歳で貧富の差は大きかったが、今日インドはトップの国々からわずか10〜15年の差に追いついている。

全体として、いまは平均寿命が65歳を超える国に世界人口の90％が住んでいる。60歳を超える国で見れば99％だ。もちろん、まだ平均寿命が短い国を支援する義務はあるが、ありがたいことに、50年前とちがって、それは世界の半分ではなく例外的な国々だ。過去2世紀の進歩の結果、世界人口の大半はいま述べた道をはるばるたどってきた。

「老化の時代《エイジ・オブ・エイジング》」

だが見方を変えれば、人類史上まれな事態として、私たちはみずからの成功の犠牲者になっている。悪影響のある微生物の撃退、公衆衛生の向上、健康的なライフスタイル、現代医学、教育の浸透と富の増加が同時に進行した結果、新たな厄災に直面したのだ――「老化」である。世界のどこに住んでいようと、まずまちがいなく長生きして、老化にともなう体力低下、自立性の喪失や病気を経験することになる。いまは老化の時代《エイジ・オブ・エイジング》なのだ。

老化の時代は異質だが、私たち全員が当事者なので正しく評価するのがむずかしい。多くの人の生活は似かよっていて決まりきった道筋にしたがう。その普遍性が、ほんの1世紀前との劇的なちがいを隠してしまうのだ。悲劇的な事故や病気で早逝する人は例外であり、大多数の人は、教育、仕事、引退という従来の3段階の人生を楽しみ、そうすることに慣れている。

この構造は人生の長さと形態に合うように調整されている。ここで言う「人生」は、かならずしも私たちがいま送っている人生ではなく、近い将来の人生でもないかもしれない。私たちはまず数十年を教育に費やす。学習と成長に最適の長さを感情抜きで分析したからではなく、早く次の段階に行って働きはじめなければならないからだ。そして40～50年間、生活のために、あるいは税金を払って次の若い世代と自分より上の世代を助けるために、そして自分が歳をとったときの蓄えのために金を稼ぐ。職歴もそれを反映して40～50代まで地位が着実に上がり、そこからはペースダウンする。この時期の長さと性質も最適化されているわけではなく、たんに歴史上の偶然で決まっている。20世紀前半に、深刻な健康障害が始まる年として「引退年齢」が定着したからだ。

いま生きている人たちは、だいたいこのように3段階に分かれた人生が長い歴史を持っていると信じがちだ。しかしじつは50年前でも、引退後の生活を楽しめるほど健康に長生きする人の数はいまよりずっと少なかったのだ。世界的に平均寿命が延び、出生率が下がったせいで、1960～2020年のあいだに世界人口そのものより速いペースで65歳超の人の数が増えた。1億5000万人から7億人だから、ほとんど5倍である。2050年までにはこれが倍増して15億人になると予測されている。世界人口の6人にひとりが65歳超になるのだ。[16]

年齢が上になればなるほど、増加は速くなっている。100歳以上の人（「センチュリアン」

として知られる）の数は１９６０年の2万人から今日では50万人、２０５０年には３００万人になると予想されている。[17]１世紀もたたないうちに１００倍以上に増えるのだ。そして寿命と同じく、人口の老化も富裕国より発展途上国のほうが速い。[18]フランス、アメリカ、イギリスは、60歳超の層が全体の7％から14％に倍化するまでに、それぞれ１１５年、69年、45年かかったが、これからブラジルが同じ移行をするのには25年しかかからないと見られている。貧しい国々にとって、将来の老化の大波に適応する時間がいっそう少なくなるのだ。

「教育」「仕事」「引退」という3段階人生の終わり

いますばやく行動を起こさなければ、この老化の時代の社会的、経済的影響はかなり大きくなる。

年金の例がわかりやすいだろう。私が暮らすイギリスで初めて国民年金が支給されたのは１９０９年で、70歳を超えた人が対象だった。この制度は１９２５年に更新され、支給開始年齢が65歳に下がった。１９４８年、国民年金は国全体に普及し、女性の支給開始年齢が60歳に下がった。女性の支給開始年齢はその後２０１０年まで変更されなかったが、平等法の制定に合わせて上がり、男性と同じになった。２０１８年12月、ついに男性の支給開始年齢が上がった。つまり、イギリスで男性が国民年金を受けはじめる年齢は1世紀近く変わらなかったのだ。[19]その間、平均寿命は23年延びていた。国民の寿命がこれだけ延びているのに、いまや政府の最大級の支出項目になることが明らかなこの支出項目に歴代政権が手をつけず、座視していたというのは衝撃だ。単純な事実として、私たちは昔より長くなった引退後の生活を支えるために、今後はもっと長く働かなければならない。

数十年にわたる経済成長と人口増加によって、年金がこれまで危機に陥らなかったのは幸いだったが、ここで何もしなければ危機は近い。

ただ、めったに注目されないが、明るい要素もある。健康寿命がはるかに長くなったおかげで、現在の65歳の多くは昔の65歳より高い能力で働いて経済に貢献し、老後のために蓄えることができる。引退後の生活は昔と比べて長いだけでなく、健康で豊かになるかもしれない。１９２０年代の65歳は本当に老人だった。そこまで生きられるのは全体の半分あまりで、当時の65歳はおおむね現在の80代前半に相当する。定年が80歳になると言うと驚く人もいるが、65歳を超えても元気に働けるチャンスは明らかにある。

さらに視野を広げれば、いまの老化の時代には、長くなった人生の３段階を見直す必要が生じている。

生涯教育・訓練が今後ますます重要になるだろう。人生80年で最初の訓練と最後の引退生活を20年ずつとすると、あいだの40年が職業生活だ。同じ公式を１００歳に当てはめると、職業生活は60年になる。同じ仕事で60年働くのは長すぎる。その仕事自体がなくなるか、本人が飽きてしまうくらい長い。50すぎはもはや引退までの数年間をすごすキャリアの最終段階ではなくなる。むしろ数年間、仕事から離れて、続く数十年をまったく新しいキャリアで生産的にすごすために訓練を受けることになるかもしれない。

職業生活も引退後の生活も長くなるとしたら、数十年働いたあと数十年のんびりするような生き方はせず、定期的にサバティカル休暇をとって教育に戻ったり、人生の節目で何度か旅行をしたり、新しい趣味を得たりするだろう。そもそもいまの3段階の人生設計がもっとも効率的というわけでもない。人生が長くなれば、なおさらだ。[20]

高齢時代の医療費

老化の時代のもうひとつの面は、手持ちの資産や時間のかなりの部分を老人の介護に使うようになるということだ。手厚い診断や投薬治療のために、アメリカやイギリスの医療制度で、平均的な80歳は30歳と比べて約5倍の費用がかかっている。[21] これも老化が社会に内部化された(産業化された、と言ってもいい)ひとつの形態だ。病院、介護施設、看護師、医師、行政官、製薬会社、医療機器メーカー、その他大勢が、経済の多くの部分を吸収する制度を作り上げている。イギリスやドイツなどの典型的な富裕国はGDPの約10%をヘルスケアに費やし、アメリカの場合には、おもに老化にともなう慢性疾患によって、それが17%にまで達している。[22] 老人の長期の投薬治療と介護の必要性が高まれば、この分野での支出はさらに増える。

老化の病気を治療する「直接費用」に加えて、慢性病のせいで仕事をあきらめたり、身内や友人の介護のために労働時間を削ったりする「間接費用」も発生する。後者は隠されて政治的に無視されることが多いが、がんや認知症のような病気の間接費用はたびたび直接費用を上まわり、費用全体は膨大になる。[23] たとえばイギリスでは、無報酬の介護だけでも医療制度全体の予算とほぼ同じ額になると見積もられている。[24] くり返すが、これも公的な計画には入ったことがない。公的資金の足りない部分を人々の愛情と責任感が補っているのだ。私たちは配偶者や子供や隣人の世話という巨大な重荷を暗黙のうちに受け入れている。徐々に私たち自身が歳をとり、調子を崩して支援を求めるようになると、この非公式の介護制度はいま以上に厳しい状況になる。

老化の時代が全盛期に入ると、こうした費用はだんだん支えきれなくなる。年金の支払い、ヘルスケアやソーシャルケアに関して、有権者との率直な議論が必要だし、老化プロセスそのものの治療の研究を含む長期的な戦略を立てなければならない。

何より驚くのは、１８００年代初めからの平均寿命の倍加が、老化の治療なしで実現したことだ。食事法の改善、運動、禁煙、コレステロール値や血圧を下げる予防薬などが、すべて老化を遅らせるのにある程度役立ったのだろうが、地元の薬局や病院に行っても、老化を遅らせたり逆行させたりするために開発された単一の薬や治療があるわけではない。

じつのところ、アメリカ食品医薬品局（ＦＤＡ）や欧州医薬品庁など、世界じゅうの規制当局は、かりに老化防止薬ができたとしても販売を許可しないだろう。薬品は特定の病気を治す場合にのみ許可され、老化は自然なプロセスであって病気ではないと見なされている。これは克服できない困難のように聞こえるかもしれないが、科学者たちはこのルールを覆そうとしている（その方法については第11章でくわしく述べる）。また、老化の認識についてはいくつか進展もある。２０１８年には、世界保健機関（ＷＨＯ）が国際疾病分類にＸＴ９Ｔ「老化に関連した」病状という新たな項目を追加した。[25] この追加を提案した科学者たちは治療法の開発が進みやすくなるのではないかと期待している。

平均寿命が100歳を超える日

たとえ老化を人生の不変の事実と考えつづけても、まだいくつか改善の余地はあるから、世界の平均寿命はこのまま延びつづけそうだ。がんや心臓病は完治が無理でも早期発見と治療の向上で寿命は数年延びるだろうし、ライフスタイルの改善が続き、良質なヘルスケアがさらに普及すれば、やはり数年分が足される。複雑な事象がからみ合って、ここまで驚くほど単純に寿命が延びていることを考えると、1年に3カ月の追加という現在の傾向をそのまま将来に適用してもいいのかもしれない。

すると、現代の目から見て劇的な予測になる。あと1世紀で平均寿命が25年長くなるのだ。2000年以降に世界で生まれた赤ん坊のほとんどが80歳の誕生日を迎え、運よく富裕国で生まれた子供はほぼみな100歳の誕生日を祝うだろう。[26]

公式の予測も多くの人口統計学者も、最終的になんらかの内部的な要因で寿命の延びは止まると考えているが、まだその要因は具体的に見えていないうえ、悲観論者は過去に何度もまちがってきた。ある研究で、寿命の延びに上限を設けた14の予測を調べたところ、平均してわずか5年で、実際の寿命が予測値を突破していた。[27]

ただし、寿命の延びには逆風も吹いていて、それが進展を遅くするかもしれない。たとえば、肥満の広がりだ。私たちの腰まわりが大きくなることはすでに寿命に悪影響を与えているが、ありがたいことに、ほかのプラスの変化のほうが大きく、肥満の効果を抑えていた。

しかし、寿命の延びを維持したいなら、食事法の改善と運動を日々の生活に取り入れることを優先しなければならない。

ほかの要因も考えられる。大気汚染（そのリスクは理解されはじめたばかりだが、呼吸器系に害を与えるだけでなく、心血管の疾患や認知症まで促進することで、老化にもいくらか影響するようだ）、抗生物質に対する耐性、新型コロナウイルスのような新しい病気（感染症による死亡が多かった昔の悪い状況の一部復活）への対策は早めに立てたほうがいいだろう。社会の不平等の問題もある。すべての国で平均寿命は延びるか悪くて現状維持だが、一部の社会経済的集団や政治体制のもとでは過去10年で短くなっている。

とはいえ、迫り来るこうした脅威を防ぎ、プラスの成果が出ているところは強化して、成功をしっかり共有していけば、２１００年にはほとんどの人が１００歳まで生きるチャンスを手にするだろう。

老化の理解から治療へ

寿命が延びてきた最近の歴史は、人類にとっておそらく最高の足跡である。ほかのどんな科学的、技術的進歩もこれほど多くの人の人生をここまで根本的に改善したことはなかったはずだ。

老化というたったひとつの原因が人生の進路から経済、多数の制度、さらには大半の苦痛と死に至るまで、あまりにも多くのことを左右しているのはみじめだけれど、本当にワクワクすることでもある。この根本原因に科学的に取り組むことで、それらすべてを解決する道が開けるかもしれないからだ。

この老化の時代を終わらせるには、「老化とは何か」を理解する必要がある。そうして初めて、治療法について考えることができる。したがって、続く何章かでは老化をくわしく探究し、そのプロセスの謎を解き明かしたい。科学は老化の構成要素をようやく理解し、私たち全員を老いさせる意外にも少数のプロセスを特定しはじめている。老化に関する生物学上の画期的な発見が、理論家や先駆者や変人たちによる非主流の奇妙な研究を、主流の正当な生物学の一分野にしていった経緯を見ていく。

出発点として最適なのは、ほぼ普遍的な老化という現象を真に普遍的な生物学の原則――「進化」――を通して見ることだ。

第2章

老化の起源

なぜ生物ごとに寿命がちがうのか

1835年にガラパゴス島を訪ねたダーウィンの使命は、カメを持ち帰ることよりはるかに大きかった。滞在中、彼は諸島の動植物について詳細な記録をとった。過去5年近くビーグル号で航海し、多くの場所に立ち寄って観察した積み重ねが膨大な資料となり、科学理論の歴史上最大と言ってもいいほどの発見につながった。それが自然淘汰による進化論だ。

ダーウィンはその革命的な考えを『種の起源』(光文社ほか刊)で発表した。ガラパゴス滞在から20年後のことだった。その偉大な洞察は(同時代の博物学者アルフレッド・ラッセル・ウォレスも別個に同じ考えを抱いていた)、動植物を含むあらゆる生命体は「変化をともなう系統」によって環境に最適化しているということだった。動物の赤ん坊はたいていい不規則に親と異なる。そのちがいの大部分は中立か不利なものだが、有利なちがいを持つ少数の個体が生き残りやすく、生殖してその特徴を子孫に伝える（そして数が増える）。その子孫もまた不規則に少しずつ異なり、いくらかは不利で、いくらかは有利だ。これがくり返されると、世代を重ねるうちに、もっともうまく環境に適応した集団がほかの集団より生存に成功する。これが「適者生存」だ。

この説明によく使われるのが、ガラパゴス諸島で見つかったフィンチ類の「ダーウィンフィンチ」である。さまざまな形状のくちばしを持つ鳥だが、ダーウィンは、そうしたちがいの裏に、すべてのフィンチに共通する「まぎれもないアメリカ大陸の刻印」があることを発見した。アメリカはガラパゴス諸島からもっとも近い大陸だ。フィンチたちは異なる場所に棲んでいるが、おそらく祖先は共通で、新しい環境に合わせて進化したと考えられた。ダーウィンの訪問から1世紀後、このフィンチに関するくわしい研究で、くちばしの形状がまったく異なる理由がようやく明らかになった。

原因は餌だった。それぞれの島で鳥が食べるものが少しずつちがっていたのだ。大きなくちばしのフィンチはその力で木の実を割り、尖ったくちばしのフィンチは葉の陰に隠れた虫を食べていた。大きさが同じくちばしを持ち、ただいくらか個体差はある祖先から出発して、少し大きかったり小さかったりするくちばしがそれぞれの場所にある餌にうまく適応し、それを子孫に伝えた。世代を経るごとに、その島で得られる餌にもっとも適した形と大きさのくちばしを持つフィンチが繁栄し、最終的に今日の信じがたい多様性に至ったのだ。

それまでの科学を一掃するようなダーウィンの研究書が出て1世紀以上たったあと、進化生物学者のテオドシウス・ドブジャンスキーが「進化に照らして考えない生物学は意味をなさない」と題するエッセイを発表した。このタイトルにダーウィンの理論の普遍性が要約されている。かりにどこかの科学者が生物学の新事実を発見しても、それが進化に適合しなければ、もう一度考え直したほうがいい。つまり、もっとも基本的な生物学の法則にしたがっているかどうかという観点から、現代の科学思想をすべて見直すということだ。進化に照らして意味をなす理論上、実験上のエビデンスは無数にある。それらを覆すことはよほど並はずれたエビデンスでないとできない。

すでに見てきたように、老化は種の黎明期から人類につきまとっている現象だ。ペットにも老化はある。関節炎で棒を投げても追わなくなったイヌ、白内障で耳も遠くなったネコ。私たちに連れ添う動物たちは人間より早く老いてしまう。家畜も然り。いまやさまざまな動植物や微生物の研究が、あらゆる生命の王国に及んでいるが、老化は（ほとんど）あらゆるところにある。私たちに近い哺乳動物から昆虫や植物や酵母菌のような単細胞生物に至るまで、老化はほぼ普遍的な衰退のプロセスのように見える。それは驚くにあたらない。生物界の外でも、機械は時の経過とともに弱って壊れるし、建物も欠けたり崩れたりする。なぜ生物だけが例外になる？

問題は老化と進化をどう調和させるかだ。もし進化が適者生存で成り立っているのなら、衰退が進行するプロセスの何が最適だというのだろう？

もうひとつの大きな疑問は、なぜ老化にこれほど多様性があるのかだ。もっとも短命な成虫はカゲロウの一種で、メスが現れて交尾し、卵を産んで死ぬまで約5分。一方、もっとも長命な脊椎動物（ヒト同様、背骨を持つ動物）はニシオンデンザメで、最高齢のメスは推定400歳だ。[1]

なぜハツカネズミの寿命は数カ月で、チンパンジーは数十年、ある種のクジラは数百年なのだろう。老化が摩耗のプロセスだとしたら、どうして動物によってここまで時間の幅が大きく異なるのだろう？

「老化」とはそもそも何なのか

老化の進化というのは矛盾しているように思える。だが幸い、老化は進化に反しておらず、進化に照らして意味をなす。これを理解することは、進化論の応用というだけでなく（それも概念的に興味深いが）、一見矛盾するふたつの巨大な生物学の法則を調和させるだけでもない（それももちろん重要だが）。老化とは何であり、何でないか、だからどう治療すべきかという洞察を与えてくれるのだ。

老化の定義から始めなければならない。まず生物学的な定義ではなく、統計学的な定義から――老化は時の経過とともに死亡リスクが増えることである。歳をとるにつれて死亡リスクが増す動植物やほかの生命体は、老化すると言っていい。ガラパゴスゾウガメのように死亡リスクが一定にとどまる生物は、老化しない。すでに述べたとおり、ヒトの死亡リスクは8年ごとに倍加する。これが統計学的に定義した私たちの老化率だ。この定義を用いて老化の進化的な意味を明らかにすることができる。しわから心臓病のリスクまで、すべてはそれで説明できる。

もっとも基本的なレベルで、人はときに老化を生物学ではなく物理学的に説明しようとする。「たんに熱力学の第2法則、すなわちエントロピー（無秩序状態）は増大する」という議論だ。物質は時とともに無秩序になって崩壊する。蒸気機関も宇宙も動物も、きちんとしたものはみな乱雑でエントロピーの高い終わり方をする。しかし、この議論はきわめて重要な条件を省略している。第2法則は「閉鎖系」だけに適用されるのだ。環境から完全に孤立しているなら、避けられない衰退をできるだけ先延ばしにするしかないが、孤立していないなら、まわりからエネルギーを取り入れ、またゼンマイを巻いて活動することができる。

抽象的に思えるかもしれないが、じつはとても単純な話だ。動物は食べることでエネルギーを得、植物は日光をエネルギーに変えて、それを生物学的、生化学的に処理し、衰えてきた重要な構成要素を再生利用したり、除去したり、置き換えたりすることができる。生命はそうやって熱力学的な老化の義務から逃れているのだ。

動物は単純な熱力学には縛られず、自己修復できるように進化した。サンショウウオのように、手足を失っても再生できる生物もいる。そこまで隠し芸的でなくても、ヒトを含めたあらゆる生物のなかでは、顕微鏡レベルで同じくらい立派な（視覚的には地味でも）現象がひそかに進行している。細胞やその構成要素、あるいは分子が損傷したり、はがれたりしたときに、私たちの体は残留物を排出して、まったく新しいものに置き換えているのだ。無数の分子レベルの機械が複雑な構造をつねに維持し、細胞からゴミを取り除いて完全性を保っている。ヒトのこのプロセスは数十年、破綻せずに続く。エネルギーを供給されるので、時とともに効率が悪くなる原理的な理由は見当たらない。

なぜヒトの進化は、無限に完全な状態が続くまで自己修復の効率性を高めなかったのだろうか？

老化の進化論

老化に関する進化論を最初に思いついたのは、おそらくアルフレッド・ラッセル・ウォレスだ。[2]

1965〜70年のあいだに書いたメモのなかに、老いた動物は「栄養物の消費者であるから……後継者にとって害になる」とある。食物がかぎられている環境では、老いた動物が増えすぎて資源を消費しつづけると、子孫の生存がむずかしくなる。「したがって、自然淘汰が彼らを除去する」とウォレスは結論した。生物学的に有効期限のある動物は自分の子に生き残りのチャンスを与え、さらにその先の子孫につなげるから、そうでない動物より適応しているというのだ。ウォレスとは別に、ドイツの動物学者アウグスト・ヴァイスマンも基本的に同じ結論に達し、寿命がかぎられているのは「種の必要性」だと唱えた。

これらを含め、個体より種を優先させるという理論には致命的な欠陥がある。いずれも動物が利己的な動機にしたがわず、集団（たいていその種全体）の利益のために行動するという「群《ぐん》選択」の考え方にもとづく議論だが、群選択には「不安定な休戦状態」が必要だという問題がある。どの個体も種のために歳をとりたがるなら全員にとって勝利だが、ほかより少し長生きする遺伝子を持つ個体が現れたとたんに、微妙なバランスが崩れるのだ。その「利己的な」動物は利他的な仲間より長く生き、仲間がみな死んで残った資源をひとり占めして、みずから死ぬまえに子を残すかもしれない。その子が群れのなかで長生きの遺伝子を増やし、最終的には長生きする利己的な遺伝子が支配的になる。これが数世代でくり返され、その間に仲間を退けて長生きする利己的な変異体がますます増えれば、老化はもはや進化的な利益ではなくなる。長生きする個体が種全体に害を及ぼすとしても、老化はむしろ淘汰される側になるだろう。

群選択の理論は現代の進化生物学ではほとんど支持されない。生物のどんな特徴についても、いま述べたシナリオが当てはまるからだ。利己的な遺伝子が（ほぼ）つねに利己的な生物を作り出し、遺伝のうえで利他的な仲間につけこんで、最後には種を支配する。

老化とは進化の「手抜き」である

今日、老化については、種の利益のために行動する気高い利他主義ではなく、進化の意図からはずれて自然淘汰されなかったものと考えられている。この「進化の手抜き」は、感染症や捕食者、あるいはたんに崖から落ちることなどによる死亡リスクの不可避の結果だ。これらはみな、その動物の体内の何かがおかしくなる、がんなどの「内因性の」死因ではなく、「外因性の」死因である。20世紀なかばの進化生物学者は外因性の死因を重視し、老化の進化に関する現代の理解の基礎を築いた。

ある島に棲む動物たちを想像してみよう。島での生活は危険だらけだ。捕食者や流行病による外因性の死亡率は毎年10%。つまり毎年、動物たちの10%が死に、1歳の誕生日を迎えられる確率は90%、2歳は81%……10歳まで生きられるのはわずか35%で、50歳に達するのは1%に満たない。自分より老いた動物を見かけることは少ないが、じつはこのシナリオに本物の「老化」はない。老化の定義を思い出せばわかる。老化とは時とともに死亡リスクが高くなることだが、このシナリオでは死亡率が10%に固定されている。この動物の内因性の死亡率は、何歳になろうとゼロなのだ。

進化は「適者生存」だとよく言われるが、生存よりもっと重視されることがある――「生殖」だ。進化上、生命体が死ぬまでにぜひともやっておきたいことは、子供を残すこと。子供ができやすくなる変異が起きると、その動物は平均してほかの仲間より子を多く残し、その子孫も生殖能力の高い同じ変異を維持する。これが数世代続くと、彼らは変異のない仲間より数が増え、徐々に種のなかで支配的になる。

そこでもう一度危険な島に戻って、今度は生殖を考慮に入れてみよう。動物たちは生涯をつうじて生殖するが、大多数の生殖は若いうちにおこなわれる。というのも、老齢に達するまえにほとんどの動物が死んでしまうからだ。ほとんどの生殖が若いうちだとすると、歳をとってから生殖のチャンスが増える変異にはあまり意味がない。50歳で生殖能力が2倍になっても、たいていその生殖能力を使うまで生き延びられないから、進化上有利ではない。それに対して、3歳で子を1体余計に産む動物は、おそらく3歳を超えるまで生きて生殖する。こちらの特徴は仲間より子孫をたくさん残すから、明らかに進化上有利だ。

生殖能力の高さは、いろいろなかたちで外に現れる。文字どおり子供を何度も、あるいは一度にたくさん産むというのもそのひとつだし、もっと餌を集めて増えた子を養えるように、くちばしが長くなるかもしれない。あるいは、たんに長く生きる能力を強化して、もっと子供を作るかもしれない。何を選ぶにしろ、若い動物を変異させて最適化する進化の力は強い。若いほうが、生きて遺伝子を次の世代に残せる可能性が高いからだ。

一方、進化は老いた動物を改善する方向には働きにくい。老いた動物は結局死んで、遺伝子を残せない可能性が非常に高いからである。これが老化の根本的な理由だ。老いた動物は子を残しそうにないので、体を健康に保つ進化から取り残されるのだ。ただし、これらすべては老化そのものがなくても起こりうる。外因的な死因だけでも老いた動物は減っていくだろう。要するに、意外に思われるだろうが、老化の進化の主要な推進役は、老化以外の原因で動物が死ぬリスクなのだ。

老化は「進化の力不足」の結果――変異蓄積理論

次の疑問は、この進化の手抜きがどういうかたちで具体的に現れるかだ。

最初のメカニズムは「変異蓄積理論」と呼ばれる。変異とは遺伝情報の書き換え、ＤＮＡ（動物を組み立て維持する取扱説明書）の改変である。私たちは両親から半分ずつＤＮＡを受け継ぐが、どちらのＤＮＡにも存在しない変異を50～１００含む点で、みな変異体だ。[3] その変異のほとんどはなんら影響力を持たず、ＤＮＡの一部に存在しても、生存率に変わりはない。だが、いくつかの変異はプラスかマイナスの影響を及ぼす。プラスの場合には生存率や生殖能力が向上し、次世代にそれが受け継がれる可能性も高い。マイナスの場合には逆となり、やがては進化によって排除される。

ここで老化と変異蓄積理論に戻る。その動物が50歳になったら自然に死ぬ突然変異が起きたとしよう。明らかに不利だが、そのマイナス効果はほんのわずかだ。この変異を持つ動物の99％以上は影響を受けるまえに死んでしまうので、マイナス効果が表れないのだ。この変異が種のなかに残る可能性はかなり高い。それは有利な変異だからではなく、そこまで高齢で働く変異を除去するほど「自然淘汰の力」が強くないからである。逆に、多くの個体がおそらく生きていて生殖もする2歳で死んでしまう突然変異が起きたら、進化はただちにそれを取り除く。そのような変異を持つ動物は、運よくそれを持っていないまわりの仲間にほどなく負けるだろう。生殖年齢までに働く自然淘汰の力は強い。

こうして問題のある変異は蓄積され、その動物が生殖を終えるくらいの歳になって初めて影響を及ぼす。この理論によれば、老化は進化がその動物を適応させた結果ではなく、たんに進化が力不足で何もできなかった結果だ。

その教科書的な例は、博識な数理生物学者J・B・S・ホールデンに、年齢とともに衰える自然淘汰の力という考えのヒントを与えたハンチントン病である。

この病気は遺伝子のたったひとつのまちがいから脳に生じ、典型的には30~50歳のどこかで発症して、診断後15~20年でたいてい死をもたらす。すでに述べたとおり、先史時代のヒトの寿命は、少なくとも進化的な視点で見て、だいたい30~35歳だったので、40歳でかかって55歳で死亡するようなハンチントン病は大きな意味を持たなかった。「野生の」ヒトはすでに子を何人か作り、残りの生殖期間も短かったはずだ。今日でも、ハンチントン病の患者が罹病前に子供を作っている可能性は高い。だから致死率が高いにもかかわらず、この病気は少ないながら人間のなかに残りつづけたのだ。

ハンチントン病は単一の遺伝子が生殖期間後に明確で深刻な影響を及ぼすわかりやすい例だ。単一の遺伝子の致死的な変異がはっきりした症例を示すのと対照的に、通常の老化という大きな現象においては、多くの異なる遺伝子の蓄積効果がある。それらが単独または共同で働いて、生殖期間後の私たちの生存機会を少しずつ奪っていくのだ。致死的な変異は遺伝子プールのなかにいくつもあるが、まず私たちに生殖をさせたあとゆっくり死をもたらすかぎり、進化は見て見ぬふりをする。そうして進化に無視された不完全な遺伝子がまとまって、老化のプロセスを裏で操っている。

とはいえ、老化は純粋な偶然の産物ではない。進化は私たちの生殖期間後の健康に無関心なだけでなく、もっと残酷なことも平気でする――将来の健康を犠牲にして生殖能力を高めるのだ。生殖の成功率を上げるためなら文字どおりなんでも引き換えにする。[4] 走る速さ、身長、毛の色、その他どんなものでも、一生涯あたりの子の数が増えるなら犠牲にする。全体的な生殖の成功率を改善するために、進化は足が速くなることも遅くなることも、背が高くなることも低くなることも、毛の色が濃くなることも薄くなることも、寿命が長くなることも短くなることも受け入れるのだ。

進化は「老後の健康」より「子づくり」を優先する――拮抗的多面発現性

では、進化はどのように死と取引して、生殖の成功と引き換えに体の衰退を受け入れたのだろう?

答えは、遺伝子にはたいてい複数の性格があるということだ。現代の遺伝学によれば、遺伝子はそれぞれ完全に孤立してひとつの特徴を表すようにはできていない。異なるとき、異なる体の場所で複数の機能を持ち、互いに影響し合う複雑なネットワークを形成しているのだ。複雑な特徴を表す「ひとつの」遺伝子があるという物言いは疑ってかからなければならない。目の色のような単純な特徴でさえ、多くの異なる遺伝子の配下にあって、同じ遺伝子が髪の毛や肌の色にもなんらかの役割を果たすなど複数の機能を持ち、まだ解明されていないほかのプロセスにもかかわっている可能性が高い。単一の遺伝子が持つこの多機能を、生物学では「多面発現性」と呼ぶ。

そこで、老化の進化に関する第2の考えは「拮抗的多面発現性」となる。[5]複数の効果を持つ遺伝子が、若いころには生殖を促進するが、その動物が歳をとるにつれて問題を引き起こすようになるのだ。また島に棲む動物の変異を想像してもらおう。30歳をすぎると死亡リスクが増大するが、生殖可能な年齢は早まる変異だったとする。この変異の持ち主は、ほかの仲間より急速に増えていく。30歳を超えると数%しか生き残れないという不利な点は、若い個体のほとんどが生きているあいだにもう1年生殖できるという有利な点に比べれば無視できるほど小さい。

つまり、変異蓄積理論によって、老後にマイナスの効果を及ぼす変異がたまたま蓄積されるだけでなく、その変異が全体的に生殖率を高めるプラスの効果を持っていた場合、積極的に選択されることもあるのだ。若い時代の生理機能の向上のために80代の何年分をあきらめるか？　その質問には進化が答えてくれる。若さの愚行と老いの知恵に関する感慨などいっさいなく、数世代でもっとも生殖的に成功するように調整してくれるだろう。

子づくりを終えた個体は「用済み」――「使い捨ての体」理論

ただ、この拮抗的多面発現という遺伝子のふるまいは多少抽象的だ。なぜ生殖的な成熟が早くなると死ぬのも早くなるのか？　これを具体的に考えていくと、老化の最後で3番目の進化理論、「使い捨ての体」理論が出てくる。[6]これはどんな進化の特徴を説明するときにも当てはまる原則、すなわち、日常生活と同様に自然においても「ただで得られるもの」はめったにないという原則にもとづいている。

老化に関して熱力学の法則を放棄したことを思い出してもらいたい。動物も植物もまわりの環境からエネルギーを得て、それをみずからの修理と維持に用いることができる。物理学的には、長時間の狩猟採集で苦労して得たエネルギーを使って、時間の経過による損傷とエントロピーを退けていられるかぎり、私たちは老いる必要はない。

しかし生物学（と神話）では、不死にはかならず代償がともなう。生物学的な代償とは、神々を楽しませるための皮肉な犠牲ではなく、無限に体を維持する必要性だ。維持にはエネルギーがいる。捕食者に捕まらないように筋肉を増やしたり、病気にかからないように免疫システムを発達させたり、何かに殺されるまえに生殖的に成熟し、早く子孫を作り出すのには、エネルギーが必要なのだ。

「使い捨ての体《ディスポーザブル・ソーマ》」理論は、かぎりあるエネルギーを異なるタスクに割り振るという考えを、生殖と老化に適用したものだ。生物学で言う「体細胞《ソーマ》」を、卵子や精子などの「生殖細胞」と対比させる。自分の体をそのように見るのは気が進まないかもしれないが、進化論的には、人間はたんに精子または胎児の乗り物だ。この章をつうじて見てきたように、進化上の成功とは生殖的な成功のことである。子供は重要だが、体（あるいは体細胞）は使い捨てでいい。

つまり、あらゆる生物にとって生殖細胞のケアをするのが何よりも重要なので、生殖細胞を最高の状態に保つことにエネルギーを使う。一方、体細胞の維持にどのくらいのエネルギーを使うのかは、そこまではっきりしていない。先行する理論によれば、進化が本当に気にするのは、遺伝子を次に伝えるところまで健康体でいられることだけだ。

では、利用可能なエネルギーがかぎられている生物としては、それを老後の完全な健康体の維持に使ったほうがいいのか、それとも生殖に向けた成熟を早めることに使うべきか？　進化は外因性の死亡率のレベルを見て計算する。外因性の死亡率がそこそこ高ければ、進化はたいてい後者を優先して、自分より長生きする子供を作らせ、使い捨ての体は年齢とともに壊れるにまかせる（もしそうなるまで生き長らえることができれば）。こうして、体細胞の維持にはあまり労力をかけず、若いころの成長を早める変異が、拮抗的多面発現性のひとつとして具体的に現れるのだ。その変異は、にわか作りの不完全な体が歳をとるにつれ、悪い効果を発揮しはじめる。

ハツカネズミが短命でクジラが長生きする理由

この理論の実現をいちばんはっきりと観察できるのが、さまざまな動物の信じられないほど多様な寿命と生殖戦略だろう。老化の進化と外因性の死亡率が密接に関連していることを考えると、危険な環境で暮らす動物ほど、生殖の時期も、生殖後に老いるのも早くなりそうだ。それを哺乳類で両極端の寿命を持つハツカネズミとクジラで確認してみよう。

ハツカネズミは非常に危険な環境で生き、ふたつのことに大量のエネルギーを使わなければならない――ネコの鋭い目と爪を避けることと、病気になったり食べられたりするまえに、すばやくたくさん子供を作ることだ。よって体細胞を最適に維持するエネルギーはあまり残っていない。この想定どおり、ハツカネズミは早ければひと月に1回というペースで6～8匹の子を産み、ふつう野生では2年も生きられない。[7] 実験室の安全な環境では3～4年生きて老いることになる。野生の場合より明らかに長いが、それでも人間の20～25分の1である。

一方、天敵がほとんどいない海の王者クジラなら、落ち着いてもっとゆっくりと成長し、のんびりしたペースで子供を産むことができる。そのせいで進化的に可能な寿命も、変異の蓄積や、若いころ活躍する遺伝子がマイナスの効果を発揮しはじめるまで延び、体細胞の維持に大量のエネルギーを使うことも生物学的に充分有意義となる。だからクジラは哺乳類のなかでも最高レベルに寿命が長いのだ。最高齢の記録保持者はホッキョククジラで、推定211歳の野生のオスが見つかっている。[8,9] ホッキョククジラは20代になるまで生殖的に成熟せず、4～5年おきに1頭の子しか産まない。

クジラを老化させるのはむずかしい。211歳という記録はその個体の目の水晶体を化学的に分析して得られたが、ホッキョククジラの並はずれた長寿を直接証明する驚くべき逸話がある。[10] 2007年、イヌイットの捕鯨者たち（必要最低限の捕鯨を認められた数少ない集団のひとつ）が捕まえたホッキョククジラの骨に銛《もり》が刺さっていた。「ボムランス」の一種と見られ、標的に命中した数秒後に爆発する恐ろしい武器で、1879年に特許が取得されていた。銛がアンティークとして使われていたのでないかぎり、そのクジラの年齢は軽く1世紀を超えている。体が大きいクジラは狙われやすいと同時に、多少の攻撃ではびくともしないことを考えると、これでもまだホッキョククジラの寿命を短く見積もりすぎているかもしれない。そもそも多数の個体の年齢を調べたわけでもないから、おそらく私たちの目を逃れたもっと高齢のクジラが泳ぎまわっていることだろう。しかし強烈な皮肉として、19～20世紀の捕鯨産業の技術が致命的に発展したことでクジラの頭数が激減し、200歳超えのクジラを数多く観察するための200年がまだ来ない状況になってしまった。

体の大きさと寿命

ハツカネズミとクジラの比較は、老化の生物学上きわめて有名なもうひとつの見解にもつながる――動物の体が大きくなるほど、長生きする傾向があるのだ。体の大きさが寿命を長くする理由はいくつもあるが（大きくなるには時間がかかるから、必然的に長生きするとも考えられる）、ひとつ単純で重要な要素として、大きい動物は殺して食べにくいということがある。

この相互関係からはずれた種が、じつは老化と外因性の死亡率の関係を理解する手がかりになる。できるだけ公平を期すために、哺乳類で同じ大きさのものを取り上げよう。イエハツカネズミは約20グラムで、ホオヒゲコウモリは耳の形だけでなく体重もハツカネズミに似ていて、成体で30グラム足らずになる。

だが、寿命は似ていない。飼育されたネズミが3～4年しか生きないのに対して、記録に残る最長寿のホオヒゲコウモリは37歳で死んだ。[11] しかも実験室のケージで大事に育てられたのではなく、野生のコウモリだ。この寿命の大きなちがいの裏に何があるのか？　答え――ハツカネズミは飛べない。コウモリを長生きさせるのは、空を飛べる純粋な喜びではなく、空にいて捕食者から逃れられることだ。空中は地上よりはるかに脅威が少ない。つまり外因性の死亡率はハツカネズミよりコウモリのほうが格段に低く、その結果、進化の過程で変異の蓄積が減り、拮抗的多面発現性の遺伝子が淘汰され、体細胞を使い捨てにする利点も失われたのだ。コウモリとハツカネズミは生物学的に近縁種であるにもかかわらず、今日、コウモリのほうがずっと長く生きている。

体は小さいのに驚くほど長生きするもうひとつの動物が、ハダカデバネズミだ。見た目は歯の生えたペニスのようで、地中のトンネルに棲み、「真社会性」コロニーに子を産む女王が1匹だけいる。哺乳類というよりアリかハチのようだ。体重はハツカネズミとホオヒゲコウモリより少し重い35グラムだが、彼らも30年以上生きる。[12] ハツカネズミとまったくちがう点として、がんにもほとんどかからず、神経変性病にも耐性がある。地中を走りまわる彼らの戦略は、羽で空を飛ぶほどロマンティックではないし、目は小さく退化し（巣穴が暗すぎて視力はあまり役に立たない）、肌はたるんでしわが寄っているが（狭い通路でほかのハダカデバネズミとすれちがいやすいように）。おかげで若くても老いているように見えるのが皮肉）、それでもその戦略は功を奏した。地中には地上より捕食者がはるかに少なく、ハダカデバネズミの祖先も継続的に寿命を延ばすことができた。

ちなみに、ヒトも同じ大きさのほかの動物と比べてとりわけ長生きだ。外因性の死因を減らす私たちの秘訣は、飛ぶことでも地中にもぐることでもなく、おそらく脳の大きさと関係している。ヒトは大きな脳を使って複雑な社会集団を形成し、知識を共有し、住まいを建て、道具を作ったりして外因性の死亡リスクを減らした結果、チンパンジーなどの近縁種より長生きするように進化した。確認された最高齢のチンパンジーはガンマという名のメスで、59歳で死んだ。[13]

生物学者は安心していい。表面的には矛盾に思えるかもしれないが、危険な環境で生きる動物たちを見れば、老いたときに働く進化的最適化の力がそれほど強くないことがわかる。老化がかならず進化的に選択されるわけではないのだ。

　一方で、ちょっとした問題もある。これらの理論を単純に当てはめると、すべての種は老いて衰えると考えられなくもない。だとしたら、ガラパゴスゾウガメのような動物の「無視できる老化」はどう解釈すればいい？

　ここでぐるっとまわって最初の問いに戻る。進化と老化が共存できるなら、老化しないい動物がいるのはなぜだろう？

なぜ魚やカメは老いないのか

　ここまで説明してきた理論はきわめて有用だが、自然界で実際に起きていることの単純化であることは否めない。前提が変わったり、考慮していなかった要素が入ってきたりすると、進化上異なる戦略が予想外の老化の進路を決めるかもしれないのだ。

　魚から始めよう。魚はうろこに覆われ水中に棲んでいるが、私たちからそう遠い親戚ではない。ヒトのように背骨を持つ動物だ。とはいえ、ハツカネズミやクジラやヒトとちがって、メスの魚は年齢とともに大きく強くなり、繁殖力もそうとう増す。[14] 大きな魚は小さな魚より捕食者に狙われにくいから、外因性の死亡リスクは一定ではなく、歳をとるほど下がるということだ。歳をとると卵の量も増えたり、質が上がったりする。信じられないことに、若い魚より何十倍も多く卵を産むことすらある。

　こうした「女家長」はＢＯＦＦＦ（大きく《B》、年寄り《O》で、太った《F》、多産《F》のメス《F》の魚《F》）と呼ばれる。[15] 多くの種でＢＯＦＦＦＦは個体数の維持に欠かせない。少しだけ卵を産む若い魚ではなく、猛スピードで子を作りつづけるひと握りのＢＯＦＦＦＦが漁場を支えていることも多いのだ。

　この生殖戦略は、老化の進化に関する私たちの思考実験の前提を覆す。歳をとった魚の生殖能力が増すことで、ＢＯＦＦＦＦは不平等なほど遺伝子を残すチャンスを得る。それが長生きすることへのかなり強い進化的なインセンティブとなり、自然淘汰の力が成魚になったあとにも及ぶ。進化は魚の体細胞を維持する価値があると冷静に判断し、変異の蓄積や拮抗的多面発現性がＢＯＦＦＦＦを倒すことは自然淘汰で認めないことになるだろう。こうして魚は年齢とともに全体的な死亡リスクが高くならない、言い換えれば「無視できる老化」の方向に進化する。

　実際に魚のなかには、こういう進化をとげたと思われる種がいる。その長寿レースの優勝者は、太平洋の海底にいるピンクがかったオレンジ色のアラメヌケだ。大きいものは体長1メートル、体重６キロになり、２０５年生きて、成魚になってからの死亡率は高くならない。[16]

　ＢＯＦＦＦＦにとって不幸なことに、商業的漁業でも趣味の釣りでも、大きな魚が好まれる。魚の乱獲はとりわけＢＯＦＦＦＦに打撃を与え、悲劇的な事態を招きやすいということだ。まず、その種がかかわる複雑な生態系への波及効果で、漁場が崩壊する怖れがある。もちろん、私たちが研究するまえに種が絶滅するのは悲劇だ。ふつうでない歳のとり方を理解する手がかりがそれだけ減るのだから。たとえ絶滅しなかったとしても、ＢＯＦＦＦＦだけを好んで獲れば、その種に非常に不自然な淘汰を起こしてしまう。繁殖力のあるメスを除去すると生殖を早める力が働き、その種に老化をもたらす変異が生じるかもしれないのだ。

　すでに紹介したとおり、ある種のカメも「無視できる老化」を示す。もっともよく研究されたカメは、ガラパゴス諸島ではなくミシガン州出身だ。1950年代に始まった現地調査で、科学者たちがブランディングガメとニシキガメの2種類を追跡した。何百匹ものカメに印をつけ、数十年にわたって再捕獲しながら調べたところ、どちらの種にも時間の経過による死亡率の上昇はなかった。2007年の研究終了時、最高齢のブランディングガメのメス2匹は70歳を超えていたが、まだ繁殖力を持ち、外から見て体力低下の徴候はなかった。カメの老化がない理由はおそらく魚と似ている。歳をとったメスには外からの脅威がほとんどなく（甲羅のおかげでもあるが）、繁殖力も旺盛なのだ。ここでも当然ながら自然淘汰は彼らを生かす方向に働き、その結果、老化が見られなくなっている。[17]

魚やカメよりもっと人間から遠く、ほかの手段で老化を避けている奇妙な生物もいる。淡水に生息するヒドラという1センチほどの円筒状の生命体だ。一方の端が粘着性の「足」、逆の端が「口」で、口のまわりには毒針がついたやわらかい触手が生え、小さな水生の獲物を捕まえて神経毒で麻痺させる。そもそもヒドラが科学的興味の対象になったのは、驚異的な再生能力があるからだった。基本的にどこを切っても完全なヒドラが再生する。しかしその後、実験室で信じられないほど長生きすることが注目された。寿命の限界を試そうとしたどんな実験でも限界が確認されなかったほどだ。そのうえ、どれだけ生きても生殖能力は衰えず、死亡リスクも増えない。実験室で育ったヒドラの死亡率から推定すると、その1割は1000年生きるという計算になった。[18]

この小さな生物の再生能力と桁ちがいの寿命は無関係ではなさそうだ。ヒドラは「使い捨ての体」理論の大前提を覆す。[19]体のどの部分からでも新しいヒドラを作れるということは、体細胞と生殖細胞の区別がないということだ。実質上、全身が生殖細胞だから、進化は体のどの部分も使い捨てにしない。ただ、この方式は非常に単純な生命体にしか使えない。昆虫から人間まで、複雑な生命体は生殖細胞から体細胞への一方通行の道をたどる。そうして初めて、さまざまな組織や器官を持つことができるのだ。とはいえ、このヒドラの例によって、現実世界の生物学ではほとんどどんな前提も盤石ではないことがわかる。自然は時間がたてばかならず私たちの理論の上をいく。老化そのものもそうなるはずだ。

成長後も高い生殖能力の副次効果でもなく、体細胞と生殖細胞の境界があいまいになった結果でもなく、ほとんど直接的に長寿を選択する進化的圧力もある。

地上でもっとも長寿の多細胞生命体に登場願おう――カリフォルニア州ホワイト山脈の極秘の場所に生えているイガゴヨウ(マツの一種)だ。

1950年代後半にこの木の幹から採取されたコアサンプルには、5000近い年輪が刻まれていた。いまも元気で、樹齢4850年と言われている。[20] つまり発芽したのは紀元前3世紀の初め、ストーンヘンジがまだ溝と小さな石だけだったころである。ピラミッドの建設もまだ始まっていなかった。

なぜこの1本の木がいくつもの文明を越えて生きられるように進化したのか? 完全に解明はされていないが、空き地をめぐる競争と関係しているという説明もある。[21] イガゴヨウは乾燥した荒れ地に生えていて、植生可能な場所はほかの成木がみな占拠している。つまり、若い木を育てるチャンスがほとんどない。基本的に、子孫を育てるためには、隣の木が枯れて空き地ができなければならないので、自分の遺伝子を残す唯一の道は、まわりの木々より長生きすることだ。こうして進化の「軍拡競争」が始まり、生き残るものは極端に長寿になった。

この論理は明らかに動物には当てはまらない。居住地が混雑したらほかへ移ればいいだけだからだ。しかしこれも、自然環境の気まぐれが老化の進化に大きな影響を与えた例だろう。

こうした要因すべての相対的な力の具合で、「無視できる老化」という結果が出てくることはそれほど不思議ではない。さまざまな年齢の生命体の生存率と生殖の重要性の組み合わせを変えれば、進化はカスタムメイドでそれぞれに最適な生涯の進路を決める。ほんの数分しか生きられないカゲロウから、何千年も生きつづける木まで、結果の幅はすさまじく広い。

歳をとっても死亡率が変わらないことが進化的に正しいケースがあるのなら、論理的な次のステップとして、「逆行する老化」も考えられるだろうか。[22] つまり、死亡率が年齢とともに下がるケースだ。そんな幸運な生命体はあまり知られていないが、どうやらいるにはいるようだ。たとえば、サバクゴファーガメに関するもっとも良好なデータによると、彼らは成体になって以降、わずかながら老化を逆行させる。[23] カメにとって「無視できる老化」は特段珍しくもないから、加齢にともなう死亡率はぜったいゼロ以下にならないと考えるほうが少々おかしい。老化を逆行させる生物はもっといて、人間による乱獲や環境破壊で絶滅するまえにくわしく研究されるのを待っているはずだ。

老いは生物の「必然」ではない

こうして、老化に関する進化論は、なぜ一部の動物が老いるのかを説明するだけでなく、老化を遅らせたり、ことによると完全になくしたりする扉も開く。老化を避ける生命体は現にいるし、加齢で衰える傾向を抑えこむ力についても確固たる理論がある。人間の老化の進路を変えることに興味のある人にとっては心躍る知らせだろう――「無視できる老化」（または逆行する老化）は物理学の法則だけでなく、生物学の法則も破らないのだ。

自然はまた、かなりの近縁種であっても寿命が大きくちがうことを示している。ハツカネズミ、コウモリ、ハダカデバネズミを比較すれば、同じくらいの大きさで比較的近い過去に共通の祖先を持っている動物でも、歳のとり方がずいぶん異なることがよくわかる。老化は避けられない不変のプロセスではないということだ。動物間のこの差は、老化の回避を学ぶことが可能である証《あかし》だ。勇気づけられる面もある。老化のペースが異なる種を生物学的に比較することによって、長生きする種の長寿を促進する遺伝子とメカニズムを明らかにし、それを再現する薬や治療法の開発に取り組めるということだからだ。

老化の正体

しかし、進化的な説明が提供するもののなかでいちばん重要なのは、何が老化であり、何がそうでないかについての洞察だ。親を殺して子供のためのスペースを作るようにプログラムされた体内時計を誰もが持っていないことはわかっている。もしそうなら話は簡単だ。遺伝子のなかの時限爆弾を解除しさえすれば、老化は治療できる。

だが実際には、老化は進化の手抜きだ。老齢で悪い影響を及ぼすが、進化が排除できなかった変異の蓄積、若いころに生殖を最大限成功させるが、その後意図せざる不幸な展開を見せる拮抗的多面発現性、使い捨ての体細胞を維持するより子をもうけることを優先させるメカニズム、これらすべての結果である。

したがって、老化の原因はひとつと考えるべきではない。同時に進行しつつ、互いにいくらか関連したプロセスの集まりなのだ。私たちの仕事は、そうしたプロセスを特定し、治療することである。

こういう意欲的な態度はここ数十年でようやく出てきた。老化の進化論は20世紀なかばに発展したが、理解はそうとう深まったものの、皮肉で不幸な副次効果があった。老化は研究しても改善できないゆるやかな劣化現象として、長く生物学者に無視されてきた。進化論はその暗い見解を裏打ちすることになったのだ。老化には多くのプロセスがかかわっていて、その数には上限がなさそうだという見通しになった。数百、あるいは数千の要素が無数の方法でからみ合って、私たちに死をもたらそうと共謀する。老化はあまりにも多様で複雑なプロセスであり、治療はおろか理解することさえできないという考えを、進化論が強化してしまったのだ。

老化を理解して、最終的に治療することに自信を得るには、進化的な時間の尺度とは別の方向から取り組めるという確信が必要だ。

それができそうだと思わせる発見が、次の章のテーマになる。

第3章

「生物老年学」の誕生

生物老年学

現代の老化研究は、生物老年学《バイオジェロントロジー》と呼ばれることが多い。高齢者医療から老化の社会的側面までなんでも扱う「老年学」のうち、生物学的な分野を研究する。

ある科学分野が始まった日をぴたりと言い当てるのは無理だが、それなりの規模を持つ独自の研究分野として生物老年学が現れたのは、まちがいなく１９９０年代だ。生物を苦しめる老化。このもっとも重要でほぼ普遍的な現象を扱う分野にしては、驚くほど歴史が浅い。

長年にわたり、老化研究は生物学の片隅に追いやられてきたが、その理由を特定するのはむずかしい。老化は複雑すぎて本格的な研究には向かないという昔からの懐疑論のせいかもしれない。老化は数えきれないプロセスの結果だという進化的理解もぜったいに影響している。そして社会科学的な要因もある。両親や祖父母を「老化」で亡くした科学者（や科学者に資金を出す政治家）はひとりもいない。つまり、直接の死因になるがんのような病気の研究のほうが注目を集めやすいのだ。それに、音楽やファッションと同じように科学にも流行があり、科学者は特定の研究テーマに群がりがちだ。理由はなんであれ、老化研究が人目を引かなかったのは、研究できるだけの人数が集まらなかったことも一因ではないだろうか。

こうした歴史を振り返ると、科学者が老化研究に前向きになるには、少なくともいくつかの証拠が必要だったと思いたくなる。老化は防げるとか、科学的におもしろい研究ができるとか、実験室で扱いやすいといった証拠だ。見事にこの証拠を示した実験がふたつある。どちらも現代の生物老年学の基礎となるものだ。

そこで、本章は2部構成とする。まず、老化は防げるという直接のエビデンスを初めて提供してくれた、長生きで空腹のラットについて述べる。次に、遺伝子操作により長生きしたセンチュウについて説明する。これらのセンチュウは、老化が遺伝子操作で修正できるだけでなく、驚くほどシンプルな方法で修正できることを証明した——実際、DNAを1文字書き換えるだけなのだ。

食べすぎない動物が健康で長生きする

食べ物はおいしい。

驚くにはあたらない。数十億年にわたり、進化的に私たちからもっとも遠い祖先が生きていた時代から、あらゆる生命は食物を得る戦いに明け暮れて、生き、繁殖し、滅びてきた。食物を探して摂取したいと強く願わせる遺伝子があると、生存上かなり有利だ。結果として私たちの脳は食べることを楽しみ、食欲が満たされないとひどく取り乱す作りになっている。しかし、食べる量の上限となると、進化は大雑把《おおざっぱ》だったようだ。次の食事がいつになるかわからないとき、チャンスが来たらむさぼり食うのは理にかなっている。

20世紀初頭になってようやく、多くの人間がこうした野生的な最低限の生活から抜け出しはじめた。何をどれだけ食べるかを選べるようになると、科学者たちは栄養が健康に及ぼす影響に関心を持ちはじめた。まったく予想外なことに、生物老年学にとって初めて信頼できるエビデンスが得られたのは、この新しい研究分野からだった。

実験していた科学者たちは、栄養不足の動物が大きく成長しないことに気づいた。まあこれは、見ればわかる。ところが、栄養不足の動物のほうが長生きするらしいこともわかったのだ。これら初期の結果は示唆に富んではいたが、決定的ではなかった。それぞれの実験に使われた動物の数は少なく、食餌のカロリー、タンパク質、ビタミン、ミネラルもしっかりと管理されていなかったからだ。しかしその結果は、アメリカの科学者クライブ・マッケイの関心を引くには充分だった。コーネル大学の畜産学助教だったマッケイは、この分野で初めて、細部まで行き届いた実験を大規模におこない、説得力のあるエビデンスを示した。[1]

彼は106匹のラットを3つのグループに分けた。好きなものを食べるグループ、離乳後すぐに食餌制限をするグループ、そして離乳後2週間は自由に食べたあと食餌量を減らすグループだ。以前の実験とは対照的に、あらゆる条件をできるだけ一定にして、食餌制限をしているラットが必要なビタミンとミネラルを確実に摂取できるようにした。3グループの食物摂取でちがうのはただひとつ、カロリーだけだった。

　この研究でラットの長寿記録が塗り替えられた。食餌制限しなかったラットのうちもっとも長寿のオスは９２７日間生きた。食餌制限したラットの多くはその後も生き、最後に残った勝者は１３２１日目に死んだ。[2]最長寿命が40%延びたのだ。食餌制限をしたオスの平均寿命は８９４日だった。好きなだけ食べたグループの４８３日に対し、２倍近く生きたことになる。[3]

　食餌制限したラットはしなかったラットより長生きしただけでなく、健康でもあった。死後解剖したところ、食餌量の少ないラットのほうが肺も腎臓もきれいだったのだ。ラットやマウスの食餌量を制限すれば、がん発生率が減ることはすでに知られていたが、そこにマッケイはすごい研究結果をつけ足した。食餌制限グループのうち、実験の終了間際に食餌制限を解かれるまで、腫瘍ができたラットは１匹もいなかったのだ。

　さらに印象深いのは、とにかくラットの見た目が健康的だったことだ。「急速に成長する動物の被毛がごわついてから何カ月たったあとも、成長の遅い動物の被毛はつやつやで柔らかかった」と、マッケイは１９３４年の論文に書いている。

　これらの結果は、人類何千年の夢がかなうことをはっきりと教えてくれた。老化プロセスは遅らせることができる、と。

食餌制限研究の発展

　現在の私たちから見ると、このニュースが世界に轟《とどろ》かず、より広く深くこの現象を調べようという気運が高まらなかったのは、まったく信じがたい。「歴史上初めて、老化プロセスが遅れた！」と盛り上がってもよさそうなものだが。残念ながら、どんな社会学的、科学的な理由があったにせよ、そうはならなかった。成長と発展に関心が集まっていた１９３０年代には、老化などどうでもよかったのかもしれない。当時のアメリカの平均寿命はようやく60歳に届いたばかりで、乳児死亡率の高さのほうが人々を不安にさせていた。老齢期の健康より、幼少期の健康のほうが重視された。マッケイの１９３５年の論文も、食餌量がラットの寿命と同じくらい成長と発達にも影響することを指摘している。

それから数十年、栄養と健康と寿命の関連性についてさまざまな研究がおこなわれた。マッケイ本人による研究がとくに多い。しかし、食餌制限の適切な研究が始まるまでには、それから50年も待たなければならなかった。[4]

その後の研究は、食餌制限によるこの現象が、ラットの生理学的な気まぐれなどではなく、生物学のもっとも普遍的な事実だということを示した。食餌制限が有効な種《しゅ》の数は信じられないほど多い。酵母菌でも実験に成功した。酵母菌は、顕微鏡でしか見えないほど小さな単細胞の真菌で、パンを焼いたりビールを醸造したりするときに使われる。ほかに実験に成功した種は、センチュウ、ハエ、クモ、バッタ、グッピー、マス、マウス、ラット、ハムスター、イヌ、そしてたぶんアカゲザルも（なぜこれだけ「たぶん」なのか？　理由はあとで述べる）。

ほかの有機体の食餌制限には、奇抜な手法を使うこともある。とりわけ、小さな生物を扱《あつか》う場合には独創性が必要だ。センチュウは動きまわりながらバクテリアを飲みこむので、草を食《は》むように進む細菌コロニー「バクテリアの芝生」を間引く。そしてバクテリアが増殖して飢饉《ききん》が宴会に変わらないよう、ちょうどいい量の抗生物質を加えなければならない。私が好きなのはミジンコの食餌制限だ。ふだんミジンコが食べるおいしい「有機質の培地」を池の水で薄めて、寿命をきっかり69％延ばすことができた。

単細胞生物から複雑な哺乳類まで、驚くべき普遍性を持つこの効果は「進化的保存」の一例だ。食餌の減少に対するこの反応は古代から存在し、生物学の基礎中の基礎として、あらゆる種の生物に受け継がれてきた。私たちの想像力はかきたてられる――薄めた有機質に棲むミジンコから食餌制限をしたイヌまで、あらゆる種がより長く健康に生きるなら、それはヒトにも当てはまるだろうか？

だが問題がある。進化的保存性があるにもかかわらず、生物の種類によって食餌制限の効果にかなりのばらつきがあるのだ。単細胞の酵母菌は5日間の寿命を３００％延ばせる。[5]「C・エレガンス」の名で知られるセンチュウは、食餌制限により寿命が85％長くなる。ショウジョウバエは66％、マウスは65％、ネズミキツネザル（ヒトと同じ霊長類だが、かなりの遠縁で、体重はたった50グラム）は6年の寿命を50％、ラットは（私たちの知るかぎり）85％くらい延ばせる。一方、イヌはどんなにがんばってもたった16％しか延びなかった。コストと実用性の面から、大型で長寿の動物の実験例は少ない。そのため、これらの統計から読み取れる傾向は、ヒト（一般的に大型で長寿の動物）には当てはめにくい。

この問題に関する論争は、最近、アカゲザルに関するふたつの研究結果によって解決したかもしれない。[6]アカゲザルは進化の面で私たちの近縁で、最長寿命は40年ほどだ。良い知らせは、どちらの研究でも、健康に生活できる「健康寿命」が食餌制限によって延びたらしいことだ。悪い知らせは、食餌制限の寿命への影響がはっきりせず、センチュウ、ラット、ネズミキツネザルに見られたような目覚ましい結果がまったく得られなかったことだ。ヒトでの研究は歴史が浅すぎて、寿命にも健康寿命にも明確な結果は出ていない。ただ、血圧、コレステロール値、炎症マーカーといった短期的な健康指標は、改善されたように見える。[7]

アカゲザルの実験と、私たち全員が食餌制限をすべきかどうかは第10章で考察する。いまは、食餌制限のヒトへの影響を語るのは簡単ではないとだけ言っておこう。大きさや寿命や複雑さがヒトに近い生物ほど、食餌制限の影響が弱くなる傾向はあるかもしれない。

高度な生物学的議論はさておき、世界には多様な食生活があることを考えてみよう。もし食餌制限がヒトの寿命を2倍にするなら、私たちは2倍の寿命を持つ人たちの存在にとっくに気づいているはずだ。私たちの2倍生きる禁欲的な宗教の一派か何かがあってもいい。食生活がちょっとちがうだけで、健康や寿命に大きな差が出たっていい。だが、実際にはそうではない。

食餌制限で老化をコントロールできる

サルとヒトの食生活に関する論争は長引いているが、食餌制限は生物老年学の歴史に大きな影響を与えている。マッケイらによる基礎的な実験のおかげで、老化は遅らせることができると証明された。このきわめて重要な事実が明示されていなかったら、疑い深い科学者たちは、老化の研究など進める価値がないと突っぱねていただろう。卓上フードつき実験台で老化の仕組みを解読する最近の研究も始まっていなかったはずだ。

ここ数十年で食餌制限研究に新たな関心が寄せられ、分子生物学の研究手法も進歩したため、食餌量が少ないとどうなるかを調べることが可能になった。それらの実験結果により、食餌制限への反応は本当に普遍的かもしれないと期待できるようになった。食餌制限に反応する分子機構は、酵母菌からヒトまで、調査したすべての種に存在する。どんな生物も何かを食べると、ほぼそっくりな分子の探知機システムを発動させる。そして、これから栄養が入ってくるぞと細胞に注意信号を送り、栄養を利用しはじめる――あとで使うために一部を残しておいたり、別の一部ですぐに新しい細胞成分を作ったりする。栄養がないと、このシステムは逆のプロセスをたどる。原料が足りないうちは製造を控え、おとなしくしていろと細胞に伝えるのだ。

食物が足りないときのこの反応は、なぜこんなにきちんと進化的に保存されているのだろう？　もっとも一般的な考え方は、「使い捨ての体」理論にもとづいている。[8] 体細胞の修復か生殖か、どちらにエネルギーを分配するかのせめぎ合いだ。あなたが食事を制限していて、どちらかひとつしか選べないなら、ぜったいに体を維持するほうを選ぶはずだ。最後に1回だけと必死に生殖して、かぎりあるカロリーを使いきってしまうより、まずは生き延び、あとで生殖すればいい。また、飢饉《ききん》のときに赤ん坊は生まれないから、生まれてすぐ死ぬこともない。このように、進化の過程で生き残ったのは、栄養状態が厳しいときに、より多くの資源を体の修復に分配してきた動物だ。その体内では、徐々に細胞が壊れていく「老化プロセス」のスピードが遅くなる。そしてまた食料が増えれば、生殖が優先され、老化スピードはもとに戻る。

分子の主役のいくつかをのちほど紹介しよう。それらのうち、インスリンの名は聞いたことがあるだろう。血糖値を一定に保つホルモンで、糖尿病になるとインスリンがうまく分泌されなくなる。mTORのようなマニアックな役者は聞いたことがないかもしれない。老化を確実に遅らせる処置が発見されたことから、その生物学的な変化にも目が向き、老化プロセスの解明も進んだ。世界じゅうの実験室にいる無数の腹ぺこマウス、ハエ、センチュウの存在がなかったら、老化についてこれほど多くのことはわからなかっただろう。

食餌制限の実験からわかったことのなかでも、もっとも明白なのは、老化は避けられない／変えられない／止められないプロセスではないということだ。動物の老化スピードは、この（一見）シンプルなプロセスの介入によって変わる。この事実がまだ生物老年学の革命をもたらしていないのは、たんに学問のほうが追いついていないだけだ。本書では食餌制限のほかにも、老化を遅らせる可能性を秘めた実際の治療法をたくさん紹介するが、それらは老化が操作できるというエビデンスを示している。老化防止薬を宣伝する看板ラットを提供してくれた食餌制限を称えよう。

残る問題はひとつだった。食餌制限で老化が操作できることはわかった。私たちの子孫が何世代も進化をくり返し、老化の遅い何か別の種になっていくのを待たなくてもいい。だが、老化の謎を読み解くのは簡単ではなかった。老化とは生物が劣化する不可解で複雑なプロセスというイメージが強すぎたのだ。動物の劣化スピードを遅くできるからといって、その複雑さは変わらないし、その治療法が信頼できるともかぎらない。食餌制限は生物老年学の懐胎に重要な役割を果たしたが、この研究分野が世に誕生するには、別の突破口が必要だった。

150日生きたセンチュウ

生物老年学にとっていちばん重要な物語のひとつは、前途多難な場所から始まった——1951年、イギリス南西部ブリストルの堆肥の山だ。[9] 土のなかをくねくねと動きまわっていたのは、センチュウの集団。生物老年学の歴史上もっとも意義深い生命体であり、この学問を真剣な科学的研究分野に変えることになった。彼らがいなければ、今日の研究は何十年も遅れていただろう。

堆肥にセンチュウが発生してから10年後。生物学者でのちにノーベル生理学・医学賞を受賞したシドニー・ブレナーは、動物の神経発生を解明するために、ごく単純な構造を持つ動物を探していた。最初の実験に使われたのは、ケンブリッジの自宅の裏庭の土を掘って見つけたセンチュウの一種だった。Ｎｅｍａｔｏｄｅ《センチュウ》の頭文字を取って「Ｎ１」と名づけられた。しかし、研究に最適なセンチュウをどうしても見つけたかったブレナーは、実験を進めるまえに、ほかの候補者を探した。オーディションの合格者はブリストルで採取されたセンチュウで、「Ｎ２」と命名された。生物学における学名「カエノラブディティス・エレガンス」（略称Ｃ・エレガンス）に比べれば発音しやすい。体長わずか1ミリ、透明で控えめ、肉眼ではほとんど見えないこれらのセンチュウは、いまや地球上でもっとも成功した「モデル生物」のひとつだ。

モデル生物は現代の生物学における重要なツールのひとつだ。薬品開発から突拍子もない生物学的理論まで、あらゆる実験に使われている。モデル生物を使うのは、問題の概念と、それを解くための実験を単純化するためだ。そこでわかったことを、ヒトのように複雑で扱いづらい生物の研究に応用することもできる。

生物老年学の（ほかの多くの研究分野にも共通する）古典的な4人組を紹介しよう。ヒトに生物学的に似ていない順に、酵母菌、センチュウ、ショウジョウバエ、マウスだ。

センチュウと、マウスやヒトとの決定的なちがいは明らかだ。センチュウはごく小さい。その体を構成する細胞は数兆個にはほど遠く、１０００個にも満たないので、一つひとつの細胞の性質が理解できる。センチュウを全細胞レベルでシミュレートし、コンピュータで人工生命体を作ろうという「オープン・ワーム」プロジェクトすら発足している。[10] これをヒトでやるのはまだまだ夢物語だ。

センチュウを実験に使うことのメリットも計り知れない。ヒトを使った実験はあまりにも不便で、時間がかかり、倫理上の悪夢だが、センチュウが助け舟を出してくれる。たった数週間で成長し、生殖し、死ぬため、実験が大いにスピードアップできるし、まったく同じ条件を与えた実験室の小皿で何十匹も育てることが可能だ。そんな状況に置かれたがるヒトはいないだろう。それに、何が起きるか知るために遺伝子を操作しても、あまり良心は痛まない。

正確な遺伝子編集とＤＮＡ解析をおこなう現代科学に比べ、センチュウの最初の実験は行き当たりばったりで原始的に見える。古い手法では、まずＮ２を何匹か選び（Ｎ２は「標準」株としていまも使われている。言わばセンチュウのＨＢ鉛筆だ）、ＤＮＡにランダム変異を導入する薬品にさらして、突然変異した無数の卵を成虫に育てる。つまり1匹のセンチュウから、同じ突然変異を起こしたセンチュウを何十匹も誕生させるのだ。最後に、ランダム変異させたセンチュウのうち1匹でも何か興味深いことをしていないか確かめる（この場合には、どのくらい長く生きるかを数週間にわたって観察する）。これらの変異体の１匹が通常より長生きしたとする。そのＤＮＡに起きた変化を調べれば、長寿の遺伝的基盤の理解に役立つわけだ。

科学者の執念

１９８３年、科学者のマイケル・クラスは、この実験への信頼を失いはじめていた[11]。長生きするセンチュウを探して数年間、なんと８０００株を調べて長寿変異体を探したが、通常より長生きしたセンチュウは８株だけ。どれも有意義な結果ではない、とクラスは片づけた――８株のうち２株は耐性幼虫《ダウアー》と呼ばれる、センチュウ特有の冬眠状態に入った[12]。これは長寿とは呼べないだろう（かりに人間に似たようなことができるとしても、環境の変化を感じない妙な外膜のなかで何十年もすごして寿命を延ばしたい人はいないだろう）。ほかの１株は機能不全で、餌に気づいて近づいていく能力がなかった。残りの５株を顕微鏡で見ると、どれも不活発だった。後者６株は嗅覚の欠損か全体的な不活発さのせいでＮ２より少食なのではないか、とクラスは考えた。食べる量が少なければ長生きすることは当時すでに常識だったから、要するにクラスは遺伝子という骨の折れるルートを遠まわりして、食餌制限の効果を再発見したにすぎなかった。

長寿変異体を特定できなかったことは、老化に関する当時の偏った考えにぴたりと一致する。老化はさまざまな遺伝子に組みこまれており、偶然か、若いときに有利だからということでＤＮＡに蓄積され、晩年にマイナスの効果を発揮するというものだ。そうした遺伝子が数十個、ことによれば数百個あり、生物が歳をとるにつれて生存の可能性を少しずつ削っていくと考えられていた。たったひとつの長寿遺伝子が変化を起こせるなら、なぜ進化の過程でその数を11個に増やし、長生きする生物を誕生させていないのか？　ほかの人よりうんと長生きする変異型の人々を、たまには見かけてもいいのではないか？

クラスの実験結果はその考えを裏づけたように見えた。1匹のセンチュウの遺伝子をいくつか変異させても、食餌制限という裏道を使わないかぎり寿命は延ばせないということだ。

クラスは苛立ちのあまり研究をやめてしまったが、同僚のトム・ジョンソンが辛抱強く引き継いだ。ジョンソンの目標は、センチュウの寿命の延びは事実であり、老化をさまざまな遺伝子がコントロールしていると証明することだった。突然変異を誘発する薬品にセンチュウを浸すと、1匹につき20個ほどのDNAにエラーが起きることがわかっていた。長生きのセンチュウには一連の遺伝子変化が起きている可能性がある。良い変化も悪い変化も、そのすべてを調査するときが来ていた。

ジョンソンはまず、食餌制限が重要かどうかを分析するために、突然変異体とN2を交配した。DNA解析のない時代に遺伝子を特定するたいへんなプロセスの第1段階だ。そうして通常の食餌量で長生きするセンチュウをなんとか作り、食餌制限の影響を排除したうえで、それらとN2を交配した。驚いたことに、この組み合わせから生まれたセンチュウの寿命は標準の長さだった。[13]

この実験でわかったのは、長寿に関係する遺伝子はたったひとつということだった。[14] たくさんの遺伝子が関係していたら、その影響が第1世代ですべて消えてしまうとは考えにくい。交配したセンチュウの寿命は、長寿変異体とN2の中間あたりになるはずだ。しかも、長寿の変異体同士を交配しても寿命は延びなかった。つまり、どの変異体も、同一かよく似た遺伝子変異を起こしていると推測された。

最終的にジョンソンは、センチュウの長寿に関連するのはただひとつの遺伝子だと確信し、その遺伝子を「ａｇｅ－１」と名づけて、１９８８年に研究論文を発表した。この遺伝子の効果はすばらしく、センチュウの寿命は2週間から３週間へ50％も延びた。ジョンソンの研究は、ヒトにたとえれば、80歳を超えて１２０歳まで長生きする単一の突然変異遺伝子を見つけたことに匹敵する。

「DNA1文字」書き換えるだけで長寿に

しかし残念ながら、生物学界は納得しなかった。多くの科学者は、彼の実験がまちがっていたか、長生きしたのはセンチュウの気まぐれにすぎず、ほかの種との関連性は薄いと考えた。実験結果が正しかったとしても、その深い重要性が疑われるのも無理はなかった――ａｇｅ－１変異体は長生きするだけでなく、繁殖力がかなり弱かったのだ。ジョンソンは老化の進化論に疑問を投げかけるどころか、「使い捨ての体」理論の完璧な例を示したにすぎなかった[15]。単一遺伝子が寿命を延ばしたのは事実だが、それは生殖より体の修復に資源を振り分けた結果だったのだ。

ａｇｅ－１の発見で花火は打ち上がらなかったが、導火線に火はついた。センチュウを研究する生物学者シンシア・ケニヨンは、ほかの長寿遺伝子を探しはじめた。

１９９３年、すでに生物学者たちによく知られる「ｄａｆ－２」という遺伝子のなかに、別の長寿変異が見つかった。ランダム変異の実験をくり返すなかで、ｄａｆ－２が変異したセンチュウは、長生きする耐性幼虫《ダウアー》の状態にきわめてなりやすいことが発見されたのだ。低温で飼育して耐性幼虫になるのを防げば、これらのセンチュウが標準より長生きすることをケニヨンは証明した。より良好な環境になるまで何カ月も耐え抜くメカニズムにより、成虫も長生きした。驚くべきことに、daf-2変異体は通常の2倍長生きすることがわかったのだ[16]。

さらに調べると、age-1とdaf-2変異体は実際に老化プロセスを遅らせていることがわかった。生後2週間のN2は弱ってほぼ身動きせずに最期の日々を送る。一方、長寿に変異したものは若く生き生きとし、くねくねとすばやく動く。素人が顕微鏡で見てもわかるくらいN2の老衰ぶりは著しかった。だが変異したセンチュウは、その数週間後に死ぬ直前まで老衰した様子が見られなかった。この突然変異は寿命を延ばすだけでなく、老化プロセスそのものを遅らせるのだ。

daf-2には信頼できる作用機構と、センチュウの寿命をぐっと延ばす特性がある。age-1のように、生物学上の気まぐれだと片づけられることはない。この実験の科学的重要性は明らかだ。食餌制限の実験で老化が操作できることはわかっていたが、ひとつの遺伝子変異で老化プロセスを変えられるとは驚きだ。しかも、この遺伝子は老化に関するあらゆる変化に影響を及ぼしているらしい。どうしたらたったひとつの遺伝子にそんな劇的なことができるのだろう?

老化研究のゴールドラッシュ

この実験による文化的影響はさらに大きかった。老化の研究に近代遺伝学と分子生物学の精密技術が使われるようになったのだ。もはや老化プロセスは研究が続けられないほど厄介なものではなくなった。ひとつの遺伝子を正確に狙って操作できれば、ただちに科学者に道は開かれ、整然とした手順で老化プロセスを解読できる。この歴史的な発見は、老化が変更可能であるだけでなく、理解できるものだと教えてくれた。以前は科学上のどん詰まりと思われていた老化研究にスポットライトが当たったのだ。こうして現代科学が老化の究明に乗り出した。

ａｇｅ－１とｄａｆ－２の物語はまだ終わらない。センチュウの遺伝学にゴールドラッシュが起こり、老化に関連する変異体がさらにたくさん掘り起こされた。センチュウの長寿記録は、別の遺伝子に別の変異が起きたセンチュウによって、くり返し塗り替えられた。現在のナンバーワンはａｇｅ－１だ。１９８０年代にクラスが扱ったクラシックな変異体と同じ遺伝子だが、別の変異を起こしている。その変異遺伝子を持つセンチュウは、平均１５０日間も生きる。[17] Ｎ２の10倍とは驚くばかりだ。結局、およそ９カ月間の確認実験で最後に残ったａｇｅ－１（ｍｇ44）は生後２７０日で死んだ。単純には比べられないが、これはヒトのおよそ１５００年に相当する。

この実験は、ＤＮＡ解析の時代である２０００年代初めにおこなわれた。いまではａｇｅ－１（ｍｇ44）についてさらにすごいことがわかっている。ＤＮＡを1文字書き換えるだけで、寿命を延ばすこの突然変異が起きるのだ。ａｇｅ－１遺伝子の１１６１個の塩基配列のうち、ＧをＡに書き換えて、ＴＧＧのシークエンスをＴＧＡに換える。ＤＮＡ言語で「おしまい。読み込み終了」の意味だ。すると、ＡＧＥ－１タンパク質は通常の3分の1ほどの大きさになり、重要成分が欠落する。この不完全なタンパク質はまったく使いものにならない。まるでタイヤが1個ちょっととエンジンの部品がいくつか残っただけの車の前部のようだ。なくてもいい。以前のａｇｅ

‐1変異体では、そのタンパク質の力がやや弱まり、効果が少し減っただけだった。しかし、このタンパク質がいっさいなくなると、寿命は劇的に延びる。

死神とターミネーター

センチュウの寿命を10分の1に縮めてしまうAGE‐1とは、どんな恐ろしい毒物なのだろう？　いったいなぜ、センチュウは死をもたらす物質を自分の細胞内で作るのか？　シンシア・ケニヨンはdaf‐2を「死神」と呼んでいる。[18] ならばage‐1は、チンギス・ハンに腹を立てているターミネーターだ。

age‐1もdaf‐2も、環境による食物レベルの変化に備えて対応するための仕組みだということがわかっている。これは、食餌制限への対応を進化させる重要なシステムだ。DAF‐2はインスリン受容体という分子で、細胞の表面に突き出てインスリンをつかまえようとする。ご存じのとおり、インスリンはヒトの血糖値をコントロールするホルモンだ。私たちが食事をとったあと、血流を駆けめぐる栄養を使うのか保存するのかを、体の細胞に命令している。センチュウの体内にもインスリンのような働きをする分子が40種類ほどあり、入ってきた栄養を使うかやめるかという指令を細胞に出している。

DAF‐2受容体は、インスリンを見つけると、「食料は充分だ、成長や生殖の行動プロセスに入って種を繁殖させよ」と伝える。インスリンが見つからない場合には、不作の時代に突入する。幼いセンチュウは耐性幼虫になって小休止したほうがいいかもしれない。成虫は体を維持するプロセスを開始し、なんとか食料不足を乗り越えようとする。DAF-2受容体がインスリンを発見すると、AGE-1タンパク質はそのすばらしいニュースを広め、急速な生殖（そして急速な老化）を始めさせる。DAF-2は、成長、生殖、老化をスピードアップさせるアクセルのようなものだ。インスリンがそのアクセルを踏むと、AGE-1がコネクター経由でスロットルを開け、エンジンに燃料を注ぎこむ。アクセルやコネクターがなければ、インスリンはアクセルを踏むことができず、老化のスピードは遅くなる。age-1とdaf-2のどちらか、または両方が変異しても結果は同じだ。

この遺伝子変異の結果、センチュウの細胞は、実際には食料がたくさんあったとしても飢饉状態の行動をとる。ある意味でクラスは正しかったのだ。これらの遺伝子変異は、裏道を使った食餌制限にほかならず、前述したように、食べる量を大幅に減らすことのメリットを証明している。通常の食餌制限とちがうのは、食餌を減らすという不器用な遠まわりをしなくても、老化の仕組みが細胞レベルで理解できることだ。

センチュウは科学界に老化研究の火をつけた功績を称えられるべきだが、長生きセンチュウを研究したところでヒトの薬の開発には役立たないと思われるのも無理はない。だが、モデル生物の実験結果には注目すべき理由がある――進化的保存だ。酵母菌、センチュウ、ショウジョウバエ、マウスは多くの点で私たちとは異なるが、基礎生物学においてヒトとの共通点がじつにたくさんあるのだ。

センチュウを驚くほど長生きさせる遺伝子も、そうした共通点のひとつだ。インスリンのシグナル伝達と成長ホルモンに影響する遺伝子変異は、長寿の酵母菌、ショウジョウバエ、マウスにも見られる。たとえば「ラロン・マウス」は、成長ホルモンの受容体遺伝子が変異している。[19] このうちもっとも長生きしたマウスは、5歳の誕生日の1週間前まで生きた。この変異は成長ホルモンに影響を与えるため、ラロン・マウスは正常マウスよりゆっくりと成長し、大人になっても小柄だが、良好な健康状態で長生きする。

じつはラロン・マウスは、ヒトの病気であるラロン症候群になるように遺伝子操作されている。[20] この遺伝子変異は、エクアドルの山村に住む人々のあいだで見つかった。村人たちは身長約1メートルと非常に小柄で、がんや糖尿病になる人はほぼいない。だが残念ながら、彼らがセンチュウやマウスのように長生きするかどうかや、がんや糖尿病にならないことが長生きにつながるのかといったことを検証するのはむずかしい。ある調査の結果、ラロン症候群の人たちの寿命は標準的だが、死因の70％は老化とは関係なく、13％はアルコールによる死、20％は事故死だった。寿命を縮めるこうした要素がなかったらもっと長生きできるのかどうかは、よくわからない。

インスリンのシグナル伝達と成長ホルモンに影響するこれらの遺伝子変異は、食餌制限の遺伝子バージョンのようなものだ。とはいえ、本当に制限する必要はない。変異遺伝子は細胞をだまして、実際には食料棚は空《から》ではないのに、空っぽだと思わせるのだ。よって、これらの変異遺伝子は死神でもチンギス・ハンでもない。センチュウやマウスやヒトが状況によって代謝を変えるための、生存に不可欠なメカニズムなのだ。

このメカニズムがいかに生死にかかわるかは、その後の研究で明らかになっている。変異したセンチュウを野生のセンチュウと戦わせると、死神遺伝子が必要な理由がすぐにわかる。センチュウの自然の生息環境に見られる「宴会と飢饉」の状況を作った培地に、N2とage-1変異体の両方を置くと、N2（死神遺伝子あり）は変異した同居相手をすごい勢いで打ち負かすのだ。[21]似たような実験が、実験室の寒天培地のような味気ない環境ではなく、自然の土壌でもおこなわれた。土壌でdaf-2変異体とN2を戦わせたのだ。すると、現実世界の環境でも、突然変異を起こしていないセンチュウのほうが長生きした。[22]ここでも進化は一得一失のトレードオフだ。この場合、自然界に生きるN2は、寿命を延ばして生殖の可能性を高めるより、短い生涯を楽園ですごすほうを選ぶ。

競争のない実験室の寒天培地で大事に育てられる長寿変異体は、本来なら考えられないほど長生きする。だから、本書で説明する寿命と健康寿命を延ばすための遺伝子介入は現実世界では通用しないと言われることが多い。自然界ではトレードオフが起きるから、そういう生物は、実験室ではわからないような微妙な点で軟弱になる、と。

だがもっと楽観的な見方もある。少なくとも豊かな国に住む人間は、衛生、医療、食物の安定供給などに恵まれている。このように甘やかされた人生は、自然災害とは縁のないペトリ皿にいるセンチュウの生涯とかなり似ている。土壌のセンチュウだろうと原始人だろうと、野生動物の生涯とはちがう。いわば私たちは、自分たちが作った巨大な実験室にいるようなものだ。そこに合うように進化の自然淘汰で改良されてきた遺伝子は、かならずしも最適化されていない。つまり、私たちも実験室のセンチュウのように、老化スピードを大幅に変えることができるかもしれないのだ。

長年の謎が解けた

センチュウで見つかった特定の遺伝子がヒトの長寿に直接つながるとは考えにくいが、それらが生物老年学の誕生に与えた影響は計り知れない。もう何十年も生物学の研究室からは手が届かないと思われてきた、ひどく複雑なプロセスが、遺伝子をたったひとつ――いや、DNAをたった1文字――書き換えるだけで可能になったのだ。これで老化は実験生物学の射程に入った。

ある問題の意味を理解するためにモデル生物の遺伝子を操作するのは、生物学者の常套手段だ。エンジンの部品のひとつを修理するか、そっくり取り去り、何が起きるか確かめるようなものである。すると、その部品がなんのためにあるのか、接続されたパーツにどんな影響を与えるのかがわかり、そのデータを使えばエンジンの仕組みが理解できる。

しかし、人間が設計した機械の仕組みを理解したいなら、このやり方はきわめて遠まわりだ。おそらくエンジンは動かなくなり、部品の役割はわからないままだろう。

一方、生物系は、互いに入り組み、つながり、小さな変更に動じない重複をくり返して進化してきた。ほんの小さなひとつの変化が、たとえば寿命が大幅に延びるというような、はるかに意外な結果につながることもある。

ひとつの遺伝子を書き換えるだけで驚くほど寿命が変わるなら、さまざまな新しい疑問が湧いてくる。この長寿遺伝子の働きは？　どの遺伝子と連動している？　その遺伝子を変異させたら影響は大きくなるのか、小さくなるのか、すっかりなくなってしまうのか？

生物学者はこれらの糸をたぐり寄せ、老化プロセスを体系的に調べはじめた。どこから手をつけてよいのかわからなかった時代と比べたら、格段の進歩だ。現在では、さまざまな生物の長寿遺伝子が1000種類以上も発見されている。[23] センチュウだけで600種類だ。

こうした進展により、新しい研究分野の幕が開けた。老化にさまざまなかたちで介入し、研究できるようになったのだ。

もはや老化研究は、生物学の主流派に無視される風変わりな道楽でも、キャリアを棒に振る行為でもなくなった。老化は劣化プロセスが積み重なったものだという大雑把な進化的意味だけに頼らず、「老化とは何か」という長年の疑問に答えられるようになった。細胞と分子のレベルで、何が上がって何が下がり、何が老化の原因なのかという本質を突き止められるようになったのだ。科学的観点から見ても心躍る発見だが、老化の治療の道を開きたいなら、これはきわめて重要な進歩だ。

次章では、この心躍る新科学でわかったことについて話そう。

第4章

なぜ私たちは老化するのか

「どの動物も一生の心拍数は同じ」か?

20世紀には、老化の理論が数十種類もあった。科学者たちは、ヒトが年老いて死ぬ理由をなんとか説明しようとしたが、矛盾する証拠が出てあきらめることが多かった。ルブナーの法則〔訳注:代謝が速いほど寿命が短いとする説〕、老化のDNA損傷理論、ミトコンドリアのフリーラジカル理論〔訳注:活性酸素がミトコンドリアを傷つけ老化を進めるという説〕、廃棄の失敗説〔訳注:酸化的傷害を受けた細胞が老化を進めるという説〕などなど。老化の研究者より老化理論の数のほうが多いという定番のジョークもあった。昔は研究規模が小さかったことを考えると、あながちまちがいとも言えない。

なかでもとくに愉快な老化理論は、あらゆる動物の一生の心拍数は決まっている、というものだ。[1] ネズミは1分間に500回も鼓動を打つのに、ガラパゴスゾウガメは6歳でも心拍数はその

100分の1だ。ネズミの寿命が2年なのに対し、ガラパゴスゾウガメがおよそ100倍の175歳まで生きるのは偶然だろうか？　幅広い種からデータを集めれば、見事なパターンが見えてくる。ラットやマウスから、ゾウやクジラまで、一生に打つ心拍の数は一定なのだ。どの種もだいたい10億回の鼓動を打って死んでいく。

同じ種の動物にかぎれば、この理論は成り立つようだ。安静時の心拍数が高い患者ほど死亡リスクが高いことを、医者は知っている。[2] 心拍数が毎分100回の人は、60回の人に比べて年間の死亡リスクが倍増する。これは、割り当てられた心拍数を大あわてで使い切ってしまう結果なのだろうか？

心拍数の理論は興味深いが、実用的な価値はあまりない。

まず、別の動物との関連性はそれほど強くない。ネズミとゾウガメの心拍数を計算した読者もいると思う。一生につきおよそ5億回だ。ヒトの一生における心拍数は異常に高く、約30億回。これもただの偶然かもしれない。大きな動物ほど長生きすることや、体の大きさと心拍数に関係があることはすでにわかっているから、体の大きさが要因なのかもしれない。

最後に、この理論がどのように治療に役立つのか、本当に効き目があるのかどうかは不明だ。[3] 心拍数を下げる薬は存在するが、これは頻脈のような症状や、高心拍数につながる体の不調を治しているにすぎず、高心拍数の原因そのものを治すわけではない。それに、低心拍数にも限度があるのは明らかだ。患者の心拍数を毎分80回から60回に減らす薬があったとしても、心拍数が減りすぎれば、心臓が体に血液を送れなくなる（ちなみに、安静時の高心拍数を治すいちばんいい方法は、たいていの場合、運動を増やすことだ）。

生物老年学者と、医者と、残りの私たちが本当に知りたいのは、老化の根底にある原因、心臓のような器官に影響を与える細胞や分子レベルの変化だ。現代の生物老年学は、遺伝子学的にも栄養学的にも老化に介入できるようになった。老化による変化をくまなく調べられる最新の分子生物学もある。心拍数を数えるよりずっとくわしく老化を研究できるようになったのだ。科学者たちは過去数十年にわたり、老化による体の変化を明らかにしてきた。それが病気や機能不全にどうつながっていくのかという研究も始まっている。科学的興味のためだけではなく、大本《おおもと》の原因に迫ったほうが治療効果は高いからだ。老化を止めるために心拍数をゼロにするのはナンセンスだが、健康状態をよくするために老化の根本的原因を取り除くことには意味がある。

老化の原因を探るうちに、老化は単独の現象でも幾千の現象でもないことが明らかになった。第2章で見た進化論の予想どおりだ。研究は進み、老化に関連する変化をカテゴリー分けできるまでになっている。しかもワクワクすることに、老化プロセスを進める原因だけでなく、老化を防ぐ治療法もいくつか見つかりつつある。

ふたつの最新老化理論

老化理論の体系的な分類法は数種類あるが、なかでも際立っているのが最新のふたつだ。[4] ともに老化の分類体系を作っただけでなく、系統だった老化の治療法を提案している。

ひとつめの理論は、「無視できる老化の工学的戦略（ＳＥＮＳ）」という大胆なタイトルで、型破りな生物老年学者オーブリー・デ・グレイが２００２年に発表した。[5] 現在ＳＥＮＳでは、老いた体と若い体の７つのちがいを特定し、それこそが老化の根本的原因だとデ・グレイは述べている。

だが、この理論には昔もいまも異論がある。彼は老化を治療したいという思いに突き動かされ、老化による「損傷」を「７つの致命的なもの」に分類している。その一つひとつに対する治療法を見つけようというのだ。７ついっぺんに治療できれば、次にＳＥＮＳがくり返されるまで老化を延期することができる。だから「無視できる老化の戦略」なのだが、うまくいけば寿命は１０００歳を超えるという主張に一部の科学者が眉をひそめたのは当然だ。デ・グレイが提案した治療法のいくつかは突飛だし、よりもっともらしい治療法も空論にすぎなかった。当時はまだどれも存在しておらず、ましてやその効果が実証されたこともなかったからだ。しかし、老化に関連した変化をこのように分類するのは、治療の基礎を作るすぐれた方法だ。

ふたつめの理論は、２０１３年に発表された「老化の特徴」だ。[6] 老化による変化は９つ、その判断基準は３つあるとされた。第１の判断基準は、加齢によって増えていくこと。増えなければ老化を起こせるはずがない。第2に、その特徴が出るスピードが増せば老化が加速すること。第３に、そのスピードがゆるめば老化が遅れること。第２、第3の基準の狙いは、たんに老化に付随する現象と、実際に老化を促進させているものを区別することだ。これらの特徴のそれぞれについて、老化を遅らせたり逆行させたりし、うまくいけば老化プロセス全体を止められる介入が提案されている。

７つのＳＥＮＳと９つの特徴。このふたつの分類法には共通点が多く、かなりの部分が一致する。たとえば、デ・グレイの言う「ＤＮＡの損傷」は、９つの特徴の「ゲノムの不安定性」に相当する（ゲノムとは、ＤＮＡのあらゆる遺伝情報のこと）。後者のほうが広いが、どちらも似た概念だ。両者とも、老化の原因と病気は1対1で対応しないという意見でも一致している。がんも認知症も白髪《しらが》も、老化の結果のほとんどは、ひとつの生物学的要因によるものではなく、同時に作用し、互いに影響し合う数種類の要因によって引き起こされる。本章以降では、さまざまな病気や症状を、老化の個別の原因と結びつけたいと思うが、ひとつのカテゴリーにすんなり収まらないものもある。

病気はかならずしもひとつの要因によるものではない。老化にともなう問題を何が引き起こしているのか、さっぱりわからないときもある。一定の老化プロセスを緩和したときに、なぜか別の問題が解消されることもありうる。あるいは、見逃されていた老化の根本的原因が解明されるかもしれない。科学が老化プロセスを解明すればするほど、そうした現象は増えるだろうが、当面、私たちが取り組むべき問題はたくさんある。

老化の特徴への介入が医学に応用されることを期待したい。この介入は、老化をさらに理解するための最善の方法でもある。老化の原因のひとつを根絶しても寿命がさほど変わらないなら、それはおそらく根本的原因ではない。あるいは、それが効力を発揮するまえに、別の何かが死をもたらすのかもしれない。ある症状を治し、別の症状も治るなら、それらの現象には関連性があることがわかる。

最初のステップは、こうした老化の基本的な特徴を知ることだ。本書ではその特徴を10のカテゴリーに分類し、老化プロセスの「特徴」と呼ぶことにする。２０１３年の「老化の特徴」と非常によく似ている（項目をふたつ加えたほか、ふたつの特徴をひとつにまとめたので、全体でひとつ増えた）。したがうルールも同じだ。その特徴は加齢により増え、悪化すれば健康が損なわれ、改善すれば健康になる。

では、具体的に見ていこう。まずは生命にとっていちばん基本的な分子からだ。

1．二重らせんのトラブル――DNAの損傷と突然変異

あなたの体細胞のほとんどには、長さ2メートルのDNAが入っている。[7] DNAとは、60億ある分子の文字（塩基として知られるA、T、C、G）の取扱説明書で、あなたを作るのに必要なすべての情報が含まれている。全長2メートルもあるのに、直径わずか数百万分の1メートルの核のサイズに折りたためる。DNAの二重らせんは世界一有名な分子構造だ。生物学の教科書から企業のロゴまで、あらゆる場面に登場し、これぞ「科学」という記号の役目を果たしている。だが、DNAの理想形、優美にからみ合う2本のらせん、純粋無垢な遺伝情報の運び手は、私たちの体内の大混乱を覆い隠している。

DNAは核に押しこまれ、ほかのさまざまな分子と競い合う。つねに化学的攻撃を受けているため、構造が破壊されたり、遺伝情報の伝達に失敗したりする。DNAを損傷させる方法はたくさんある。いちばん明らかなのは外部からの影響だろう。食べ物、喫煙、有害物質がもたらす毒素や発がん性物質は核に入りこみ、大惨事を引き起こす。日光の紫外線や、X線や自然放射能といった放射線はDNAを変化させ、ふたつに折ってしまうことさえある。しかし、ほとんどの損傷は体みずからが招いたものだ。正常代謝（食物をエネルギーに換える一連のプロセス）に化学

的な副作用が起きたとき、損傷が起きる。あなたの体内にある全細胞の遺伝情報は、毎日最高で10万回の攻撃を受けていると推定される。[8]

しかも、細胞は分裂するたびに、この遺伝情報すべてを複製しなければならない。体内には理解を超えるほど多くの細胞があり、すさまじい速さで新陳代謝を起こしているので、あなたは生涯で数光年の長さのDNAを生み出す。[9] 地球からいちばん近い星に半分届くほどの長さだ。2メートルの個人ゲノムのほぼ完璧なコピーを1京《けい》個も作るのだ。自然が作った最高品質のコピーと校正のシステムでさえときおりミスしてしまうのは、その業務内容を考えれば無理もない。

DNAの損傷のほとんどは修復可能だ。細胞は何かがおかしいと気づき、直すことができるからだ。たとえば、本来そこにあるべきではない分子がDNAにくっついていたら、細胞の分子機構はそれを切り離すことができる。DNAにとってもっと厄介なのは、修復プロセスがうまくいかず、突然変異が起きることだ。突然変異はDNAが運ぶ情報を変更し、そのDNAを形成しているA、T、C、Gのコードを書き換える。すると、そのDNAはほかのDNAと見分けがつかなくなってしまう。DNAの一部にGACGTというコードがあったとする。これが突然変異してGATGTに置き換わっても、何か変だと細胞が「知る」すべはない。つまり、そのコード変更は細胞にとって有害かもしれないのに、いつまでも書き換えられたままなのだ。

突然変異の結果としてもっとも悪名高いのは、もちろん「がん」だ。たったひとつの細胞のDNA配列が変わるだけで、その細胞はとめどなく増殖し、腫瘍を作り、最終的には死を招く。だが、DNAが書き換えられたあと、腫瘍にならない細胞も問題を引き起こす。私たちの細胞の取扱説明書に誤植があれば、細胞は本来の働きをしない。つまり、変異細胞は徐々に機能不全になることもあれば、さらに機能的になって全身の健康を蝕《むしば》むこともあるのだ。「クローン増殖」と呼ばれるこの現象については第7章でくわしく述べる。

DNAの損傷と突然変異の影響力を示すひとつの証拠がある。若いときにがんにかかり治療が成功した人たちは、おおむね老化が早い。[10] こうした不幸な結果はあまり知られていないが、すばらしい治療で小児がんを抑えても、大人になってから心臓病、高血圧、脳卒中、認知症、関節炎、さらに二次がんのリスクが高まるのだ。結果として寿命は10年ほど短くなる。[11]

これは、がん治療の多くがDNAを傷つけるからだと考えられている。もちろん、化学療法薬は注意深く作られているし、放射線治療のX線は腫瘍だけに照射されるよう計算されているが、これらの治療でほかの組織が傷つくのは避けられない。その影響は非常にはっきりしている。左胸の乳がんに放射線治療を受けた女性は、右胸に放射線治療を受けた女性に比べ、より深刻な心疾患を患いやすい。心臓に思いがけない放射線量を浴びてしまうリスクが高いからだ。つまり、DNAの損傷と突然変異は、心臓が老化する直接の原因であり、より幅広い老化現象の原因でもあるのだろう。

2. 短くなるテロメア

あなたが生物老年学について何かひとつ知っているとすれば、たぶんテロメアに関することだろう。実際、関係はあるが、テロメアの話はよく耳にする内容よりも少々こみ入っている。

テロメアの物語の出だしは一見シンプルだ。私たちのDNAは、46本の染色体がより合わさったものだ（両親それぞれから23本ずつ受け継ぐ）。テロメアは染色体を保護するキャップで、進化上の馬鹿げた問題を解決してくれる。第1の問題は、激しく揺れる染色体の両端が、熱心すぎるDNA修復機構により、損傷を受けてむき出しになったDNAだと誤解されることだ。修復機構はばらけたDNAを「もとどおりに」するつもりで貼りつけ、意図せぬ染色体のスパゲティを作りあげる。

第2の問題はさらに面白い。私たちのDNAの複製機構は、DNA分子の端っこまでコピーすることができない。細長い塀のブロックを一つひとつ積み上げ、塀の頂上でよろよろしている建設者を想像するといい。どこかに立たなければならず、自分の足元にブロックを積むしかないので、最後のブロックが積めない。つまり、細胞分裂が起きるたびに、染色体の端から少量のDNAが失われていく。細胞分裂のたびに重要な遺伝情報がなくなったら万事休すだ。だから染色体の端にある遺伝子はおとなしく消える運命にあり、DNAの複製中にいきなり切り落とされる。テロメアは進化が出した答え――染色体の端のコードを瑣末《さまつ》なものにして、なくなっても細胞に惨事が起きないようにしているのだ。したがって、テロメアは見渡すかぎり、TTAGGG、TTAGGG、TTAGGGという何百、何千回とくり返される6文字の配列でできている。これで、細胞分裂でDNAが複製されるときにテロメアの一部がなくなっても、恐ろしいことは何も起きない。

しかし、テロメアは死刑の一時延期にすぎないとお気づきの読者もいるだろう。長くて若いテロメアなら両端が溶けても問題ないので、細胞分裂でDNAを少しくらい失っても大丈夫だ。しかし、細胞分裂がくり返されてテロメアが短くなると、本当に重要なDNAを切り捨ててしまう危険性が高まる。だから、危ういほど短くなったテロメアは、細胞分裂をやめろという危険信号を出す。分裂をくり返しすぎた細胞は「アポトーシス」と呼ばれるプロセスを経て死に至るか、生きてはいるが分裂しない「細胞老化」という状態になる（細胞老化についてはすぐあとで説明する。これも老化の特徴のひとつだ）。

ひとつの細胞が分裂するたびに、およそ１００個のＤＮＡ塩基がなくなる。多くの組織にとって、細胞分裂は生きるために欠かせないものだ。たとえば、皮膚の表面層からは死んだ細胞がつねに失われている。そして新たに分裂した皮膚細胞が表層の下から出てきて、数週間おきに入れ替わる。だから私たちが人生を歩むにつれ、テロメアは短くなりやすい。血液サンプルは簡単な手順で採れるので、テロメアの長さは白血球で測定されることが多い。新生児の白血球のテロメアには１万個の塩基がある（およそ１７００個のＴＴＡＧＧＧ）。その子が30代を迎えるころには塩基は７５００個、70代までに平均５０００個以下に減る。このプロセスを「テロメア短縮」という。

短いテロメアは、老化による病気や機能不全になった細胞の多くに見られ、糖尿病、心臓病、ある種のがん、免疫機能の低下、肺疾患に関連があるとされてきた。歳をとると髪が白くなるという、もっと表面的な現象にもテロメアがかかわっていると言われる。[12] 私たちの毛包の幹細胞には、メラニン細胞を作る役割がある。メラニン細胞が作り出すメラニン色素の量によって、髪はブロンドから黒色までさまざまな色になる。この幹細胞のテロメアが短くなりすぎると、もうメラニン細胞は作られず、髪は「自然な」色――真っ白に戻るのだ。

短いテロメアは全般的な死のリスクも高める。同性の双子を調べた研究では、テロメアが短いほうが早く死ぬという結果が出た。[13] いまのところ、テロメアの長さに関する最大規模の研究は、6万4637人のデンマーク人のデータを集めたものだ。[14] それによると、最長のテロメアを持つ人たちは、最短のテロメアを持つ人たちより死亡リスクが40%低かった。彼らの年齢や、健康に影響するほかの要素を考慮してもだ。

最後の問題は、私たちの細胞が、長さの短縮とは別の理由でテロメアを監視していることだ。テロメアはDNAの損傷に対して非常に感受性が強い。残りのゲノムのために、炭鉱で毒ガスを察知するカナリアの役目を果たしているというエビデンスも出てきている。つまり、ある細胞のテロメアが大損傷を受けたら、残りのDNAも悲惨な状況になるということだ。

非常に短いテロメアと同じく、損傷を受けたテロメアも、アポトーシスか細胞老化をする時間だと細胞に伝えることがある。[15] この能力は、心臓や脳のように、生涯ほとんど（あるいはまったく）細胞が複製されない器官にとってとくに重要だ。つまり、それらの器官で細胞分裂が起きてもテロメアは短くならないが、一生のうちに徐々に損傷を受けたテロメアも似たような効果を及ぼすのだ。

このように、テロメアの長さと状態を調べれば、細胞の健康状態や歴史がわかる。細胞がうまく歳をとっているかどうかを絶えず知らせてくれるテロメアは、老化に大きな影響を与えている。

3. タンパク質の問題――オートファジー、アミロイド、付加体

私たちはタンパク質だ。DNAは注目を一身に集めがちだが、ただの取扱説明書にすぎない。

ＤＮＡはタンパク質の合成方法を指定する。タンパク質はＤＮＡよりはるかに種類が多く、複雑で、多くの働きを担う分子だ。

「タンパク質」と聞くと、食品の箱の側面に書かれた栄養情報が真っ先に思い浮かぶのではないだろうか。だが、ひと袋の砂糖や、脂肪の塊のような漠然とした栄養素だと思われるのは、この豊かな化学物質にとってひどい仕打ちだ。タンパク質は、私たちが知るなかでもっとも多様で複雑な分子である。自然界のナノロボットと呼べるこの超小型で疲れ知らずの分子機構が、私たちを生かしている。タンパク質は細胞と体の足場でもある。私たちの体を構成し、体を動かしてくれる構造的、機械的な構成要素なのだ。

大隅良典博士のオートファジー

タンパク質の多くは寿命が短い。細胞内でせっせと働く一つひとつのタンパク分子は、たいてい数日で死ぬ[16]。なんたる無駄遣い、究極の使い捨て生活だと思われるかもしれないが、老化と体の完全性の面から見ると、これは大きなメリットだ。タンパク質は重要だからこそ使い捨てなのだ。壊れないタンパク質を作るために貴重な資源を投資する必要はない。何がどうまちがうかわからない無数の分子を修復するために、ばかばかしいほど複雑な方法を編み出す必要もない。それよりも、壊れたタンパク質を捨てて新しいものを作る道が進化の過程で選ばれてきた。細胞はリサイクルの名人だ。古くなったり損傷を受けたりしたタンパク質を切り刻み、次のタンパク質生産に再利用している。

タンパク質を再利用するときのおもなプロセスのひとつは「オートファジー」だ。「自食作用〕とも呼ばれるオートファジーの過程では、細胞がゴミ（ずたずたに切られた分子や壊れた細胞成分は、もう正常に機能しない廃棄物だ）を処分し、その成分を再利用して新鮮なバージョンを作る。

オートファジーが細胞の機能にとって重要であることを明らかにしたのは、日本人科学者の大隅《おおすみ》良典《よしのり》博士だ。彼はオートファジーの仕組みを解明し、２０１６年にノーベル生理学・医学賞を受賞した[17]。

たくさんの壊れたタンパク質をはじめ、損傷を受けた細胞成分は、加齢とともに蓄積される。これはおそらく、老化でオートファジーが減る原因であり、結果でもある。実験室でセンチュウ、ショウジョウバエ、マウスのオートファジーを減らしたり、その機能を停止させたりすれば、老化は加速する[18]。食餌制限の裏でもオートファジーが機能していると考えられる。オートファジーを止めると、食餌制限を実行しても寿命は延びないのだ。オートファジーは食餌制限で主要な役割を果たしているのだろう。食料が少ないと、オートファジーにより、既存のタンパク質に閉じこめられている物質が解放される。まずは壊れたタンパク質から狙われるため、傷んだタンパク質が大幅に減り、老化を遅くするというオマケつきだ。

オートファジーに不具合があると、老化にともなう病気が進行することもわかっている[19]。たとえばパーキンソン病だ。脳の機能が次第に悪化していく病気で、患者は体の動きをコントロールできなくなる。体がこわばり、震え、歩行がむずかしく、極端な場合にはまったく動けなくなる。思考困難、情緒障害といった認知症の症状も出る。患者がパーキンソン病の診断を受けてからの余命は10年ほどで、筋肉のコントロール不全によるさまざまな問題が死因となる。

パーキンソン病のリスクが高まるのは、「ＧＢＡ」という遺伝子に突然変異が起きたときだ。ＧＢＡはオートファジーに関係する消化酵素のひとつをコードしている。パーキンソン病の患者には「レビー小体」が認められる。これは脳細胞に有害なαシヌクレインというタンパク質の塊だ。通常、この厄介で粘着性のあるαシヌクレインはオートファジーで分解される。だが、少しでもＧＢＡが突然変異を起こすと、αシヌクレインの分解スピードは遅くなり、毒性が高まって、パーキンソン病になるリスクも上がる。オートファジーの機能が損なわれると、アルツハイマー病、ハンチントン病、関節炎、心疾患にもかかりやすくなる。[20]

このように、オートファジーは歳をとると不具合を起こし、老化にともなう病気と関連している。また、その機能を弱めたり止めたりすると病気になり、寿命も延びない。つまり、オートファジー（とタンパク質の再利用全般）は老化プロセスの重要な要素なのだ。

アミロイド

タンパク質の機能は形態にしたがう。どのタンパク質もユニークで複雑な構造をしており、ひとつの特殊な任務に熱狂的に取り組む。タンパク質は分子を折りたたむことで、驚くほど複雑で正確な形を作る。いわば分子の折り紙だ。まず長い鎖《くさり》を作り、折れ曲がり、薄板や、らせん、果ては精密な分子の「鍵」に至るまで、あらゆる形になっていく。この鍵をぴったり差しこめるのは、別のタンパク質が作る特定の「鍵穴」だけだ。

残念ながら、タンパク質はこの上なく複雑に折りたたまれるので、折り方をほんのわずかでもまちがえれば、まったくちがう形状になってしまう。折り方をしくじったタンパク質のなかでもとりわけ性質《たち》が悪いものを、アミロイドという。形のゆがんだこれらの分子はひとつにかたまり、誤って露出した粘着部分でくっつき合う。同じ場所にアミロイドの塊がたくさんあると、「アミロイドプラーク」という構造を作る。これにより、細胞と組織は死滅する。

アミロイドやアミロイドプラークとの関連でもっとも有名なのは、アルツハイマー病だ。誤って折りたたまれた特殊なタイプのタンパク質を「アミロイドβ」という。「アミロイド仮説」によると、アミロイドβはアルツハイマー病のおもな原因だ。また、この病気の後期に起きる分子と細胞の大虐殺も、アミロイドβが引き起こす。このはっきりと目に見える集合体は、脳細胞のあいだに蓄積されるが、数十年にわたるアルツハイマー病の研究でも、アミロイドを除去する薬が効いた例は少ない。現在、アルツハイマー病とアミロイドの因果関係は論争の的であり、アミロイド仮説は撤回を求められつつある。

しかし、アミロイドが見つかるのはアルツハイマー病ばかりではない。先述のパーキンソン病に見られるαシヌクレインの集合体もアミロイドだし、ほかの脳疾患、心疾患、糖尿病など、アミロイドが関連するとわかっている病気はたくさんある。[21] これらの病気にかかわるアミロイドは、若い脳や血管にも、高齢で健康な脳と血管にも見つからない。私たちの老化防止の武器庫には、アミロイド防止の武器が必要になりそうだ。

付加体

誤って折りたたまれたアミロイドが集積するのは、タンパク質に起きる不具合のひとつだ。また、正しく作られて折りたたまれたのに、構造が修飾される不具合も起きる。多くの場合、修飾されたタンパク質はオートファジーによって破壊され、再利用されるが、なかにはすぐに再生されず、交換されないタンパク質もある。それらは何カ月も、何年も、ときには私たちの寿命まで生きるため、タンパク質そのものが老化してしまう。

生きるときの課題のひとつは、単純な化学反応だ。私たちの体を動かしつづける多くのプロセスには、燃料が必要だ。食物からとる糖質や、糖質に反応してエネルギーを放出する酸素といった物質が身のまわりになければならない。どんなに清潔に生きても、これらの反応しやすい分子を避けることはできない。しかもそれらの分子は、周囲のあらゆるもの、とりわけタンパク質にとって危険だ。糖質はすぐにタンパク質と結びつきたがる。このプロセスは「糖化」と呼ばれるが、酸素も同じ反応を示し、こちらは「酸化」と呼ばれる。このようにタンパク質に結びついたものを、まとめて「付加体」と呼ぶ。

おそらくあなたは糖化に毎日遭遇している。糖化は料理でもっとも大事な反応だ。タンパク質と糖分が結びつくと「メイラード反応」が起きる。オーブンで焼かれたパンの耳や、フライパンで焼いたステーキの焦げ目や、挽きたてのコーヒーの香り、味、こげ茶の液色の裏にはメイラード反応がある。[22] 不幸なことに、もっとも美味しい料理や飲み物を作るための反応は、体にとって厄介な問題をはらんでいる。

タンパク質と糖質は複雑な中間反応をたくさん起こしたあと、化学結合の最終ステージに入る。これを終末糖化産物、略称「ＡＧＥ」という。ＡＧＥは、酸化でダメージを受けたタンパク質とともに、ほぼ修復不可能なほどに壊されている。タンパク質の構造はその機能に深く関係しているため、糖質や酸素をくっつけて修正しようとしても、タンパク質の機能は低下し、まわりのタンパク質や細胞との相互作用もうまくいかなくなる。

こうした問題は、おもに細胞の外にあるタンパク質で起きる。しかし、糖化、ＡＧＥ化、酸化は、これとは微妙にちがう影響をほかのタンパク質に及ぼす。たとえば、コラーゲンは体の構造を維持する「構造タンパク質」で、皮膚の弾力性を増したり骨を強くしたりと、さまざまな役割を持っているが、その弾力性と強さを失うこともある。また、目の水晶体を作るクリスタリンタンパク質もだんだん硬くなり、近くのものに焦点を合わせづらくなる。その結果、ものを読むための（いずれはあらゆるものを見るための）眼鏡がほぼ全員に必要になる。クリスタリンタンパク質が修飾されると、水晶体は透明度を失って濁り、最終的に老人性白内障を引き起こす。おそらくいちばん深刻な症状は、高血圧だ。コラーゲンやエラスチンの修飾が一因で血管壁が硬くなる。高血圧になると、心不全、腎臓病、認知症のリスクも増す。

これまでに述べた修飾の多くは糖質が原因だ。まわりに糖質が多くあるほど、その形成は加速する。つまり糖尿病患者の数は増え、症状も悪化する。糖尿病は高血糖の病気だと思われがちだが、本当に怖いのは高血糖に付随して起きるいちばん深刻な副作用だ。糖尿病になると、心臓発作、脳卒中、腎不全のリスクがかなり高まる。神経障害も起きて下肢の感覚がなくなり、最悪の場合、心臓発作が起きていることに患者本人が気づかないことさえある。これらの症状のいくつかは、タンパク質の糖化（タンパク質がごく高濃度の糖質につねに浸っている状態）が原因だ。また進化の結果、糖質の多い環境では機能不全になってしまう細胞が、異常な反応を示すことも原因の一部だ。

このように、タンパク質の再利用が遅れ、アミロイドのような塊ができ、糖修飾などが積み重なると、老化にともなうさまざまな不調が起きる。

4. エピジェネティクス

私たちの細胞内のDNAには、あらゆる分子装飾が含まれている。そうした生化学的現象をひっくるめて「エピジェネティクス」と呼ぶ。エピジェネティクスは、私たちの遺伝的特徴の上位に〔訳注：「エピ」はギリシャ語で「上」を意味する接頭語〕ある化学的コードだ。

エピジェネティクスは生物学の矛盾と思える問題を解決してくれる。たとえば、体の細胞はじつに多様なのに、ほとんどの細胞がまったく同じDNAを持っている。ただでさえ体内には皮膚細胞、筋細胞、脳細胞など何百種類もの細胞が存在する。[23] しかもこれらの細胞は、体やまわりの環境などからの刺激にちゃんと反応するために、そのときどきでちがうことをしなければならないのだ。

DNAがあなたを作る取扱説明書だとすれば、その説明書にはかなり手垢《てあか》がつき、しおりがたくさん挟まれ、余白は記号やメモだらけだ。エピジェネティクスは注釈のようなもので、自分がくっついているDNAの扱い方を細胞に指示する。たとえば、ある時点で特定の遺伝暗号を読むべきかどうか。あるいは、一生必要ないから一節まるごと無視するのか、といったことを。

エピジェネティクスには数十種類のタイプがあるが、老化の観点でもっとも研究が進んでいるものに話を絞ろう。「DNAメチル化」は、ひとつの炭素原子と3つの水素原子からなる「メチル基」がDNAにくっついている状態だ。DNAメチル化が老化とともに減っていくことは19

８０年代から知られていた。しかし、メチル化の詳細がわかったのは、１９９０年代後半にヒトゲノムが解読され、何十万というゲノムの至るところでメチル化を測定する「チップ」ができてからだ。その結果、エピジェネティクスは、私たちの年齢を私たち自身よりもよく知っていることがわかった。

カリフォルニア大学ロサンゼルス校の元数学者で生物学者のスティーブ・ホルバート教授は、ＤＮＡメチル化のパターンを探ることで、老化への理解を深めたいと考えた。残念ながら、当時はエピジェネティクスや老化に興味を持つ人はほとんどいなかったが、彼には奥の手があった。ゲノム研究には、誰でも自由にデータにアクセスできるという長年の文化があった。安くて手に入りやすいメチル化チップのおかげで、まったく別の研究用に集められたデータから、エピジェネティクスに関する無数のデータセットが入手できたのだ。ホルバート教授はこれらのデータをくまなく調べ、あるシンプルな基準を満たすものを選び出した——メチル化が検出されたもののうち、患者の年齢が記録されたデータだ。

振り返ってみても馬鹿げた研究に思える。ホルバート教授が最初の論文に使った８０００個のサンプルは、食事療法から自閉症、妊娠高血圧腎症、がんまで、ありとあらゆる研究結果の集まりだった。[24] 別々の実験室が別々の実験計画と方法で、血液、腎臓、筋肉、あわせて30カ所を超える組織や細胞型といった、体の別々の部位を調べたデータだ。こんなに雑多な干し草の山から何をどうやって発見しろというのか？

何万ものメチル化部位をふるいにかけたところ、ヒトの年齢を予測するのに充分な部位が３５３カ所だけ見つかった。この比較的少ない部位から、ドキリとするほど正確な予測が可能になった。予測された「エピジェネティック年齢」と実際の年齢の相関係数は〇・96。〇はまったく無関係、1は完全な一致を意味するから、まさに抜群の結果だ。テロメアの長さで年齢を予測した場合、相関関数は〇・5以下なのだ。ホルバート教授の「メチル化時計」で年齢を予測してもらったら、実年齢と4歳もちがわない結果が出るだろう。

この実績が異様なほどすぐれていたせいで、ホルバート教授の研究論文は却下された。査読した同僚たちが、ふざけた時計だと言って信じようとしなかったのだ。けれど、このエピジェネティック時計――オンラインのデータベースから寄せ集めたごった煮のデータから、数少ないメチル化部位を絞っていく方法――を使えば、体のどんな組織からも正確な予測ができるかもしれない。ついにホルバート教授は論文を発表したが、のちに感想を記者に語っている。ほかの研究者から太鼓判を押してもらわなかったら、自分でもこの結果が信じられなかった、と。[25]

次のステップは、エピジェネティック年齢と実年齢が異なる人たちの研究だった。あなたの実年齢が50歳で、エピジェネティック年齢が53歳だとしたら、あなたのエピジェネティック年齢は3年「加速している」。いくつもの研究の結果、エピジェネティック年齢の加速は望ましくないことが証明された。実年齢よりエピジェネティック年齢が進んでいる人は、早死になのだ。[26]うれしいことに逆もまた然りで、実年齢よりも生物学的に若い人もいる。彼らはより健康で、死亡リスクも低い。

ぞっとするほど正確なエピジェネティック時計は、エピジェネティックな変化が老化の原因だと示唆しているのかもしれない。少なくとも、エピジェネティック時計を手がかりにすれば、時とともに体が生物学的に老化する仕組みが解明できるはずだ。

5. 老化細胞の蓄積

毎朝鏡を見るたびに、新しくできた変なニキビは別として、あなたの顔はまえの日とほとんど同じに見えるだろう。だが、鏡は嘘をついている。外見は日ごとにそれほど変わっていないように見えるが、じつは体じゅうの皮膚の下では、顕微鏡レベルの大混乱が起きている。その数を聞けば身がすくむだろう。毎日、何千億もの細胞が死んでいるのだ。しかし幸い、あなたはそんなことにはほとんど気づかない。合計40兆ほどの細胞でできているため、総数に比べて死傷者数はほんのわずかだからだ。それに、死んだ細胞は新しい細胞に絶えず置き換わっている。このプロセスを「細胞のターンオーバー」という。こうした絶え間ない新陳代謝は、寿命の長い多細胞生物の生存に不可欠だ。

細胞にとっていちばん完璧な終わり方は、先ほど触れた「アポトーシス」か「プログラム細胞死」だ。分子の抑制と均衡のシステムが細胞一つひとつの機能につねに目を光らせ、どこかに異常が見つかれば、しっかりと計画されたプログラムが細胞を次々に自滅させる。老衰した細胞のほとんどはそれなりの働きをしたあと、ちょうどいいタイミングで死ぬが、なかには生き残る細胞もある。いつまでも消えず、細胞分裂もせず、歳だけとり、自殺を拒むゾンビ細胞を「老化細胞」と呼ぶ。

こうした細胞の状態は、若き科学者レナード・ヘイフリックによって1961年に発見された。[27] シャーレで細胞を培養していた彼は、何かがおかしいことに気づいた。古い細胞は若い細胞とは明らかに見た目がちがい、ある時点をすぎると分裂をやめるようなのだ。細胞は何度も分裂しすぎると、もう分裂しなくなる。この現象は「複製老化」と名づけられた。ある細胞が老化するまでに分裂する回数の限界は、ヘイフリックの名を冠して「ヘイフリック限界」と呼ばれている。

混沌とした人の体を離れると細胞は不死になる、という半世紀にわたる定説をヘイフリックは覆した。[28] 当然、ある明白な疑問が生じる――細胞が老化すると、その細胞によって構成された生物も老化するのだろうか？　私たちが歳をとるのは、細胞が一定の回数の分裂を終えると、増殖する能力を失うからだろうか？

ヘイフリックの研究から30年後、先ほど述べた、非常に短いテロメアという特徴が、複製老化の原因だとわかった。また、ほかにも細胞が老化する理由があることが明らかになった。老化の促進力のひとつはＤＮＡの損傷と突然変異だ。ある細胞のＤＮＡに充分な数のへこみがあれば、とくに細胞をがん化させる危険がある特定の遺伝子の場合には、老化がブレーキをかける。化学的、生物学的ストレスにさらされた細胞も、似たような目的で老化することがある。ストレスによって損傷を受けた細胞は、やはりがん化に一歩踏み出すからだ。

したがって、細胞老化はがんを防ぐために存在する。コントロールできないほど分裂する細胞ががんの原因だとすれば、がん化するまえの細胞を老化させて、もう分裂できないようにすれば、火花が広がって大爆発を起こすのを防げるのではないだろうか。前がん状態の細胞ができた？　がんになるレベルのストレスにさらされている？　怪しいほど何度も細胞分裂した？　それなら大事をとって老化したほうがいい。だが、ただそこにいるだけではだめだ。老化細胞は自分が所属する組織のなかで、もう新鮮で機能的な働きをしていない。老化したのなら、次のステップは助けを求めることだ。
老化細胞は炎症性分子を分泌し、警報を出して自分の存在を免疫システムに知らせ、除去してほしいと頼む。すると、老化細胞を探して破壊する任務を負った免疫細胞は、大騒ぎする分子に惹きつけられ、老化細胞を覆いつくして、体の問題を取り除く。このように分子が旗を振って体を守る仕組みをSASP、「細胞老化関連分泌現象」という（細胞がこれらの分子を分泌するのでこう呼ばれる）。
逆に言えば、こうして助けを求めることで、細胞は体にダメージを与えている。SASPによって通りすがりの免疫細胞の注意を引き、すばやく確実に老化細胞を取り除くことができれば万事順調だが、老化細胞が生き延び、炎症性化学物質を排出しつづければ、体じゅうの老化が加速してしまう。ある研究によると、高齢の動物にはほとんど老化細胞がなく、きわめて高齢の動物や人間でさえ、わずか数％の細胞しか老化しない。こんなに老化細胞が少なくては、組織の機能をただちに傷つけることなどできないように思えるが、SASPによる炎症性分子は、ほんのひと握りの細胞をいわゆる「腐ったリンゴ」に変えてしまう。わずかな老化細胞があれば、問題を起こすには充分なのだ。若いマウスにたった50万個の老化細胞（全細胞の約0・01％にすぎない）を注入するだけで、体の機能に障害を与えることがわかった。[29]
若いときには、わずかな老化細胞が体のあちこちで作られても、大部分は免疫システムによって処理される。ところが歳をとると、さまざまなプロセスを経て、老化細胞の数は雪だるま式にふくれ上がる。まず、老化細胞が形成される頻度が増す。歳をとった細胞は何度も細胞分裂をしてDNAに多くのダメージを受けてきた。しかもそれらの細胞は、歳老いた体というストレスの多い環境に存在している。同時に、免疫システムも衰えるので、増えつづける老化細胞を見つけて除去することができなくなる。しかも皮肉なことに、すでにある老化細胞のSASPがさらに仲間を増やすという致命的な悪循環なのだ。

こうして老化細胞の数がふくれ上がった結果、さまざまな病気のリスクが高まる。老化細胞は犯罪の動かぬ証拠だ。老化にかかわる病気のそばを怪しげにうろついている。がんの腫瘍、心臓病、腎臓病、肝機能障害、アルツハイマー病やパーキンソン病のような神経変性疾患を患う人の脳、痛んで腫れている変形性関節症、加齢により水晶体が濁る白内障、筋肉量が減るサルコペニア――それらの病気の隣を老化細胞は伴走している。

細胞老化が関係すると思われる病気は多く、その数は増えつづけ、生物老年学者はゾンビ細胞にますます関心を抱いている。進化の過程で、そこには強力なトレードオフ関係が築かれたようだ。多細胞生物にとって、がんは命取りだ。そこで私たちは、歳をとってから病気や劣化のリスクを背負う代わりに、若いときにはがんにならないように進化してきた。これは拮抗的多面発現性の典型例であり、老化の原因のチャンピオン候補だ。老化細胞は若いときには数も少なく、全体的に見れば役に立つが、歳をとると面倒を起こし、さまざまな病気の原因になりうるのだ。

6. 勢力争い――機能不全のミトコンドリア

私たちの細胞のなかでは、小さくて半自律的な無数の獣が群れをなしてうろついている――ミトコンドリアだ。[30] 細胞がエネルギーを作る場所なので、よく「細胞の発電所」と呼ばれる。そう呼ばれすぎて、もはや発電所だと指摘すること自体がはばかられるほどだ。生きるプロセスにエネルギーがどれほど重要かを考えると、ミトコンドリアが老化プロセスに関係していても不思議ではない。

ミトコンドリアはじつに奇妙だ。ほぼ独立した豆状の物体の集まりと表現されることが多いが、実態はもっと複雑だ。「融合」と「分裂」をくり返し、小規模なチームにまとまったり、ときにはひとつの巨大なメガミトコンドリアになって、細胞内壁にクモの巣のように垂れ下がったりする。[31]かと思えば、バラバラになってわが道をいくこともある。また、細胞のなかで自分のDNAを持っているのは、核を除けばミトコンドリアだけだ。ひとつのミトコンドリアに10個までの環状の染色体がしまわれている。

ミトコンドリアは加齢とともにかなり変化する。老いた動物の細胞にあるミトコンドリアは数も少なく、エネルギー生産力も弱い。[32]ミトコンドリアの数が減ることで、病気や死のリスクが高まる。[33]細胞内のミトコンドリアDNAの数（ミトコンドリアの数の代わりに使われる）がもっとも少ない人は、もっとも多い人に比べて病弱で、死亡リスクが50％も高い。動物もヒトも歳をとると、ミトコンドリアDNAの突然変異が増える。[34]細胞核のDNAと同じだ。また、ミトコンドリア特有のオートファジーも存在し、「マイトファジー」と呼ばれる。しかもマイトファジーは加齢とともに減るので、壊れたミトコンドリアは蓄積していく。[35]

老化にともなう特定の病気に関して言えば、エネルギー消費量が多い体の部位にミトコンドリアの痕跡が見られる。筋肉は大量のカロリーを燃やす組織のひとつだ。歳をとってミトコンドリアが損傷すると、筋肉量と筋力が減っていく。[36]ミトコンドリアは脳にとっても重要だ。脳は私たちの体重のわずか2％にすぎないのに、エネルギー消費量は約20％なので、脳内のミトコンドリアはつねに全力で働きつづけている。だからパーキンソン病やアルツハイマー病などを患う人の脳には、機能不全のミトコンドリアが見つかるのだ。[37]

ある実験では、特定の欠陥があるミトコンドリアを持つマウスを交配した。すると、少なくとも目に見えるかぎりでは、マウスの老化は加速した。「ミトコンドリア突然変異誘発マウス」のミトコンドリアＤＮＡは、複製に必要な遺伝子が修飾されていて「校正」できない。つまり、複製したものが正しいかどうかをチェックできなくなり、突然変異体がたまっていく。それらのマウスは若いうちから毛が白くなって抜け、聴覚をなくし、心疾患になり、寿命が短くなる。別の実験では、ミトコンドリアの数が減る突然変異を起こすマウスを交配した。[38] ある薬を投与するとミトコンドリアは減少し、投与をやめると増える。薬を与えて突然変異を活性化させると、マウスは皮膚が厚くなってしわができ、脱毛し、昏睡状態に陥った。まるで年寄りのマウスだ。だが薬を与えるのをやめて数週間たつと、マウスのしわは消えて毛が生え、突然変異を起こしていない兄弟マウスと見分けがつかなくなった。

老化プロセスにミトコンドリアが関係していることを初めて示したのは、「ミトコンドリアのフリーラジカル老化理論」だった。ミトコンドリアはエネルギーを生み出すので、とりわけ酸素のように反応性の高い化学物質とは切っても切れない関係だ。安全にエネルギーを生み出す化学反応はきわめて複雑で、少しでも失敗すれば「フリーラジカル」ができてしまう。フリーラジカルは反応性の高い化学物質で、細胞をめちゃくちゃにし、タンパク質、ＤＮＡ、ほかの不可欠な分子に出合うたびにそれらを壊していく。生物学上もっとも重要なフリーラジカルは、ヒドロキシルラジカル（OH）、一酸化窒素（NO）、ペルオキシナイトライト（ONOO^{-}）の3つだ。こんな名前なのだから、細胞を壊す筆頭容疑者であることはまちがいない。オー、ノー！

かつて、ミトコンドリアのフリーラジカルは、老化を進める生化学的な暴れ者だと考えられていた。[39]だがそれは問題を簡略化しすぎている。管理のずさんなフリーラジカルが老化の原因だと証明するには、実験で動物に生来備わっている防御能力を高め、寿命が延びるのを確認するのがいちばんだが、抗フリーラジカル遺伝子の複製を多く持つよう遺伝子操作されたマウスは、平均寿命を超えて生きることはない。それどころか、正反対の実験をおこなっても結果は変わらなかった。センチュウが持つ5つの抗フリーラジカル遺伝子（sod遺伝子）をすべて除去すると、フリーラジカルによる損傷は大幅に増えたが、寿命に影響はなかった。

最近の研究で、フリーラジカルは細胞がコミュニケーションをとり、行動を規制するための分子の言語だということが明らかになった。細胞がいつ成長し、いつ成長をやめるべきかを指示し、アポトーシスや細胞老化のようなプロセスを調整しているのだ。免疫細胞はフリーラジカルを武器に猛攻撃をかけ、侵入細菌をやっつける。生命は文字どおり数十億年ものあいだ、フリーラジカルとつき合ってきた。それを振り返れば、進化の過程でフリーラジカルが細胞を意のままにしてきた、と考えるのは早計だ。

新たに深く理解されるようになったフリーラジカルだが、完全に責任を免れたわけではない。それでもフリーラジカルは重要な生物分子を壊すことができるし、それが体になんの影響も及ぼさないとは思えない。ミトコンドリアは細胞の成長と死のプロセスに欠かせない。これまで見てきたように、ミトコンドリアの行動は年齢によって変わるから、ミトコンドリアは老化プロセスの立役者なのだ。

7. シグナル伝達の失敗

私たちの体の至るところで、細胞はつねにしゃべっている。隣の細胞や、体の反対側の細胞と、分子のメッセージを絶え間なく交換している。この化学的な電気通信ネットワークは、性ホルモンから睡眠、成長、免疫システムの調整まで、私たちの生理機能に大きな影響を持つ。こうした影響をまとめて「細胞のシグナル伝達」と呼ぶ。そしてもちろん、シグナル伝達も加齢とともに軌道をはずれはじめる。

数十年間おおむね健康にすごしたあとで一気に老化が進むように見えるのは、シグナル伝達の異常が増えることが一因だ。これらのシグナルは私たちの体を駆けめぐり、血管を通して散らばるため、悪い影響が同時期に組織じゅうに広がっていく。さらに悪いことに、加齢でシグナル伝達がうまくいかず細胞の状態が悪化すると、細胞から分泌される化学物質も悪さをするという悪循環が起きる。この負のスパイラルは、歳をとったときの死のリスクをぐっと上げる。

加齢でもっとも変化するシグナル伝達のひとつは、本書にくり返し出てくる「炎症」だ。炎症は感染や怪我に対する体の防衛の最前線で、腫《は》れをともなうことが多い。炎症反応とは、分子が遭難信号を出したとき、免疫システムの働きで細胞が駆けつけて、侵入者と戦ったり傷を癒やしたりすることだ。若いときに炎症反応が正常に働くことは、私たちを感染や怪我から守るためにきわめて重要だが、歳をとると、炎症反応そのものが「慢性炎症」という厳重すぎる警戒態勢から抜け出せなくなり、そのせいで老化が進むこともある。

このように老化《エイジング》とともに炎症《インフラメーション》が徐々に増えていくのはよくある現象で、「インフラメイジング」という造語もあるほどだ。[40]その度合いは血液検査の結果を見ればわかる。感染の有無を調べるのによく使われるC反応性タンパク質と、免疫システムにシグナル伝達をするインターロイキン-6は、歳をとるほど増えることで知られている。それだけでなく、特定の年齢でこれらの炎症マーカーの数値が高いと、老化にともなう多くの病気にかかるリスクが高い。がん、心疾患、認知症など、本書ではおなじみの病気ばかりだ。どうやら、老化による変化の多くは炎症によって悪化するようだ。

炎症が徐々に増える理由はさまざまだ。シグナル伝達の機能不全という悪循環が起きる原因のひとつは、すでに述べたとおり、老化細胞と有害なＳＡＳＰだ。ＳＡＳＰの成分のなかには、まさにこれらの免疫反応を引き起こす分子が含まれている。そのせいで警戒態勢は厳しくなり、加齢で老化細胞がどんどんたまることで警戒度はさらに高まっていく。

また、酸化、糖化、壊れたタンパク質など、老化によるダメージもある。老化細胞と同じように、これらの壊れた分子を片づけるのは免疫細胞の仕事だ。当然、それらの数が多くなれば、助けを求める小さな声が体じゅうからひっきりなしに聞こえるようになる。感染状態が続いているが発症せず、とはいえ病原体を消すこともできない「持続感染」もある（これについてはすぐあとで述べる）。持続感染もやはり、過敏な免疫反応の原因のひとつで、有害な結果をもたらす。

シグナル伝達と言えば、食物に対する体の反応と、老化にともなう有害な化学的メッセージにも深い関係がある。これは「栄養感知の制御不全」として知られる。栄養を感じ取ったり、その存在にちゃんと反応したりする能力を失うからだ。これを実証するカギとなる実験が、前章に出てきた食餌制限だ。栄養感知が制御不全になる原因のひとつは、糖尿病の前兆である「インスリン抵抗症」で、これは、「血液から糖を抜いてあとで使えるように保存しておけ」と命じるインスリンというホルモンに体がうまく反応しない病気だ。いまの私たちはみな、食べ物や飲み物が手に入りやすい環境に暮らしている。かなり甘いものも手に入りやすいため、とりわけ歳をとると糖尿病にかかるリスクが高まる。[41] インスリン抵抗症や糖尿病の患者にとって、インスリンは「オオカミが来たぞ!」と叫ぶホルモンだが、たとえインスリンが増産されても、召集命令は無視される。本来なら血糖を取りこむ脂質と肝細胞がインスリンの信号を無視するため、血液中に糖があふれ、悪さをする。

だが、血糖とインスリンの親密さだけが糖尿病を引き起こすわけではない。歳をとった人がみんな甘党になるわけでもないのに、糖尿病患者が増えるのはそのせいだ。いまでは、インスリン抵抗症と糖尿病も炎症によって引き起こされることがわかっている。ひとつのエビデンスとして、重度の感染症患者はよく急性インスリン抵抗症になり、血糖値が急上昇する。感染症と闘うために大規模な炎症反応が起きるからだ。歳をとると慢性炎症が増え、これに似たプロセスがゆっくりと進んでいく。

炎症や栄養感知のほかにも、時とともに体内で上昇、下降するシグナルはたくさんある。たとえばオキシトシンのようなホルモンや、いつ細胞を増殖させて組織を作り、いつそれを停止するかを伝える「成長因子」や、ある細胞が近くの細胞や体じゅうの細胞に情報を伝えるときに分泌する「エクソソーム」などだ。

老化とともに、あらゆるタイプのシグナル伝達は大きく変化する。つまり、これらのメッセンジャー分子は老化プロセスのカギを握っているのだ。

8. 腸の直感的反応——マイクロバイオームの変化

たったいまも、あなたの体の内側と表面には数兆個の微生物が生きている。人体をヒッチハイクするこれらの細菌、真菌、ウイルスはまとめて「マイクロバイオーム」と呼ばれ、皮膚の表面や口のなか、とりわけ腸内に生息している。いまマイクロバイオーム研究が熱い[42]。たんなる受け身の旅行者をはるかに超える存在だとわかったからだ。マイクロバイオームは私たちの消化を助け、感染から守り、しかもすばらしいことに、免疫システムに話しかけ、その仕事を手伝ってくれる。マイクロバイオームの推定数には幅がある（とくに、前回トイレに行ったのがどれくらいまえだったかによる。ほとんどのマイクロバイオームは大腸に棲んでいるため、排便で3分の1ほど減ってしまうからだ）。とはいえ、腸内の微生物細胞の数は、ヒトの体の全細胞と同じくらいあると予測されている[43]。その途方もない量を考えれば、マイクロバイオームが健康に大きな影響を与えているのも驚くにはあたらない。

マイクロバイオーム研究でよく扱われるテーマのひとつは、その力関係だ。腸内フローラの個体数が豊かなのはいい知らせだ。若いときには、腸内の微生物群が、食べたものの特定成分の消化を助けてくれる。そして食中毒を起こすような侵襲性細菌を圧倒し、免疫システムと親しく対話する。しかし歳をとったり、過敏性腸症候群、糖尿病、結腸がん、認知症といった慢性疾患を抱えたりすると、腸内はより少数派で攻撃的な微生物に支配されてしまう。[44] そうなる理由ははっきりわかっていない。体調不良や悪い食生活のせいでマイクロバイオームの多様性が失われるからかもしれないし、腸内微生物の状態が悪化して体の残りの部分にも悪影響を与えるからかもしれない。生物界のことだから、両方の理由が少しずつ関係している可能性が高い。

うまく調整されていないマイクロバイオームが慢性炎症を起こした結果、老化プロセスに影響するという見方もある。多様性が失われ、攻撃的な微生物が侵略しはじめると、免疫システムは厳戒態勢に入り、感染力がありそうな微生物を抑えようとする。また、歳をとると腸の内膜が衰えて中身がもれやすくなるとも言われる。ほかの「老化の特徴」が内膜の細胞を痛めつけることと、マイクロバイオームが変化することが原因だ。もれやすい腸から、共生微生物や微生物毒素や食物の小さなかけらが血流に入ると、低レベルで免疫活性が起き、やはり炎症を悪化させるのだ。

歳をとると老化プロセスそのものが促進されるだけでなく、マイクロバイオームも変化する。食べたものは微生物に効果的に分配されるので、腸内フローラは食生活に大きく影響される。年配の人の食生活は、些細なきっかけで著しく変わることがある。たとえば、歯を失って食べにくくなったから果物を食べなくなってしまう。このすばらしくシンプルな例は、個別治療をやめて老化プロセス全体に対処することが重要だと教えてくれる。歯をよい状態に保てば歯痛が減るだけではなく、食生活も改善され、幅広い波及効果が望めるのだ。また、高齢者にはたくさんの抗生物質が処方される。抗生物質は、病気の原因となる微生物に対処すると同時に、マイクロバイオームも退治してしまう。環境も体内の微生物群に大きく影響する。施設で暮らす高齢者には、自宅で暮らす高齢者とはちがう種の微生物が見つかることが多い。

こうした複雑さを乗り越え、私たちはどうにか「微生物時計」を作った。[45]先ほど出てきたエピジェネティック時計に似たこの時計は、腸内にいる微生物の相対的割合をもとに、人の年齢を誤差およそ4歳以内で測定できる。歳をとるとマイクロバイオームに問題が出てくることも、動物実験で証明された。マイクロバイオームを持たない若いマウスと老いたマウスを、ほかの若いマウスと老いたマウスのケージに入れた。[46]ともに暮らすマウスたちは互いの糞を食べる「食糞」を通して腸内細菌を交換する。つまり、マイクロバイオームを持たないマウスは同居マウスの微生物を取り入れる。すると、老いたマウスの微生物を摂取した若いマウスは腸の中身がもれやすくなり、体じゅうの炎症レベルが上がった。これは、歳をとると古き悪しき微生物がどんどん健康をむしばむという仮説を裏づけている。

マイクロバイオームは「老化の特徴」のなかでもっとも不確かな存在で、いまのところその影響についての文献は多くない。だが、体の微生物生態学はまだ新しい研究分野なので、何もかも理解しようとするのは早すぎる。しかもこの分野は並はずれて複雑だ。相互に作用する何千種もの細菌、真菌、ウイルスといった、めまぐるしく変化する生態系や、食生活や環境、腸や免疫システムを解明しなければならないのだ。くわしいことがわかるまでにはしばらくかかる。ただ、マイクロバイオーム研究が華々しく登場したのは10年ほどまえのことだから、あと数年もすれば、マイクロバイオームとそれが老化に及ぼす影響について、より多くのことがわかってくるだろう。

9. 細胞の消耗

これまでに述べた「老化の特徴」に包囲された結果、歳をとるにつれ細胞が失われ、生き残った細胞もぼろぼろになってうまく機能しなくなることは驚きではない。このプロセスは「細胞の消耗」と呼ばれ、体じゅうの組織や器官の細胞集団に影響を与える。

細胞消耗の例としてもっとも引き合いに出されるのは、幹細胞だ。くたびれた細胞を新しい細胞に交換するのが仕事なので、幹細胞そのものが疲弊するのは悪い知らせだ。幹細胞は、造血幹細胞（HSC）など、細胞の新陳代謝が活発なところで重要な意味を持つ。HSCは骨髄にあり、血液を作るさまざまな細胞を休むことなく補充している。酸素を運ぶ赤血球2000億個のほかに、数十億個の免疫細胞や血小板（血液凝固に使われる）を、毎日作り出しているのだ。

歳をとると、HSCは血球をうまく補充できなくなる。これは、DNAの損傷や突然変異、エピジェネティックな変化、オートファジーの問題、環境によって変わる細胞のシグナル伝達など、すでに触れた多くの「老化の特徴」が原因だ。皮肉なのは、これらすべての変化がHSCの数を増やすということだ。HSCがふたつに分裂しがちになることが一因だ。つまり、HSCと血球前駆細胞をひとつずつ作るのではなく、HSCばかり増やしてしまう。

老化とともに幹細胞が増えすぎ、補充すべき細胞が充分に作られないという問題のほかに、幹細胞は作るべき細胞型の割合をまちがえたりもする。

たとえば間葉系幹細胞は、骨を作る骨芽細胞、組織を結合する軟骨細胞、筋細胞、骨髄にある脂肪細胞の一種に分化していくが、加齢とともに骨作りに飽き、脂肪細胞になりたがる。[47] つまり、骨髄に骨芽細胞が少なくなるため、骨を強くするタンパク質やミネラルのマトリックス〔訳注：細胞間を満たす物質〕も減り、脂肪細胞が増える。脂質の多い骨は弱いため、骨粗鬆症の原因になる。これは老化により骨がもろくなる症状で、閉経後の女性にとくに多く見られる。骨粗鬆症になると骨格も弱くなるが、見た目にはわからないので、ある日突然重症の骨折をして入院することも多い。たくさんの小さな骨折が見すごされることもある。背骨の度重なる「圧迫骨折」は、歳をとると背が縮む理由のひとつだ。[48] 股関節部損傷から身長が数センチ縮むことまで、重症度は多岐にわたる。特定の幹細胞が仕事の優先順位を変えたことが原因のひとつだろう。

幹細胞の働きが弱まると、体の至るところに影響が出て、たとえば嗅覚や味覚も低下する。においは「嗅覚受容体ニューロン」という嗅覚に特化した脳細胞群によって感知される。嗅覚受容体ニューロンは細かな有毛の組織に覆われ、鼻腔蓋のなかに突き出ていて、鼻に流れこんできた分子のにおいをかぎ、感知したものを脳に知らせる。この機能を果たすには外界と接触している必要があるので、嗅覚受容体ニューロンは、ニューロンにしてはとんでもなく不快な環境に存在している。頭蓋骨のなかで安全に保護されるのではなく、環境有害物質や環境微生物に包囲されているのだ。そのため、わりと頻繁に死んでしまい、幹細胞に新しいニューロンを補充してもらうのを当てにしている。

私たちが歳をとると、嗅覚受容体ニューロンの幹細胞は衰えはじめる。[49] 大部分は動かなくなるが、造血幹細胞（ＨＳＣ）とちがうのは、幹細胞とはちがう娘細胞に分裂する傾向があることだ。このため幹細胞プールには充分な幹細胞が補充されなくなる。歳をとると昔のようににおいや味がわからなくなるのは、幹細胞が疲れきってしまうからなのだ。

細胞の消耗と言えば幹細胞群がもっとも注目されるが、どんどん細胞が置き換わらない組織にも老化は見られる。血液、皮膚、腸などの組織は絶えず再生されているので、「再生組織」と呼ばれる。ところが、腸の幹細胞は週に1回しか分裂せず、肝臓の幹細胞は年に1回しか分裂しない。心筋や、脳のほとんどの組織に至ってはまったく再生しない。だから心臓発作で心臓細胞が死んだり、脳卒中で脳細胞が失われたりすると、後遺症が一生続くことが多いのだ。

歳をとると、再生しない細胞が失われることで損傷を受けるのは、聴覚も同じだ。音が外耳道から内耳へ流れると、有毛細胞がその振動を感知し、どんな音が聞こえているのかを脳に伝達する。残念ながら、大きな音、毒素、たんなる加齢といったあらゆる要因でこれらの有毛細胞は壊れ、二度と取り換えることはできない。年配の人はとくに高音が聞こえづらくなるが、一般的にすべての周波数への感受性が減少して、音をはっきりと聞き分けたり、言われたことを理解したりする能力が低下する。

こうなると、お年寄りの生活は破綻《はたん》してしまう。社会的な孤立（夕食の席でまわりの人が何を話しているのかわからない）から差し迫る危険（車の音が聞こえない状態で道路を渡る）まで、ものが聞こえないと生活のあらゆる場面で支障が出る。その原因は、細胞が失われたまま補充されないことなのだ。

聴覚の低下は感覚刺激の減少にもつながり、認知症の間接的な原因にもなる。現在の治療法はまさに小手先の対応で、難聴の根本原因を取り除くものではない。補聴器はたんに音を大きくし、萎縮した耳にも届くようにしているだけだ。無差別に音を増大させても、騒がしい環境で特定の人の声を聞きわけるような繊細な仕事はできない。きめ細かく進化した私たちの聴覚システムにはかなわないのだ。

要するに、幹細胞やほかの細胞の数や機能が失われると、徐々に老化が進んだり、特定の病気になったりする。前述したたくさんの「特徴」も老化の原因と思われるが、細胞の消耗も重要な問題であり、ひとつの「特徴」と認めてもいいだろう。

10. 防衛不全――免疫システムの故障

ここまで見てきたように、突然変異からシグナル伝達の失敗まで、あらゆる「老化の特徴」が起きた結果、細胞は死に向かうか機能不全を起こしはじめる。細胞という構成要素が機能しなくなると、器官やシステムに影響が及び、変性は最終段階を迎える。脳、血液、骨、腸、あらゆる生理機能は、歳をとるほど劣化する。それらの多くが慢性炎症という悪循環に陥ることは、すでに述べたとおり。体内の状態が変わると、それを補うように器官の働きも変わり、若いころのように体調は安定しなくなる。機能不全や、変化への無理な適応は、とりわけ免疫システムにさまざまな影響を与える。

老化により免疫システムの機能が低下すると、感染症を防ぐ力が衰えることは一目瞭然だ。[50] これは統計からも明らかになっている。地球上の10億あまりの人々は高所得国に住み、ワクチンや抗生物質を広く入手できるにもかかわらず、彼らの死因の6%は感染症によるものなのだ。私たちの衛生学と現代医学は大成功を収めたかに思えたが、感染症の重荷を根絶したわけではなく、延期しただけだった。

子供や若者の死亡率が下がったことで、私たちの多くは免疫低下を実感できるくらいに長生きしている。感染症で亡くなる人の90%以上が60歳を超えている。[51] 高齢者にとって感染症が重大なリスクになりうることは、新型コロナウイルス感染症の大流行で明らかになった。この感染症の入院者や死者の数が、ほかの年代に比べてとても多いのだ。インフルエンザや新型コロナウイルス感染症で亡くなること自体は老化とは関係ないが、歳をとるとさまざまなリスクが急上昇することを考えると、これらの死の大半も、最終的には老化のせいだと言える。

さらに悪いことに、現代医学の重要手段である予防接種が高齢者には効きにくい。ワクチンは彼らの衰えつつある免疫システムを頼りにしているからだ。潜在的な病気を免疫細胞にこっそり体験させて、何に注意すべきかを教えてくれるのだが、残念ながら、免疫細胞が老化するとワクチンへの反応も弱まる。とはいえ、歳をとったら毎年インフルエンザの予防接種を受ける価値がないというわけではない。むしろ逆だ。インフルエンザで重篤な合併症になったり死亡したりするリスクは、若いときよりずっと高いからだ。免疫反応は弱まっているものの、ワクチンによる全体的な予防効果は高い（あなたが若者だとしても打つ価値はあるだろう。インフルエンザは厄介な病気だし、予防接種を受ければ年配の友人や親戚を守ることにつながる）。

先述したほかの「老化の特徴」が、こうした免疫低下の一因となっている。これはおもに、胸腺という小さな器官の細胞が失われることで起きる。胸骨のうしろ、心臓のまえにある胸腺は、「T細胞」の教育の場だ（胸腺《thymus》の頭文字をとってT細胞と名づけられた）。新しい脅威に適応できる「適応免疫系」の免疫細胞は2種類あり、T細胞はそのうちのひとつだ。[52] 適応免疫系の細胞は、学習することもできる。特定の脅威を一度やっつけて勝利したT細胞は、「メモリーT細胞」に変身する。もし同じ細菌が戻ってきたら、ふたたび現場に戻るのだ。

T細胞がどれほど役に立つかを知ったいま、あなたのT細胞アカデミーがもうほとんど残っていないと聞くと驚くのではないだろうか。子供時代に本書を読んでいれば別だが。胸腺の大きさは1歳でピークに達し、そこからは小さくなる一方だ。だいたい15年ごとに半分の大きさになる――10代なかばを迎えるころには半分、30歳までに75%がなくなり、60歳を超えると残骸すらない。[53]このように胸腺がなくなることを「胸腺退縮」といい、かつて機能していた胸腺組織は脂肪に変わる。

消えるなんてばかばかしいと思われるかもしれないが、じつはこのプロセスは意図的におこなわれるようだ。自分自身の防衛手段を壊すことには進化的根拠がある。新しいT細胞を作るのは高くつくのだ。それに、すでにご存じのとおり、高齢まで生き残るより生殖にエネルギーを注いだほうがましなことが多い。

あなたが先史時代に生きていると仮定しよう。おそらく小集団で暮らし、一族の活動範囲の外に出ていくことは不可能だ。その場合、20歳までに人生で戦うべき細菌のほとんどと出合っているだろう。つまり、新兵をあまり補充せずにエネルギーを節約し、メモリーT細胞に体を守ってもらえばいい。

これは、拮抗的多面発現性と、「使い捨ての体」理論のわかりやすい例だ。若いころに生殖に労力を注ぐと、歳をとってから代価を払うことになる。とりわけ、いまの私たちは昔の人より数十年も長く生き、新たな感染症にさらされているのだから。

メモリーT細胞は何十年も生きることができ、昔の敵が戻ってくると体内でもっとも増殖する細胞だ。[54] ほんのわずかなメモリーT細胞が、何百万というクローンの大群を結成する。だがこれにより、メモリーT細胞にはとんでもない負担がかかる。分裂をくり返すことでDNAが損傷し、テロメアが短くなるため、細胞は傷つき、免疫細胞も老化して、免疫防御が弱まるのだ。

また、免疫システムも特殊な老化のしかたをする。もっとも奇妙なのは、自分の敵である感染症そのものによって老化することだ。代表的なのは持続性のある病原菌は免疫システムをくるわせ、新たな脅威を抑えこむ力を低下させる。代表的なのはサイトメガロウイルス（CMV）という性器ヘルペスや水痘の仲間だ。たいていの人は人生のどこかの時点でCMVに感染する。いったん感染すると、体内から消し去ることはできない。CMV対応に特化したT細胞は、「免疫記憶」細胞の3分の1を占めることもあり、新しい感染症への対処法を学ぶための「貯蔵スペース」が減ってしまう。[55]

免疫システムは外からの脅威を退けることで有名だが、内部の脅威を抑えるという重要な役割も持っている。免疫システムが老化細胞を見つけて破壊すること、歳をとってその機能が衰えると老化細胞が増え、慢性炎症を起こしてさらに機能が失われることは、すでに見たとおりだ。また、免疫細胞はがんにも目を光らせ、がん細胞（遺伝子変化を起こして腫瘍を作ろうとしながら、細胞老化もアポトーシスも免れている）を捕まえようとする。歳をとるとがんになる人が多いのは、老化とともに免疫システムの機能も低下し、初期腫瘍が野放しになるのが一因だ。

免疫システムは、思いもよらない問題も引き起こす——心臓病だ。心臓病といえばコレステロールというのは耳にたこができるほど聞くから、脂っぽいコレステロールそのものが沈着して動脈が閉塞するのだと思うかもしれない。だが、ことはもっと複雑だ。

心臓発作やほかの多くの病気の原因となる「プラーク」は、たんなるラードの層ではない。コレステロールとともに血管内にたまって死滅した免疫細胞の墓場だ。このプロセスを「アテローム性動脈硬化」と呼ぶ。

血中にコレステロールが増えすぎると心臓病のリスクが高まるため、コレステロールはいわれのない非難を受けがちだが、一つひとつの細胞の中身を包む細胞膜を形成する、きわめて重要な分子でもある。問題は、コレステロールが動脈壁にはまりこみ、致命的な一連の出来事を引き起こすことなのだ。

プラークは小さくて無害な損傷から始まる。すると警報が鳴り、救助に駆けつけた血中の免疫細胞は修復を始めるスペースを空けようと、問題の原因を飲みこんでいく。原因はたいていコレステロールだ。最初は、大食細胞とも呼ばれる「マクロファージ」（文字どおり大食いで、細かいことは気にせずに悪いものを食べる免疫細胞）がコレステロールを効果的に掃除する。しかし残念ながら、ほどなくマクロファージは手に負えない量のコレステロールに圧倒される。さらに悪いことに、酸化して終末糖化産物（ＡＧＥ）になったタンパク質と同じく、コレステロールは酸素や糖質と反応する。マクロファージは、こうして変異したコレステロールに太刀打ちできない。そしてコレステロールを処分する代わりに、「脂肪滴」と呼ばれる脂肪の塊のなかにコレステロールをためこみはじめる。

これがアテローム性動脈硬化の第１段階だ。コレステロールを食べすぎて機能不全になったマクロファージは、顕微鏡で見ると泡立っているように見えるので「泡沫細胞」と呼ばれる。そのうちにマクロファージは泡にまみれ、自殺する。死んだ細胞を誰が掃除しにくるか？　マクロファージがもっとやってくる。

もちろん、死滅細胞やそのかけらには、最初のマクロファージを撃退して損傷を受けたコレステロールが含まれているため、新しい清掃部隊に成功の見込みはさほどない。結局は新しくやってきたマクロファージも死に、悪循環を生み出すこともある。さらに多くのマクロファージが現れては死に、損傷を受けたコレステロールと死滅細胞は途方もなく大きなプールを作る。顕微鏡でしか見えないほど小さかった傷が、動脈内で目に見える「脂肪線条」に成長してしまうのだ。

私たちの動脈に初めて脂肪線条が現れるのは、子供のころか10代のころだが、それらが深刻な脅威になるまでには、ふつう何十年もかかる。長年かけて成熟したアテローム性動脈硬化プラークは、驚くほど複雑な構造をしている。中心には死んだマクロファージとコレステロール、それを支えるようにほかの細胞がまわりを囲み、まさに中身に蓋をしているのだ。

この大きな塊が動脈壁の内側でふくらみ、血管を狭めるので血流が悪くなる。それ自体は望ましくないものの、血管全体が詰まりでもしないかぎり問題はない。だが、命にかかわる血管が詰まってしまうと問題は深刻だ。たとえば、心臓に血液を送っている動脈が詰まると、酸素供給量が著しく減り、胸が痛み息切れがする。血管の狭窄は体のどの部分にとっても危険だ。陰茎に血液を供給する動脈にプラークが詰まると、勃起不全になる。勃起したり、その状態を保ったりするための血流がさえぎられるからだ。

最悪なのはプラークが破裂することだ。半固体状のプラークが血流に入りこんで体じゅうをめぐり、小血管を大渋滞させる。これが心臓に血液を供給する動脈なら、心筋の一部にまったく酸素が送られず、心臓発作が起きる。と同時に、胸の痛みや息切れ、(当然ながら)とてつもない恐怖に襲われる。言うまでもないが、そうなったら病院に直行すべきだ。閉塞した箇所をすばやく取り除けば、影響を受けた心筋の一部は助かるかもしれないが、ほぼまちがいなく心臓は弱くなる。また、先述のように心筋細胞の新陳代謝はきわめて遅いので、完治は望めない。

もう一カ所、プラークの塊ができると非常にまずいのは脳だ。脳の血管が詰まると、脳組織の一部に酸素を送ることができず、「虚血性」脳卒中が起きる。比較的大きな血管が詰まると、すぐに顔や腕の筋力が低下したり、話せなくなったり、視界がぼやけてめまいが起きたりする。そんな兆候があったら早急に病院に行くべきだ。小さな血管が詰まってもたいした影響はなく、本人も気づかないかもしれない。しかし、数年から10年かけて軽い脳卒中をくり返すことになり、知力と記憶力が低下する。これが「血管性認知症」だ。脳卒中は致命的で、全世界における死亡率のおよそ10％を占める。死ななかったとしても、動作、会話、理解することができなくなり、部分的に失明するといった障害は残る。血管性認知症もまた、誰にでも起こりうる深刻な病気だ。アルツハイマー病ほどひどい病気ではないが、認知症の形態としては2番目に多く、症例の20％を占めている。

私たちの免疫システムは、損傷を受けて血管にたまったコレステロールのかけらをうまく処理することができない。これはどうにかしなければならない。世界のどこに住んでいるかにもよるが、5人にひとりはアテローム性動脈硬化プラークによる心臓発作か脳卒中で死んでいるのだ。この一見目立たない動脈内の出来事は、驚くべきことに、ヒトの死因の第1位をがんと競い合っている。

「老化の特徴」を治療する

ここまで、「老化の特徴」10項目を見てきた。DNAからタンパク質、細胞、体の組織全体に至るまで、時の流れに痛めつけられない箇所はないことがわかった。私たちは生物学の多くをカバーする旅を終えた。あなたがこの「老化の特徴」のリストに怖気《おじけ》づく気持ちはわかるが、だとしても、このリストは驚くほど短くないだろうか。

数え方にもよるが、ヒトの体にはおよそ100の器官と数百種類の細胞があり、老化にともなう病気は少なくとも数千ある。にもかかわらず、老化の裏にいる悪者はたった10種類に分類できるのだ。ならば、老化にともなう変化や病気の多く、いや大部分は、ひと握りの治療法で治せるのではないだろうか。病気の種類ごとに別々のアプローチをしているいまの医療とはちがった方法で。その一歩はいますぐ踏み出せる。

異なる何百種類ものがんを追いかけ、種類ごとに特化した治療法を見つける必要はない。あらゆるがんの原因となるDNAの損傷と、あらゆるがんを悪化させる老化細胞や慢性炎症と、あらゆるがんが経験する免疫防御の行きづまりに目を向け、そもそもがんになる確率を下げればいい。

ここまで読んできた読者は、「老化の特徴」の3つの判断基準のうち、まだふたつしか述べられていないことに気づいたかもしれない。第1に、歳をとると悪化すること。第2に、特徴が加速すると老化も加速すること。

そこで第2部では、第3の判断基準（特徴が減速すると老化も減速する）にしたがって、老化の特徴をどう治療するかについて述べる。仮定の話ではない。何よりワクワクするのは、実験室から人間での臨床試験まで、治療のアイデアが実際にさまざまな開発段階にあることだ。

第2部では、人類が老化の特徴をどう医療に変えていけるかを論じる。「無視できる老化」への第一歩だ。具体的には、老化の特徴を一つひとつ取り除くか、無視できるものに変えるという、いま予測されている治療法について検討する。

第2部は4章構成で、各章で扱う内容は次のとおり。たまっていく悪いものを取り除く（第5章）。壊れたりなくなったりしたものを再生する（第6章）。損傷、故障したものを直す（第7章）。そして最後に、私たちの生態をリプログラミングし、老化を遅らせ、若返らせる（第8章）。

老化する理由はわかった。次は、老化を止める方法を伝えよう。

第2部

老化を治療する

第5章

古きを捨てる

加齢でたまっていく悪いものを取り除く

老化にはさまざまなプロセスがからみ合っているので、多角的な治療が必要だ。もっと根本的な老化の原因が見つかるか、前章で述べた老化の特徴のうち問題の原因はひとつか数個だけだとでも判明しないかぎり、治療法は何十種類も考えられる。

ここからは、一つひとつの老化プロセスにどう介入できるのかを考察していく。まだ仮説にしかすぎないものから、もうすぐ実行できそうなものまで、内容は多岐にわたる。

治療法を大まかに4つのカテゴリーに分け、それぞれに1章を割り当てて説明しよう。最初は、加齢とともにたまっていく悪いものを取り除く方法について。これがいちばん直感的にわかりやすい。老化の特徴のいくつかは、歳とともに体にたまり、病気や機能不全を引き起こすというシンプルなものだ。よって、それらを除去する方法を考えたい。

このパターンに当てはまる特徴は次の３つだ――歳をとると徐々に増えていく老化細胞、細胞内をうろつき、その機能をゆっくりと低下させる欠陥タンパク質やガラクタ物質、そして細胞内外にたまって心不全から認知症までを引き起こす、折りたたみ不全のタンパク質「アミロイド」。これらを発生源で取り除くことが、もっとも明快な解決法だ。

まずは、老化細胞の除去について述べる。老化防止のクリニックを作るとしたら、たぶん真っ先にあげられる治療法だ。

老化細胞を消す

前章で述べたように、老化細胞は加齢とともに体の組織にゆっくりとたまっていく。その名のとおり歳をとった細胞だ。ＤＮＡがひどく傷つくか、壊滅的レベルの細胞ストレスにさらされ、テロメアが短くなりすぎた細胞は老化し、安全上の理由から急ブレーキをかけて、分裂をやめる。がん化という選択肢よりはましかもしれないが、老化は無害とはほど遠い。細胞は慢性炎症を起こす分子を体じゅうに送りこみ、近くにいる細胞を老化させたり、皮肉なことに、がん化させたりする。ただちに免疫システムによって取り除かなければ、老化細胞はまわりの環境も、体全体の健康状態も悪化させてしまう。

つまり、老化細胞は老化の特徴のふたつの基準を満たしている――加齢とともに蓄積することと、その存在が老化プロセスを促進させることだ。もうひとつ証拠があれば、その治療への疑問は消える――老化細胞を取り除くと、本当に状況はよくなるのだろうか？

2011年、その証拠を初めて発表したのは、ミネソタ州ロチェスターに本部を置く全米有数の総合病院、メイヨー・クリニックの科学者たちだった。[1]とはいえ、それはあくまでも治療が実現できるかどうかを検討する「概念実証」の研究で、いくつかの非現実的な手法を使っていた。第1に、遺伝子異常により老化が速いマウス（「BubR1」マウス）と交配したマウスを使ったので、得られた結果が正常マウスにも当てはまるとはかぎらない。第2に、これらのマウスにはさらに遺伝子操作がおこなわれ、ある薬品を投与すると老化細胞が自殺する遺伝子が加えられていた。正常マウスもヒトの患者も、実験のカギとなるこの遺伝子を持っていないから、その薬品にまったく反応しないだろう。この不老不死の薬をごくごく飲んだところで、なんの影響もない。

しかし結果は明らかだった。薬品を与えられたマウスの老化細胞の数が減っていたのだ。特筆すべきは、こうしたタイプのマウスに通常見られる早期老化の兆候が大いに改善されていたことだ。実験に使われたマウスは筋肉量も多く、トレッドミルでより力強く、長く走ることができた。皮下脂肪も多く（高齢の人間も高齢のネズミも、皮膚がたるむ原因のひとつは皮下脂肪が減ること）、白内障になる時期も通常より遅かった。そしてネズミたちは、慎重な生物学的測定などしなくても、元気に見えた。丸々として健康そうな体、つやがあってふさふさの毛皮。薬品を与えられていない仲間たちは隣で背を丸め、骨と皮ばかりに痩せているというのに。

ただひとつ改善しなかったのは寿命だった。老化細胞はマウスの体格、見た目、生活の質に影響を与えるが、BubR1マウスの命を奪う時限爆弾ではなかった。その代わり、この不幸なマウスたちは心不全で死んでいく。老化細胞のあるなしにさほど影響を受けない病気だ。とはいえ、これは画期的な研究だった。動物の老化細胞を取り除くと、老化にともなう病気や機能不全から解放されることを、初めて実証したのだから。

ただ、これとて確実な結果ではない。先ほど補足したように、この実験は速く老化する遺伝子操作を加えたマウスを使っていたので、結局、何人かの老化細胞の専門家に注目されただけだった。正常マウスの実験のほうがよほど説得力がある。

その挑戦を受けて立ったのが、2015年に発表された、同じメイヨー・クリニックの科学者グループによる研究だった。[2] いくつかの薬品を賢く組み合わせ、遺伝子操作を加えていない正常マウスの老化細胞の追跡に成功したのだ。

科学者たちの戦略は、老化細胞を自殺に追いこむ薬品を見つけることだった。その結果、老化細胞は自分がこのまま存在すべきか否かという、深いジレンマに陥っていることがわかった。つまり、損傷やストレスで死にかけているし、死にたくてたまらないから、プログラム細胞死（アポトーシス）を促進する遺伝子を活性化させるが、他方で、自殺をやめて自分を生き長らえさせる遺伝子も活性化する。老化の状態を保つのは、生と死という相反する力の絶え間ない争いなのだ。老化細胞の自殺を抑制する力を抑制する薬を見つけ、状況を打破して死に向かわせることはできるのか？

老化細胞除去薬《セノリティクス》の誕生

研究チームは、自殺抑制遺伝子の働きを妨げるといわれる46の薬品を特定した。それらの薬品が老化細胞を殺す能力をテストし、勝者をふたつ選んだ。がんの化学療法薬であるダサチニブと、果物や野菜に含まれ、栄養補助食品としても摂取されるケルセチン、別名「フラボノール」だ。このふたつはいっしょに使われるとさらに効果が高く、さまざまな組織の老化細胞を攻撃するが、無関係な細胞には手出しをしない。こうして、メイヨー・チームの「D（ダサチニブ）＋Q（ケルセチン）」カクテルは、史上初の「老化細胞除去薬《セノリティクス》」――老化細胞を溶解する薬――となった。

実験の最終ステップは、D＋Qを高齢マウスに投与することだった。結果は見事なもので、D＋Qを与えられた高齢マウスは生物学的におおむね若返った。

２０１５年の研究によると、このカクテルを与えられた生後24カ月のマウスたち（人間でいうと70歳くらい）は、心機能が改善し、血管の柔軟性も高まった。そこからはものすごい勢いで追加実験がおこなわれた。マウスの老化細胞をD＋Qで除去すると、アテローム性動脈硬化、アルツハイマー病、糖尿病、骨粗鬆症、心臓再生の機能、肺病、脂肪肝疾患が改善することがわかった。また、マウスはより速く遠くまで走れるようになり、握力が強くなって金網にぶら下がる時間も長くなった。

これらは本書刊行の時点ですでに時代遅れになっているだろう。いま、細胞老化とセノリティクスはとびきりホットな話題だ。なにせ老化細胞を除去し、何がどう改善するかを見るという簡単なプロセスで、ゾンビ細胞の新たな役割がどんどん明らかになっているのだから。

個別の病気を扱う研究が多いのは、全般的な健康寿命や寿命を扱うより、体の特定の部位における短期的変化を証明するほうが早いからだ。しかし２０１８年の研究では、D＋Qが体全体に影響を与えていることがわかった。[3] 生後24カ月からこの薬を与えられたマウスは、その後６カ月あまり生きたのだ。薬なしのマウスは4カ月半後に死んだ。マウスの晩年に薬の投与を始めたのに、人間でいえば平均寿命より5～10年長く生きたことになる。たんによぼよぼになって長生きしたのではなく、老化が延期されたかのようだった。解剖の結果、薬を与えられたマウスと、薬なしでもっと若いときに死んだマウスには相違点がほとんどなかった。D＋Qはひとつの病気の進行を遅らせて寿命を延ばしたのではなく、老化プロセス全体を遅らせたか、部分的に逆転させたのだ。

もっと早い段階で薬の投与を始めたら、セノリティクスにはさらに大きな可能性があるかもしれない。２０１６年には、薬物による昔ながらの遺伝子操作がおこなわれたが、対象はＢｕｂＲ１の突然変異マウスではなく、正常マウスだった。[4]生後12カ月、人間でいえば中年のマウスに、老化細胞を自滅させる薬の投与を始めたところ、がんや白内障の発症が遅くなり、心臓と腎臓の機能が改善した。薬なしのマウスより新しい環境に好奇心を持ち、平均寿命は25％延びた。

セノリティクスが幅広い影響を与え、平均寿命を延ばしたことを考えると、老化細胞はまちがいなく老化プロセスの中心的存在だ。老化細胞を取り除くことは、老化治療のカギを握るだろう。次のステップは、セノリティクスを人間に使うことだ。臨床試験はすでに始まっている。

人間での臨床試験が初めて発表されたのは、２０１９年前半のことだった。[5]肺の組織がひどく傷つく特発性肺線維症（ＩＰＦ）の患者に協力してもらい、小規模なＤ＋Ｑ安全性テストがおこなわれた。ＩＰＦはおもに老化細胞が引き起こすと考えられ、Ｄ＋Ｑを投与されたマウスの症状が改善することはすでに証明されていた。この初期の予備実験は、人間にＤ＋Ｑを使っても安全かどうかを確認することをおもな目的に、たった14人を対象におこなわれた。結果は良好で、薬の安全性がわかっただけでなく、参加者の身体能力もわずかに上がった。実験参加者はより速く、遠くまで歩けるようになり、椅子から立ち上がるスピードも速くなったのだ。ＩＰＦ患者が老化細胞除去《セノリティック》治療を受けるまでには多くの課題が残っているが、悪くないスタートだ。

メイヨー・クリニックの科学者たちがＤ＋Ｑの研究を続ける一方で、独自のセノリティクス開発をめざす人たちもいる。いまでは20社を超える企業が、老化細胞を除去するアイデアを臨床段階に進めようとしている。[6]

こうした企業は加齢黄斑変性症〔訳注：網膜の中心にある黄斑がダメージを受け、視力が低下する病気〕から腎臓病までを扱っており、老化プロセスの大部分を遅らせる薬を開発するにしては、対象があまりにばらついているようにも思える。

だが、このやり方は筋が通っている。第１に、老化細胞が明らかにかかわっている疑いがあり、症状もはっきりしていて、結果が比較的早くわかる病気から始めるほうがいい。

第２に、不快な病をすでに患っている人たちの治療から始めたほうがいい。治験に副作用はつきものだが、健康な中高年者に比べ、すでに肺の状態が悪い人たちのほうが副作用を受け入れやすい。

第３に、患部によっては実用的なメリットがある。たとえば、目は小さい器官で、液体をためる袋がついている。そこに薬を注入すれば、体のほかの部分には最小限の薬しか流れ出ず、副作用を抑えられる（あまり大声では言えないが、目は予備があるという利点もある。投薬しないほうの目で対照実験ができるし、万が一のときの保険にもなる）。

セノリティクスの進歩はめざましい。２０１１年にマウスで概念実証の研究が始まり、２０１

8年に初めて人間を対象にした臨床試験がおこなわれたというのは、医学的基準からいうとものすごいスピードだ。このままうまくいけば、あと数年もすれば病院でセノリティクスの治療が受けられるだろう。最初はIPFや関節炎といった特定の症状がある人だけが治療を受けられる。それらが安全で効果的だと証明されたら、さらに胸躍る可能性に目を向けるべきだ。病気のごく初期段階の人や、まったく病気にかかっていない人にも範囲を広げ、老化予防のためのセノリティクス臨床試験をおこなうのだ。老化にともなうさまざまな体調不良へと、その範囲はどんどん広がっていくだろう。

ヒト臨床試験を進めると同時に、新しいセノリティクス開発に向けてやるべきことはたくさんある。たとえば、D+Qはマウスの老化細胞のおよそ3分の1を取り除く。もし50%、いや80%除去したら、その影響はどれほど強くなるのだろう? また、別の組織には別のアプローチが効くこともある。たとえばダサチニブは、ナビトクラックスという治験薬に比べ、脂肪前駆細胞を除去する力が強い。一方で、薬物によって遺伝子を自滅させる方法は心臓と腎臓には効くが、肝臓と腸には効きにくい。逆説的ではあるが、これはいい知らせでもある。最初の治療は完璧である必要も、絶大な効果を示す必要もないのだ。不完全で部分的な介入でも、寿命は延び、健康状態は改善する。体じゅうのほかの組織でも、こうした細胞をもっと徹底的に除去できるようになれば、より大きな改善が見込める。

そもそもなぜ老化細胞は存在するのか

ここで重大な問題に直面する。そんなに老化細胞が有害で、除去することがそんなにマウスと人間の健康にいいなら、そもそも老化細胞はどうして存在するのだろう？　老化が起きる欄にチェックマークがついている細胞は、なぜたんにアポトーシスを起こして跡形もなく消え去らないのか？

答え――老化細胞は、まわりに悪影響を与える腐ったリンゴ以外の役割も持っているからだ。

その一例は、生物が胎内で成長するときだ。体の構造を作るための進化的解決策として、一定の細胞を選んで取り除く時期がある。それがアポトーシスでおこなわれることもある。いちばんよく聞くのはこんな説だ。ヒトの手足は不恰好な水かきをつけたまま成長するが、指と指のあいだでプログラム細胞死が起き、水かきが取れて手足の指ができる、と。だがここ数年で、老化が水かきを取り除く場合もあることがわかった。もしかしたら生物の成長は念入りに計画されたプロセスで、細胞が互いに化学的メッセージを送り合うことがカギを握っているのかもしれない。SASP（細胞老化関連分泌現象）が分子を送り出し、まわりの細胞に重要な一時的シグナルを出したあと、免疫システムが老化細胞を食いつくすのだ。

大人になると、老化細胞はがん予防のほかにも、傷を治すという重要な役割を果たしつづける。たとえば、皮膚を切ったとすると、細胞と分子は信じられないほど複雑な動きを次々に始める。傷の近くの細胞は老化し、SASPがよい目的のために使われる。炎症誘発性の分子に助けを求められた免疫システムは、傷口をきれいにし、裂け目からなかに飛びこもうとする侵入者をはねつける。SASP内のほかの化学物質は、ダメージを受けた構造を取り壊し、全速力で新しい構造を作れと働きかける（このSASPの細胞増殖を促進する成分が、老化細胞のそばにある細胞をがん化させる）。

このふたつの例からもわかるように、これらを「老化」細胞と呼ぶのは気の毒だ。古くてぼろぼろで使いものにならない、細胞と生命体の死を思わせるネーミングではないか。まあ、ペトリ皿で分裂しすぎて成長の限界を迎えたところを発見された経緯を思えば、気の毒とは言えないが。しかし適切な状況においては、SASPは生命の終わりではなく始まりにかかわり、成長と治癒をうながす鎮静剤だ。もしかしたら、老化細胞に制がん作用があるのは結果論なのかもしれない。もとは生物の成長をうながしていた細胞が、加齢によるがんのリスクも減らせるように進化してきた可能性もある。

いくつかの組織から老化細胞を取り除くと、思わぬ副作用が起きる怖れもある。ごく小さな細胞集団にとって、老化した居残り細胞は最善のパートナーとは言えないものの、機能を維持するために欠かせないことがある。ひとつ気になるのは、ニューロンだ。老化したあるニューロンが記憶や脳機能にとって不可欠なら、そのニューロンを抹殺するより救ったほうがいい。

セノリティック治療の近未来

理想的な状態ではないが組織内に必要な老化細胞には、ほかの治療法もいくつか考えられる。[7]

ひとつは、細胞を老化状態に保ったまま有害なＳＡＳＰを阻害する「セノモーフィクス」薬の開発だ。もうひとつは、老化細胞になんとか復帰をうながし、正常な細胞に戻ってもらうこと。エピジェネティックなリプログラミングと呼ばれるこの方法については、第８章でくわしく述べる。

　最終的には、最先端の老化防止クリニックに半年か数年おきにかよい、健康診断を受けるのが理想的だろう。歯医者や眼鏡屋に行くのと変わらない。体のいろいろな部位の老化細胞の量をさっと測定し、それぞれの器官に効く薬の種類と用量を調整してもらう。そしていくつか錠剤を処方されるか、注射をしてもらう。そのあと何も問題ないか確認するために何時間かクリニックに残るのかもしれない。ゆっくり休むよう指示され、数日以内に怪我をしたときのために傷が早く治るローションを一本もらって、帰路につく。[8]

　裕福な国では、人間の平均寿命は80歳に近づこうとしているから、老化細胞が何十年も蓄積して深刻なダメージを与えることが予想される。だから、たまに治療を受けるのだ。マウスに薬を１回投与すると、セノリティクスの好ましい効果は数カ月続く。人間も数カ月か、もう少し間隔を空けて治療を受ければ充分かもしれない。

　いまの段階でセノリティクスの成功を声高に叫ぶのはむずかしい。だが、老化細胞は体の多くの組織に存在して老化を進め、老化細胞が原因と言われる病気は増えつづけている。マウスの実験からわかるように、老化細胞を取り除けば、明らかな副作用もなく、より長く健康に生きることができる。もしセノリティクスを人間に応用できれば、病気治療の新しい方法がたくさん生まれるだろう。

　また、生物老年学の原理には反論の余地がないことも実証できる。老化プロセスに介入すれば、寿命と健康に大きな見返りがあるのだ。

死亡証明書に「老化細胞の蓄積過多」と記入する医者はひとりもいない。現代医学は病気を細分化することばかりにこだわるが、老化細胞の蓄積はそうした病気とは根本的にちがうカテゴリーに分けられる。老化細胞が増えるのは、老いたときに心配な病気にかかった「結果」ではなく、病気の多くか大部分を引き起こす「原因」なのだ。薬そのものは別として、健康な人も含めた全員を守る普遍的な治療法である予防的なセノリティクスという考え方は、医療革命の土台を築くものだ。

ここまで述べてきたことからわかるように、セノリティクスは最初にあなたが服用する本当の老化防止薬になりそうだ。

「ゴミ捨て機能」オートファジーを向上させる

オートファジーは、壊れたタンパク質や損傷を受けたミトコンドリアなどを一掃してリサイクルする、細胞の「自食作用」のプロセスだ。オートファジーの減少がおそらく老化プロセスの中心的役割を果たしていることは、すでに述べた。オートファジーは体に備わったゴミ捨て機能だ。ならば、この自然のシステムを活かして細胞を新鮮に保つことはできるだろうか?

食餌制限がオートファジーのレベルを上げるなら、食事量を大幅に減らすことは、オートファジーを活発にして老化を遅らせる手段になりうる。

だがもっといいのは、食べるのを無理に我慢せずに、食餌制限による生物学的効果を得る方法を見つけることだ。

そこで「食餌制限模倣」が登場する。これは、食事量を減らさずに、食餌制限そのもの（オートファジーを含む）と同じ機能を活性化させる薬だ。

イースター島で発見された「ラパマイシン」

食餌制限模倣の物語が始まったのはいまから半世紀以上前だ。[9]
１９６４年11月、カナダの海軍艦艇ケープ・スコット号は、カナダの港からイースター島へ出発した。イースター島はチリの沖合３５００キロの太平洋のまんなかにある、地上でもっとも辺《へん》鄙《ぴ》な人間の居住地だ。現地のポリネシア語でラパ・ヌイと呼ばれるこの島は、巨大な石のモアイ像で有名だ。チリ政府はここに国際空港を建設し、何世紀ものあいだほぼ孤立状態だった島に侵入する計画を立ち上げた。そこで総勢38名の調査隊がケープ・スコット号でイースター島に向かった。彼らの仕事は、手つかずの環境と９４９人の先住民が永遠に失われるまえに、それらを科学的に記録することだった。
調査はほとんど大失敗と言えるほど波瀾万丈だった。当時のラパ・ヌイはチリの植民地で、ケープ・スコット号が到着したときには、無血革命のまっただなかで混乱していたのだ。島民は島で唯一のブルドーザーを奪い、チリ政府は海兵隊員40人を偵察に送りこんだ。あるときなど、反乱派の指導者アルフォンソ・ラプが科学者たちの居住地に避難を余儀なくされ、女性の服で変装して脱出するという事件もあった（ほどなく革命は成功し、彼はイースター島の首長に選出された）。

大混乱の最中ではあったが、ラパ・ヌイと居住者の科学的サンプリングは丹念におこなわれた。診療記録やX線写真を含む1万7000のサンプルのうち、結果的にもっとも意義深かったのは、土を入れた1本のガラスびんだった。そのサンプルはカナダに送られ、4年後には、細菌が生み出す化学物質から新薬を開発している研究グループの手に渡った。

骨の折れる研究だった。細菌を土から分離し、養分を含んだ寒天ゲルのプレートで育て、ほかの細菌や真菌などの微生物とともに培養して、抗生物質効果を調べたのだ。[10] こうして見つかった細菌のひとつ「ストレプトミセス・ヒグロスコピクス」は、カンジダ症を引き起こす「カンジダ菌」の隣に置くと、すさまじい殺傷能力を発揮した。科学者たちはカンジダ菌を殺した化学物質を分離し、ラパ・ヌイにちなんで「ラパマイシン」と名づけた。

さらに調査を進めると、ラパマイシンはたんなる抗真菌薬にとどまらず、強力な免疫抑制剤であり、しかも細胞の増殖を抑えることがわかった。この発見は、ラパマイシンが抗真菌性抗生物質だということ以上に重要だった。免疫抑制剤は、移植された臓器への拒絶反応を抑えるために必要だし、細胞増殖を抑える機能はがん治療に活用できるからだ。

ところが、前途有望に思えた研究が何年続いても、ラパマイシンは薬として実用化されなかった。薬の開発を進めてきた製薬会社〈エアスト〉は、企業再編の一環として、1982年に突然ラパマイシンの製薬プログラムを終了した。

これに驚いたのが科学者のスレン・セガルだ。[11] ラパマイシンが画期的な新薬になると確信していた彼は、ラパマイシンを作る細菌が入った数本のガラスびんをこっそり家に持ち帰り、ご丁寧にも「食べるな!」と札をつけて冷蔵庫の冷凍室に隠した。ラパマイシンはそこで5年をすごし、

1度の引っ越しにも耐えた（冷凍室にはドライアイスを入れ、粘着テープで密封してあった）。ついに彼は上司を説得し、ラパマイシンを解凍して研究を再開できることになった。

ラパマイシンの老化防止効果

もうお気づきだろう。ラパマイシンはただの免疫抑制剤や抗がん剤ではない（もちろんセガルはまちがっておらず、いまは免疫抑制剤としても抗がん剤としても認可されているが）。ラパマイシンが人間の健康にもっとも貢献しているのは、老化防止の分野なのだ。いつかあなたが老化を防ぐために、ラパマイシンやそこから派生した薬を飲む日が来るなら、巡りめぐってやってきた幸運に感謝するだろう。1960年代にイースター島に空港を作ろうとしたチリ政府の決定は、すでに何百万人もの命を救っている。もしこれが老化防止にも役立つなら、さらに莫大な人数を救うことになる。

ラパマイシンの機能を調べていた研究者たちは、それがラパマイシン標的タンパク質（TOR）に作用することを発見した。TORは細胞代謝の中心であり、生命の基本的プロセスに欠かせない。[12] 人間とマウスからもこれによく似たmTORが見つかった。基本的な機能はどちらも同じで、糖、アミノ酸、酸素、インスリンのレベルを感知し、細胞内のほかのタンパク質に指令を出している。

ラパマイシンは、mTORの一形態であるmTORC1の働きを阻害する。mTORC1は「食べ物は充分にある」と残りの細胞に伝えることができなくなり、たちまち細胞は食料が足りないと勘ちがいして、栄養を探しはじめる。ラパマイシンをたくさん投与された細胞は、成長を完全に止める。少量の投与でもTORの機能は落ち、細胞は成長を控え、オートファジーを始める。

その結果、食事量を減らした場合と同様に、酵母菌、センチュウ、ショウジョウバエの寿命が延びた。ラパマイシンは食餌制限にそっくりな働きをしていたのだ。単純なモデル生物でこれらの結果が出たことから、2006年には新たな研究が始まった。マウスを使い、ラパマイシンの厳格な試験といくつかの老化防止の介入試験がおこなわれた。

しかし、ラパマイシンはそう単純ではない。科学者たちは生後4カ月のマウスを使おうとしたが、ラパマイシンをうまくコーティングし、食餌の準備プロセスと消化に耐えられるようにするのに1年以上かかってしまった。そのときまでにマウスは20カ月、人間で言えば60歳になっていた。こんなに遅く実験を始めたら、どんな効果もすっかり鈍ってしまう。そもそも実験する意味はあるのだろうか?

それは杞憂に終わり、実験結果に誰もが驚いた。じつにすばらしいことが実証されたのだ――ラパマイシンは、すでに高齢になったマウスにも効く[13]。ラパマイシンを投与されたマウスの平均寿命は、そうでないマウスより10%延びた。まさに大発見。薬で哺乳類の寿命が延びることが初めて証明されただけでなく、晩年に投与しても効果があることが、偶然に、そしてあざやかに実証されたのだ。

その後の実験結果は知ってのとおり、長寿マウスは体力も低下せず、若々しいまま長生きし、老化にともなう深刻な病気にもかかりにくかった。ラパマイシンは、パーキンソン病やアルツハイマー病のモデルマウスの脳内の細胞死を遅らせ、認知能力を改善する[14]。さらに糖尿病のマウスの動脈機能も改善する。どちらもオートファジーが促進されるからだろう。

これで食餌制限模倣の原理がしっかりと証明された。太平洋の島から家庭の冷蔵庫を経由し、うっかり歳をとってしまったマウスの体内に入るまで、ラパマイシンは紆余曲折を経て「晩年に使われても平均寿命と健康寿命を延ばす」ことを証明した。最後にこれが人間にも当てはまることを証明してくれというラパマイシンの声が聞こえてきそうだ。

副作用

残念なことに、ラパマイシンには副作用の問題がある。まるでレーザー誘導されたように、mTORを正確に狙うからだ。mTORは戦略上きわめて重要な細胞の司令部なので、これを倒したときの反動はすさまじい。

まずラパマイシンは免疫抑制剤として使われた。当然、患者の免疫システムは抑えられ、感染症のリスクが増える。老化を遅らせる代わりにインフルエンザで死ぬなんてまっぴらだろう。また、ラパマイシンを投与すると糖尿病にかかりやすくなる。がんや心臓病のような病気になるのを先延ばしにする一方で、ほかの健康障害を促進する、まさに諸刃の剣だ。変わった副作用もある。髪が抜け、口内炎ができ、傷の治癒が遅くなり、関節炎になる。男性には生殖能力の問題も起きる（ある研究では、ラパマイシンを投与したマウスの睾丸は80％も小さくなった！）。もちろん臓器移植患者やがん患者にとっては便利な薬だが、基礎疾患のない人は、老化を少し遅らせるためだけに、こんな攻撃を受けたいとは思わないだろう。

しかし、老化防止の治療法をもたらすのは、やはりあのイースター島への探検旅行だ。いま述べた副作用は、ラパマイシンをかなり大量に投与した結果で、老化防止が目的ならそれほどの量は必要ない。事実、投与量を減らすと正反対の結果が出た。なんだか逆のように思えるが、高用量のラパマイシンは免疫システムを抑制するが、低用量だとまったく抑制せず、むしろ免疫パフォーマンスを上げるようなのだ。

それに、新薬を手に入れた薬理学者は、その薬の性質を修正することが多い。ラパマイシンも例外ではなく、ラパログと呼ばれるラパマイシン誘導体がいくつも作られた。量と間隔を変えてさまざまなラパログを投与したマウスの実験では、少ない副作用で薬の恩恵を受けることが可能だと証明されている。

ラパマイシンと食餌制限が幅広く調査された結果、ほかの食餌制限模倣も見つかった。なかには臨床試験中のものもある。たとえば、１９５０年代から糖尿病の治療に使われているメトホルミンだ。健康な高齢者を対象にしたメトホルミンの治験がまもなくアメリカで始まる。特定の病気ではなく、老化プロセス全体に対する薬の影響を確かめる、史上初の臨床試験だ（この革新的な治験の科学的かつ多様な意義については第11章で述べる）。この実験は新型コロナウイルスのせいで先延ばしになっているが、科学者たちは別の小規模な実験を始めようとしている。メトホルミンが高齢者の免疫を高め、ひいては新型コロナウイルス感染症への免疫反応が高まるかどうかを確かめる実験だ。[15]

他の食餌制限模倣薬

ほかのラパマイシン誘導体には、スペルミジンがある。名前からわかるように、精液《スパーム》から発見された。[16,17] スペルミジンはオートファジーを活性化し、晩年のマウスに投与しても心機能を向上させ、寿命を10％延ばすことが明らかになっている。しかも、人間の食生活と寿命の関係を調べたところ、スペルミジンの摂取量がもっとも多い人は、もっとも少ない人より5年長生きしたことがわかった。ほかの食生活、ライフスタイル、健康状態が同じになるよう補正したにもかかわらずだ（とくに高濃度のスペルミジンはマッシュルーム、大豆、チェダーチーズに含まれている）。観察研究をつねに鵜呑みにしてはいけないが、マウスの寿命が延びたことも考慮すれば、きちんとした臨床試験を期待してもよさそうだ。乞うご期待。

自然界からはほかの挑戦者も見つかっている。[18] たとえば、ブドウの皮から見つかった化合物、レスベラトロール。ウコンを黄色くする化学物質のひとつ、クルクミン。たくさんの生理学的効果を持ちながらオートファジーを高める機能もあると最近わかったアスピリン。先ほど紹介したD＋Qコンビの片割れ、ケルセチン。どれも健康な人が予防的に摂取していいというエビデンスはないが、探究すべき生化学的多様性は無限に広がっている。

製薬会社は自然界を探しまわるとともに、すでに知られている分子の機能を高める人工化合物を探すか、まったく新しい化合物を思いつくだろう。〈レストーバイオ〉という企業は、「エベロリムス」というラパログと、「RTB101」というmTOR阻害剤の臨床試験をおこなっている。どちらもインフルエンザのワクチンに対する高齢者の免疫反応を高め、呼吸器感染を軽減することが期待されている。[19] この企業はほかにも、パーキンソン病など老化にともなう病気の臨床試験をおこなったり、新型コロナウイルス感染症にかかった高齢者の重症度を軽くできるかどうかを調べたりしている。[20]

計画中のものから臨床試験中のものまで、いくつかの薬がさまざまな開発段階にある。その多くは天然化合物か、すでに存在する薬を転用したものだ。食餌制限模倣薬こそ、臨床で使われる初めてのセノリティクスになる日も近いはずだ（メトホルミンかＲＴＢ１０１の有効性が証明されれば、コロナウイルスにも勝てるかもしれない！）。

これらの薬はほかのセノリティクスと同様に、まずは特定の症状を治すために使われるだろう。それは新型コロナウイルス感染症かもしれないし、とくにオートファジーの減少が原因となる病気――おそらく神経変性疾患――かもしれない。それが実現したら、服用中の患者をしっかり観察して、薬のメリットがほかにもっとないか調べなければならない。いずれこれらの薬は、高齢者のさまざまな病気に効く予防薬になるだろう。

どの食餌制限模倣薬も戦略は共通している。すでにある生化学的メカニズムにあれこれ手を加え、食餌制限のメリットを受けようというのだ。この戦略の長所は、食餌制限が長く使われてきた、もっとも安定した老化防止の介入法だということだ。短所は、世界を変えるようなメリットを食餌制限が人間に与えてくれるとは誰も期待していないことだ。だから私たちは、食餌制限模倣薬が劇的な影響を与えてくれるとは思っていない（健康寿命を数年延ばしてくれるというなら、私はもちろんそうしてもらうが）。

次のステップは、食生活を制限したり、細胞の中間管理職である分子と取引したりするのではなく、オートファジーに直接手を加えることだ。細胞リサイクルの仕組みを操作し、私たちの体の能力以上の働きをうながそうという計画もある。

ゴミを取り除く

加齢とともにオートファジーが衰える原因のひとつは、システムに文字どおりゴミがたまることだ。オートファジーは、リソソームと呼ばれる細胞内の区画でおこなわれる。[21] リソソームは移動する小さな胃袋のようなもので、さまざまな細胞のゴミ収集車が運んできたゴミを飲みこもうと、あちこちを漂っている。その内部は胃と同じように酸性で、特定の種類の分子廃棄物を刻み、砕き、引き裂くことを専門にする消化酵素でいっぱいだ。

残念ながら、リソソーム内の60種類ほどの酵素にもこじ開けられないほどひどい状態のゴミもある。最初のうちはたいした問題ではない。分解できないトラブルメーカーが細胞内に漂っていても、リソソームのなかに閉じこめて、ほかの重要で繊細な細胞成分から遠ざけておくほうが断然いい。しかし、リソソームがゴミでふくれ上がり、最大の効果をあげられなくなるときはやってくる。

このゴミは「リポフスチン」と呼ばれる。リポフスチンは壊れた折りたたみ不全のタンパク質と脂肪でできていて、鉄や銅といった反応性の高い金属と結合している。蛍光色なので、顕微鏡で見ればすぐにわかる。特定の色の光を当てると別の蛍光色を放つのだ。

リポフスチンは、とりわけ脳や心臓などの非分裂細胞にとって問題になる。だからだろう、オートファジー強化薬の最初の標的は神経変性状態だと言われる。つねに複製している細胞は、娘細胞にリポフスチンを分配することでゴミの蓄積を避けることができる。ゴミは分け合えば半分になる。ゴミを半分に減らしつづけることで、リポフスチンが問題になる境界線のようなものをつねに下まわることができれば、問題解決も夢ではない。

けれど困ったことも起きる。たとえば、たまりすぎたリポフスチンがリソソーム内の酸を薄め、酸性環境を必要とする酵素の働きを止めてしまう場合だ。すると、それまで分解できていたゴミを分解できなくなり、かえってゴミがたまるという悪循環が起きる。これは「老化によるゴミのカタストロフィ理論」と呼ばれている。

この悪循環がとりわけ問題になるのは、加齢黄斑変性症という目の病気を引き起こすからだ。裕福な国では加齢黄斑変性症が原因で失明する人がもっとも多く、80歳以上の人のほとんどにこの病気の兆候が見られる。[22] 原因は「網膜色素上皮」細胞が死ぬことだ。網膜色素上皮は、目の奥で光を感知する桿体《かんたい》細胞と錐体《すいたい》細胞の働きを助けている。これが死んでしまうと、網膜の中心にあって高解像度で色を認識する「黄斑」がダメージを受け、失明する。

網膜色素上皮細胞死の有力容疑者がリポフスチンだ。[23] 歳をとると、A2Eという視覚に関連する廃棄物でふくらんだリソソームが、細胞の容積の20%を占めるようになるのだ。老化にともなってリポフスチンが悪影響を与えるのは目だけではない。ゴミではち切れそうなリソソームは、アテローム性動脈硬化プラークを作り出す泡沫細胞のなかでも見つかる。[24] 免疫細胞のなかのリソソームは酸化・糖化したコレステロールを消化できず、ふくれ上がってプラークになる。

こうしたリソソームの負の連鎖を断ち切ってみる価値はある。ヒントのひとつは、リソソーム蓄積症の現在の治療法にある。[25] リソソーム蓄積症は、リソソームのさまざまな酵素をコードする遺伝子が突然変異することで起きる難病だ。ゴミを砕く60種類の酵素がひとつでも壊れたり失われたりすると、その酵素が分解すべき特定の廃棄物を砕くことができず、リソソームはたちまちその老廃物でいっぱいになる。およそ60種類のリソソーム蓄積症が存在することは偶然ではない。

いちばん重症度が高いタイプにかかると、乳幼児のうちに死亡するが、足りない酵素を補充することで効果的に治療できるタイプもあり（リソソーム蓄積症の種類にもよる）、比較的ふつうの生活が送れるようになる患者も多い。

コレステロールを嚙み砕く酵素

歳をとったら、欠けた酵素と同じものを補充するより、リソソームが太刀打ちできないゴミに対処できる新しい酵素を補充する必要がある。

その出どころは細菌かもしれない。細菌はじつに多様性に富む有機体で、地球上で考えられるほぼすべての生態系に入りこみ、まさかと思うような食料で生存する道を見つけてきた。だから、どんな種類のリポフスチンであれ、それを消化して生きていける細菌がどこかにいるはずだ。数グループの研究者がこの方向で研究を進めており、細胞には壊せない廃棄物を壊せる酵素はないか、対象を絞りこんでいる。

コレステロールでできた老廃物はアテローム性動脈硬化の原因だが、それらを分解できる細菌は何種類も発見されている。北海の堆積物や堆肥の山など、見つかる場所もさまざまだ。[26]なかでもすばらしいのは、コレステロールを嚙み砕く酵素を、人間の結核の原因となる「ヒト型結核菌」のなかから発見した研究だ。[27]

結核は、人間の免疫システムを見事にすり抜ける感染症だ。ヒト型結核菌を殺すためにマクロファージが送りこまれるが、この細菌はマクロファージにいったん飲みこまれたあと、そのなかに隠れることができる。どうやってこれらの免疫細胞のなかで生き延びているのかは長年の謎だったが、細胞内のコレステロールからエネルギーをもらい、生存していることがわかった。シャーレのなかで該当する遺伝子をヒトの細胞に移入したところ、その細胞はコレステロールを砕けるようになった。

しかし残念ながら、壊れたコレステロールには毒性があることがわかったので、さらなる研究は必要だ。とはいえ、いまの人類にとって最強の敵である心血管疾患を倒すために、おそらく人類史上もっとも多くの人命を奪ってきた結核が役立つのなら、あざやかな差引ゼロではないか。

同じような研究が、老化で失明を引き起こすリポフスチンA2Eに関してもおこなわれ、これを壊す酵素が見つかった。なかでもいちばん進んでいるのは、マンガンペルオキシダーゼの研究だ。枯れ木に生息する真菌からよく見つかるマンガンペルオキシダーゼは、木や樹皮を強固にするリグニンを分解する酵素だ。〈アイコール・セラピューティクス〉というスタートアップが2018年に発表した論文によると、修正を加えたマンガンペルオキシダーゼをマウスの目に投与したところ、たちまちA2Eは一掃され、網膜色素上皮細胞のリソソームに蓄積された視覚関連の多くの副産物もなくなった。[28] 同社はこの予備実験から、「リソクリア」という治療法を開発したいと考えている。

適切な酵素が分離され、人間が使っても効果的で安全なレベルまで最適化されたら、リソソーム蓄積症の治療と同じように、その酵素を注射できるはずだ。あるいは遺伝子治療により（第8章でくわしく述べる）、自分の細胞内でそれらの酵素が作れるようになる。

細胞を「説得」する

最後の手段は、リソソームのなかにゴミをためずに捨てろと細胞を説得することだ。消化酵素が少ないのにリポフスチンに含まれる物質が多すぎる場合、この手段は効果的だ。いったんゴミが外に出てしまったら、通りすがりのマクロファージに細胞を丸ごと食べてもらうのが最良のシナリオだろう。まさにこの働きをする「レモフスチン」という薬がすでに存在し、マウスとサルの網膜細胞にあるA2Eを処分している。[29] 現在はスターガルト病という、子供に黄斑変性を引き起こす遺伝子疾患で臨床試験がおこなわれている。これがうまくいけば、加齢黄斑変性症にも適用できる。レモフスチンや類似の薬が、リポフスチンでふくれたほかの細胞を説得して、有毒な備蓄を捨てさせることが可能かもしれない。[30]

私たちの体に備わったリサイクル能力を高める選択肢はかなり多い。もっとリサイクルしろと細胞を説得してもいいし、リサイクルできないゴミを捨てる能力を高めてもいい。食餌制限の効果を模倣する薬と、たまったゴミを細胞に処分させる治療法がいまも開発されている。実現すれば、加齢で衰える視力も、心も、そのほかの不調も救われるだろう。

凶悪なアミロイド

すでに述べたように、いくつかのタンパク質には密集してアミロイドになる厄介な性質がある。残念なたたまれ方をしたこれらのタンパク質は、くっついてかたまる力を獲得する。正常なタンパク質は楽しくうろつき、自分の好きなことをして他者に口を出さないが、アミロイドを形成しやすい折りたたみ不全のタンパク質は、自分に似た他者を探してしがみつく。いわば似た者同士のタンパク質の社交ダンスだ。その一本一本はアミロイド線維と呼ばれ、プラークという大きな塊を作る。

アルツハイマー病の原因の正体

プラークはアルツハイマー病の原因となることが多い。この病気は、ドイツの医学者アロイス・アルツハイマーによって最初に観察された。55歳で亡くなった認知症患者の脳細胞間に奇妙なプラークがあり、脳細胞内でからまっていたのだ。この病気に彼の名前がついてから80年。私たちは生化学的、遺伝的ツールを手に入れ、その奇妙なプラークの正体を探り、アルツハイマー病の原因について筋のとおった理論を打ち立てている。

初めて確かな手がかりが見つかったのは、「若年性」アルツハイマー病の症例からだった。若年性の場合、気の毒なことに早ければ20代で認知症になるが、最初のアルツハイマー病患者のように40～50代で発症することが多い。通常、認知症は完全に老化にともなう病気だ。60歳以下の発症例はほとんど聞かないが、それをすぎると死亡リスクよりも上昇率が高くなる。死亡リスクは8年ごとに2倍になるが、アルツハイマー病は5年ごとだ。若年性は珍しい。どうしてほかの人たちより何十年も早く認知症になってしまうのだろう?

長年の遺伝子研究の結果、ひとつの遺伝子の突然変異に原因が絞られた。アミロイド《A》前駆体《P》タンパク質《P》をコードする遺伝子APPだ。通常、APPは3つに切断され、3つの断片はそれぞれちがう働きを担っている。これらの断片のうち10%が「アミロイドβ」になる。この現象は誰の体内でもつねに起きているが、歳をとるとその生産量が増えるか除去量が減り（またはその両方）、アミロイドβはいつまでも居残ってかたまり、プラークを作る。

若年性認知症を引き起こすAPP変異体は、アミロイドβを作りやすい。そのため、これらを持っている人はそうでない人に比べ、体内でプラークができるスピードがずっと速い。アミロイドのプラークが出現する時期は、認知症の発症時期と一致している。アミロイドがたまりすぎるとアルツハイマー病になる証拠だ。

しかし、何十年にもわたる調査と、治療の失敗を重ねた結果、この「アミロイド仮説」は覆されようとしている。[31] 認知症ではない人がアミロイドプラークをたくさん持ち、認知症の人はまったく持っていないという意外なケースが多いのだ。よくあるのは、患者の認知症状から判断してもっとも損傷を受けていそうな脳の部位と、もっともアミロイドが多い部位が一致しないことだ。

そしてアミロイド仮説の最大の問題は、いくら薬で治療しても失敗続きだということだ。アミロイドの生成や除去に介入しようとする幾多の試みは、認知症の症状を一度たりとも改善しなかった。しかしそれはアミロイドを除去できないからではない。抗体を使った最新の免疫療法は大成功している。プラークにくっついた抗体が、アミロイドを除去するよう免疫システムに働きかけたのだ。この治療を受けた患者の脳をスキャンすると、折りたたみ不全のタンパク質はほぼ完全に消えているようなのだが……認知機能が改善しない。このすばらしい技術も机上の空論なのだろうか？

それでもアミロイド仮説はへこたれない。最終的に、以前の臨床試験ではたんに介入のタイミングが遅すぎたという結果になるかもしれない。アミロイドがニューロンを破壊するまえにつかまえて、発症のきっかけとなるドミノが倒れるのを防がなければならない。

そこで、若年性アルツハイマー病患者を対象にした新しい臨床試験では、このタイミングの問題に取り組んでいる。ＡＰＰ変異体（とほか数種類）の遺伝子検査により、発症の何年もまえに患者を特定できるようになった。つまり、病気になるずっとまえから免疫療法が始められるのだ。この臨床試験の最初の結果は、数年以内に出るはずだ。

他の容疑者

アルツハイマー病を引き起こす犯人はほかにもいる。アロイス・アルツハイマーが脳細胞のなかに見つけたからまりは、「タウ」と呼ばれる別のタンパク質の集合体だ。現在、タウの生成を遅らせ、除去する治療法が開発されつつある。

認知症は糖尿病とも関連があるようだ。糖やインスリンに対する脳の反応が、認知症のカギを握っているのだろうか？

アルツハイマー病は感染によって引き起こされるという説もある。患者の脳のプラークに、ヘルペスウイルスと歯周病の原因となる細菌が埋もれていたからだ。

アルツハイマー病の原因は炎症だという科学者もいる。炎症を抑えて免疫反応をおとなしくさせる、あの戦略が役に立つかもしれない。老化とともに炎症が目立ってくることを考えると、説得力がある。

また、廃棄物を脳から排出するシステムが、加齢とともに衰えるかどうかを調べている科学者もいる。睡眠が重要らしい。睡眠は、アミロイドを含む廃棄物を脳が洗い流す休息時間なのだ。

歳をとると睡眠の時間と質が落ちることは有名だから、これもアルツハイマー病の原因になりうる。

これらの説のいくつかが複合的な原因を作っている可能性が高いため、相互関係を明らかにすることが根治への第一歩になるだろう。

しかし、これらすべての仮説も、若年性アルツハイマー病の原因を解明しなければ成り立たない。若年性アルツハイマー病では、アミロイドβの凝集だけが認知機能を低下させているようなのだ。この凝集が私たちの多くに起きることはすでに述べた。認知症の症状がない人のうち、65歳までに20％、90歳までにほぼ半数からアミロイドβが検出される。長い時間がたてば、全員から検出されるのかもしれない。

したがって、すべての人の脳からアミロイド集合体を取り除くのは、合理的な予防法だろう。少なくとも、信頼できる抗アミロイド療法を受けるのはいいことだ。若く健康な脳ではなく、老いて不健康な脳にアミロイドがたまることはわかっているのだから。アミロイド除去薬のほかにも、タウタンパク質を壊す薬、炎症反応を抑える薬、思いもよらない未来のアルツハイマー病療法が必要になるだろう。

他のアミロイド被害

アミロイドが原因となる病気でいちばん有名なのはアルツハイマー病だが、別のタンパク質の塊が多くの病気を引き起こすこともわかってきた[32]。すでに紹介したように、αシヌクレインが集合してできたアミロイドは、パーキンソン病の原因だ。ALS（筋肉をコントロールする「運動ニューロン」が破壊される病気）やハンチントン病のような神経変性疾患にも、それぞれ別の折りたたみ不全タンパク質の凝集体が見られる。２型糖尿病の原因は、アミリン（まぎらわしい名前だが）というタンパク質が作るアミロイドだ。タンパク質を凝集させる遺伝子変異は、多くのアミロイド病を引き起こしたり、大幅に悪化させたりするが、いくつかの凝集は私たち全員に起きる老化現象だ。

アミロイドβよりかなり注目度は低いが、トランスサイレチン（ＴＴＲ）から作られるアミロイドもある。ＴＴＲは血液によって運ばれるタンパク質で、甲状腺ホルモンとビタミンＡを体じゅうに届けている。どうやらこれがアミロイド形成のスタート地点らしい。ＴＴＲにアミロイドを作らせる突然変異は１００種類を超えるからだ。どれも小さな変異かもしれないが、みるみるうちにアミロイドを凝集させる可能性がある。

ＴＴＲアミロイドは高齢者の体じゅうに沈着し、老人性全身性アミロイドーシスを引き起こす。もっとも深刻なのは血管と心臓だ。血管の内壁を覆う細胞にアミロイドがたまると、血管が狭まり硬くなるし、アミロイドは心筋を圧迫し、鼓動をうながす電気信号を妨害するからだ。こうなると、心臓は全身に充分な血液を送り出すことができず、いずれは心不全と診断される。これは高齢者によくある症状で、原因はさまざまと言われるが、もしかしたらＴＴＲアミロイドの怖さが過小評価されているのかもしれない。[33]

問題は、心アミロイドーシスは診断がむずかしいことだ。心臓の生検を受けたい人などいない。心疾患のある高齢者は言うに及ばず。しかも、非侵襲的な心臓検査はいくらか専門的だ（ＭＲＩやＰＥＴスキャンなど、心疾患で病院を訪れる高齢者がふつうは受けない診断検査が含まれる）。

文化的な問題もある。高齢者が亡くなっても、解剖がおこなわれることはほぼない。いくつか持病を抱えた82歳の老人が最終的に心不全で亡くなったとしても、病理医に遺体を慎重に解剖してもらい、死因をはっきりさせたい人はいないだろう。

これは、私たちの医療行為や科学的行為が老化を特別視している証拠でもある。「歳をとって死ぬ」のは平凡なことであり、くわしい調査に値しないと思われているのだ。もちろん、亡くなったすべての高齢者の正確な死因を特定する必要はないが、せっかくなら病理学のデータをもう少しもらえれば、生物老年学者がもっとも早急に取り組むべきことがわかるし、高齢者が近い将来どんな問題にみまわれるのかも予測できる。

アミロイドーシスはまちがいなく次の殺人者候補だ。フィンランドでおこなわれた研究によると、死体解剖の結果、85歳を超える人のうち25%の心臓にＴＴＲアミロイドが見つかった。[34] １００歳超では、その確率は50%を超える。また、スペインの病院がおこなった調査では、あるタイプの心不全を患う人の13%に、大量のアミロイドが沈着していることがわかった。[35] この調査がなければおそらく見すごされていただろう。いちばんリスクが高いのは、老化にともなうほかの病気にかからなかったラッキーな超高齢者だろう。彼らの死因は、時間をかけてたまったＴＴＲアミロイドかもしれない。実際、１１０歳を超えて生きる「スーパーセンテナリアン」の死因の第1位は老人性全身性アミロイドーシスだという仮説もある。[36]

触媒抗体

アルツハイマー病の原因となるアミロイドβと同じく、ＴＴＲやほかのアミロイドは研究者たちの関心の的だ。抗体を使ってアルツハイマー病患者の脳からアミロイドβを取り除くことにはすでに成功している。ＴＴＲアミロイドの除去についても、似たような免疫療法が開発されつつある。そのひとつはバイオ医薬品企業〈プロザナー〉が開発しているＰＲＸ００４という薬だ。[37]

「触媒抗体」という抗体の一種も研究されている。[38] 標的を免疫システムに攻撃してもらうのではなく、みずから破壊しにいく抗体だ。じつは私たちの体も自然の触媒抗体を作っていて、アミロイドβ、タウ、ＴＴＲはもちろんだが、ほかの折りたたみ不全タンパク質も標的になっているかもしれない。しかし、私たちの自然免疫能力にはかぎりがある。

研究にふさわしい触媒抗体がいくつか特定されたのち、この研究を引き継いで「カーディザイム」という治療薬を開発したのが、〈コベイラント・バイオサイエンシズ〉社だ。同社では、アルツハイマー病のもうふたつの原因、アミロイドβとタウ凝集体を標的にする「アルザイム」と「タウザイム」も開発中だ。３つの薬はそれぞれ、マウスのアミロイドを除去することに成功している。

触媒抗体には抗体よりすぐれた点がふたつある。第１に、触媒抗体はただ標的にしがみついて免疫細胞の到着を待つのではなく、みずから標的を破壊して進んでいくので、同じ触媒抗体が何度も攻撃をしかけ、凝集体のなかにあるたくさんの分子を壊すことができる。第２に、触媒抗体は免疫システムに呼びかけないので、炎症を抑えられる。すでにご存じのとおり、炎症はできるだけ避けたほうがいい。

いろいろな種類のアミロイドに共通する化学的性質を利用し、アミロイド全種をたったひとつの治療法でやっつけようというおもしろい手法も現れた。

これには意外な裏話がある。「全般的アミロイド相互作用モチーフ（ＧＡＩＭ）」は、人間ではなく細菌に感染するバクテリオファージ（略してファージ）というウイルスの一種から偶然発見された[39]。Ｍ13と呼ばれるこのウイルスは、１９６３年に西ドイツ・ミュンヘンの下水道で初めて見つかり、生物学研究室になくてはならない存在になった。２０００年代初頭、イスラエルの科学者ベカ・ソロモンは、開発中の抗アミロイド抗体をアルツハイマー病のマウスの脳にもっと運ぼうとＭ13ファージを使った。驚いたことに、抗体なしでウイルスだけを与えられたマウスの対象群は、認知機能が大いに改善した。

いったいどういうことだろう。Ｍ13は大腸菌に感染し、ヒトの細胞やタンパク質には影響を与えないはずなのに？

じつは、Ｍ13が大腸菌細胞に入りこむための分子の「鍵」と「錠」が、ヒトのタンパク質凝集体の分子構造とそっくりなのだ。なんたる偶然。このウイルスタンパク質は細菌細胞にアクセスできるだけでなく、アルツハイマー病の原因となるアミロイドβやタウ、パーキンソン病の原因となるαシヌクレイン、ハンチントン病を引き起こすハンチンチン、運動ニューロン疾患やクロイツフェルト・ヤコブ病（１９９０年代に大流行した「狂牛病」で有名になった、ヒトには稀な脳疾患）を引き起こす凝集体さえ破壊する。もう不可思議というほかないが、ＧＡＩＭがアルツハイマー病のマウスモデルのアミロイドβとタウの両方を一掃し、認知機能を改善させたのは事実だ。[40] ヒト臨床試験は〈プロクララ・バイオサイエンシーズ〉社によっておこなわれている。

いま紹介した治療法のいくつかが、アミロイドに起因する病気の予防療法になれば理想的だ。私たちみんなが抗プラーク剤の注射を定期的に受けて、これらの有害な凝集体が作られるのを防げる日が来るかもしれない。もっといいのは、麻疹やジフテリアのように、さまざまなアミロイド病の予防接種を子供のころに受けることだろう。歳をとって病気が進行しすぎるまえに介入することこそ、老化治療のあるべき姿だ。これらのすべての治療法に、病気を予防できる可能性がある。どんな治療をするにしろ、アミロイド除去は老化治療にとって重要だ。

この章では、老化細胞と厄介なタンパク質をいかに除去するかについて検証した。次の章では、何かを取り除くだけでは充分に治療できない部分を見ていこう。年老いた体のなかにあるものを取り換え、再構築しなければならないこともあるのだ。

第6章

新しきを得る

よりよい何かと取り換える

悪者を追い払うだけではなく、よりよい何かと取り換えなければ充分な治療とは言えない。生物老年学にはそんな一面がある。たとえば、老朽化した免疫システムはうまく機能せず、感染症やがんになるリスクも高くなるが、もうひとつの選択肢よりはましなのだ――免疫システムをまったく持たないことよりは。

したがって、私たちは病気抵抗力の高め方だけでなく、老化による生物学的衰えを若返らせる方法を探さなければならない。

本章では、補充療法を大きく4つに分けて考察する。

まずは幹細胞治療から。幹細胞の供給は、体のさまざまな部位の再生を助けてくれる。

次は免疫システム。免疫システムを若い状態に戻す多様なアイデア(いくつかの幹細胞治療を含む）が生まれている。

３番目はマイクロバイオームのヒーローたち。胃腸や皮膚やそこらじゅうにいる細菌、ウイルス、真菌による壮大な生態系だ。これらも歳をとったらつぎ足す必要があるだろう。

そして最後に、細胞の外側にいて、加齢による化学的ダメージに苦しんでいる長寿の足場タンパク質。これも修理するより交換したほうがよい結果が出そうだ。

次世代医療の主役「幹細胞治療」

幹細胞治療は医療の最新分野のひとつであり、幹細胞を治療に活用すれば、老化治療の最大の武器になりそうだ。[1] 幹細胞は老化とともに失われる細胞を補充し、加齢による失明や糖尿病やパーキンソン病の予防に役立つだろう。

しかし、幹細胞治療は大げさに騒がれがちだが、誤解されることも多い。偽医者は「幹細胞」という用語を触れまわり、藁《わら》にもすがる思いの患者をぴかぴかの無認可クリニックに連れていって、あらゆる病気を「治す」怪しげな溶液を注射する。[2] だが「幹細胞」は一種類の細胞でもなければ、それだけでたくさんの病気を治したり、歳月が全身に与えた損傷を一気に治したりする不老不死薬でもない。

こうした治療法の計り知れない真の可能性を知るには、幹細胞とは何か、幹細胞に何ができるのかを正しく理解する必要がある。再生医療に幹細胞を使うためのカギは、適時適所に適切な細胞を配置することだ。

幹細胞とは、分裂するときに選択権を持っている細胞のことだ。たいていの細胞と同じように、同じ種類のふたつの細胞に分かれる（この場合はふたつの幹細胞になり、その個体数を増やす）こともできるし、幹細胞と別の細胞に分裂する（幹細胞の個体数は減らさずに、皮膚から腸の内膜まで、いまいる場所で新鮮な細胞を増やす）こともできる。もしくは、ふたつの非幹細胞になる（幹細胞を減らしてでも細胞組織をできるかぎり増やす）選択肢もある。幹細胞が特定の体細胞に変わることを「分化」と呼ぶ。この能力を理解するには、胚が成長する過程を考えるといい。

私たちの人生はひとつの受精卵から始まる。大いなる女家長である受精卵を頂点に、細胞系譜は枝葉を広げ、あらゆる種類の細胞に分かれていく。

受精卵は究極の万能選手で、成長中の赤ん坊のどんな細胞も形成できる。初期胚に見られる数個の娘細胞は、成人のどんな組織の細胞にも分化できる能力を持っているので、「多能性細胞」と呼ばれる。[3] 分化多能性はすぐに消え去り、発生過程の胚のすべての細胞は「体性幹細胞の分化能」だけを持つようになる。幅広い選択肢を持ってはいるが、もう何にでもなれるわけではない。胚の成長とともに細胞の将来の可能性は狭まり、どんな部位に成長するかが決まっていく。ある細胞が多能性幹細胞としてスタートを切ったとすると、その娘細胞は用途の広い脳前駆細胞になり、そのまた娘細胞は脳で特定の役割を持つ、特定のニューロンへと変化していくのだ。

やがてほとんどの細胞は行き止まりにぶつかり、「最終分化」と呼ばれる状態になる。それが心臓や肝臓に特有の細胞なら、その細胞は生涯その臓器で働くということだ。分裂するなら、自分と同じ細胞がふたつできて娘細胞になる。最終分化をためらうひと握りの細胞は「成体幹細胞」になっていく。たとえば皮膚や腸の内壁を維持する細胞集団や、毎日数千億個の新鮮な血球を作り出す造血幹細胞（ＨＳＣ）だ。

造血幹細胞（HSC）移植

　こうした仕組みから、幹細胞治療の分野のひとつが生まれた。ある人の成体幹細胞を、ほかの人かその人自身に移植する治療法だ。幹細胞治療はずいぶん未来的だと思われがちだが、半世紀ものあいだうまく続いてきた平凡な幹細胞治療がひとつある。骨髄移植は（深刻だが）日常的な医療処置だ。もっともＨＳＣは、骨髄ではなくドナーの血液や臍帯《さいたい》から採取されることが多いため、ＨＳＣ移植と呼ぶほうが適切だ。

　従来、血液がんは白血病と同じように治療されてきた。白血病になると、増えすぎた特定の種類の血球が骨髄を満たしてしまい、幹細胞を圧倒する。すると血球を作る能力が失われ、免疫白血球が足りなくなり、患者の大半は感染症で亡くなる。多くのがんと同じく、通常は化学療法か放射線治療がおこなわれる。急速に分裂するほかの細胞にダメージを与えすぎないことを願いつつ、急速に分裂するがん細胞を選択的に破壊する療法だ。

　しかし、ＨＳＣはこれらの治療法に対する感受性がきわめて高い。がんが治るどころか、血球に壊滅的打撃を受けて患者が亡くなることもある。解決策は、治療が終わるのを待ってからＨＳＣを注入し、血球の生産を再開することだ。

　これまでに、世界じゅうで１００万件をゆうに超えるＨＳＣ移植がおこなわれ、いまも毎年数万件が実施されている。[4]たくさんの命を救ってきた、きわめて成功率の高い治療法だ。

　しかし、これが老化治療となると、成体幹細胞にも限界がある。

大きな課題のひとつは、幹細胞集団が存在する部位しか治療できないということだ。たとえば、心臓や大部分の脳に幹細胞は見当たらない。科学者たちは調査を続けているから、脳や心臓に幹細胞が見つかることもあるかもしれないが、ドナー登録したがる人はほぼいないだろう。無理もない。骨髄からＨＳＣを採取するには、何日か薬を飲み、数時間かけて血液を濾過して幹細胞を抽出するだけだから、あまり手間はかからない。一方、心細胞や脳細胞の抽出は、ドナーにとってかなり危険で侵襲性が高いのだ。[5]

ふたつめの課題は免疫拒絶反応だ。臓器移植と同じで、提供を受けるレシピエントの免疫システムは、新しい細胞を「非自己」細胞とみなして破壊する。過剰な免疫反応が起きて治療のメリットは消え、最悪の場合は死に至る。[6] これを避けるために、ＨＳＣ移植の半数以上では患者本人の細胞が使われる。ＨＳＣのドナーとレシピエントの適合率は上がっている。だが臓器移植を受けた患者と同じく、きちんと適合していても、多くのレシピエントは免疫抑制剤を一生飲みつづけなければならない。このため、深刻な副作用と感染症にみまわれるリスクも生涯続く。

山中教授のiPS細胞

これらの問題への突破口が２００６年に見つかった。成熟細胞の発生時計を巻き戻し、多能性細胞に戻すことに、日本の科学者、山中伸弥《しんや》教授が初めて成功したのだ。これらの細胞は体のどんな細胞にもなれる可能性を持っている。この研究を進めて、最終的には患者本人の細胞からあらゆる種類の細胞を際限なく作ることが望まれる。侵襲性がありうる移植をおこなう必要も、いまある幹細胞を使う必要すらなくなる。患者本人の細胞から作るのだから、免疫拒絶のリスクもない。[7]

長いあいだ、発生と分化のプロセスは一方向だけに進むと考えられてきた。受精卵が多能性細胞になり、やがて体性幹細胞の分化能だけを持つようになり、成熟した細胞になるというものだ。振り返ってみれば、そうではないことは明白だったはずだ。なにしろ、妊娠の奇跡にはふたつの成熟細胞、卵子と精子が結合しなければならない。そのためには時計の針を巻き戻し、高度に分化した生殖細胞からふたたび受精卵になって、ヒトの体のどの細胞にもなれる能力を甦らせる必要がある。ならば、脱分化〔訳注：分化した細胞が未分化の状態に戻ること〕は生物学の法則に逆らっていなかったわけだ。では、そのプロセスを実験室で再現することは可能だろうか？

１９６０年代に一連の先駆的な実験がおこなわれ、実験室での再現が可能なことをイギリスの科学者ジョン・ガードンが証明した。彼はカエルの細胞から細胞核（ＤＮＡコードを含む細胞の一部）を取り出し、あらかじめ細胞核を壊しておいたカエルの卵細胞に入れてみた。若い胚の細胞核を移植した卵細胞は大人のカエルに成長したが、大人のカエルの細胞核は一度もカエルに成長しなかった。完全に失敗することがほとんどだったが、体の部位が識別できる後期胚まで成長することはたまにあった。

成熟細胞の細胞核を空《から》の卵細胞に移植するこの技術は歳月をかけて改良され、より確かなものになった。この技術を使って１９９７年に生まれたのが、おそらく世界でいちばん有名なヒツジ「ドリー」――史上初めてクローン化された哺乳類だ。母親の体から取った細胞核を移植して生まれたドリーは、母親とまったく同じＤＮＡを引き継いでいた。

受精卵には明らかに、細胞分化という変化を「リセットする」仕組みらしきものがある。２０

〇〇年代までに、山中教授の研究室では、胚性幹細胞（ES細胞）の遺伝子研究が始まっていた。ES細胞とは、初期の胚から採取されるまだ多能性がある細胞だ。

山中教授らは卵細胞を調べ、時計の針を巻き戻す驚異的な化学的性質を探ろうとした。その試みは成功し、「山中因子」と呼ばれる4つの遺伝子が特定された。これらを細胞に移植すると、その細胞は分化多様性を持つ。人工多能性幹細胞（iPS細胞）の誕生だ。2012年、山中教授とガードン教授はノーベル医学・生理学賞を受賞した。[8]

彼らの功績がノーベル賞に値するのは、分化時計を巻き戻す多能性細胞の能力を発見しただけでなく、そこからあらゆる種類の細胞を作り、利用できる可能性を見いだしたからだ。その証拠に、ごく若いマウスの胚から胚細胞を取り出し、iPS細胞と取り替える実験をしたところ、すべての細胞型が正常に働く大人のマウスに成長した。つまり、適切な環境（この場合はマウスの胚のなか）を与えられれば、iPS細胞は大人のマウスのどんな細胞にも分化するということだ。

しかし、ここで新たな問題が浮上する。自然が作った雑然とした大釜にiPS細胞を入れ、大人のマウスを作れることはわかった。だが本当に必要なのは、必要に応じて特定の種類の細胞を作ることだ。細胞を脱分化させてiPS細胞にすることができたいま、この逆ルートをたどることが次の課題になる——iPS細胞を私たちが求める細胞に再分化させるには？

解決のヒントは、胚の発生プロセスを振り返ることにある。成長中のマウスやヒトの細胞がその将来を「知る」方法がわかれば、それを実験室のシャーレで再現し、患者のニーズに沿った種類の細胞を作ることができる。

発達中の胚の細胞がその将来像を知ることができるのは、至るところにある細胞から絶えず化学的メッセージが送られてくるおかげだ。発達中の細胞からはさまざまな分子が分泌される。これらの化学的シグナルの強さ、発信のタイミング、持続時間そのものも、その細胞が受け取るシグナルによって決まる。こうしてシグナルがくり返し分散化されることで、さまざまな化学的メッセージが何パターンもできあがり、細胞は自身の居場所と役割を知り、どんな細胞に分化すべきかを理解するのだ。

したがって、ひとつのｉＰＳ細胞にニューロン、心臓細胞、皮膚細胞、とにかく何かになってほしいなら、適切なシグナルをくり返し送る必要がある。どこかの実験室のシャーレにのせるのではなく、完全な胚のなかで実際に細胞が発生するのと同じ状況を作らなければならない。何日間あるいは何週間もかけて、対象となる細胞に適切なシグナル分子を垂らし、求められる姿へとゆっくり導いていくのだ。発生学と細胞培養に関する科学者たちの理解が深まるにつれ、望みの細胞を実験室で作る技術はどんどん上がっている。

このことが老化防止だけでなく、細胞療法にとっても朗報になることを願う。病気や怪我や老化で細胞が失われても、代わりの新しい細胞を作ることができるからだ。患者自身の細胞をもとに作ることができれば理想的だ。適合するドナーを見つける苦労をしなくてもすむし、患者の免役システムは新しい細胞を「自分」だと認識するから、侵入者を追い出そうと炎症反応を起こす必要もない。

どんな種類の細胞にもなれると聞くと、多能性細胞は最高の幹細胞だと思われるかもしれない。だがここで強調したいのは、幹細胞治療はｉＰＳ細胞そのものを患者に注入するわけではないということだ。行き先を教え導くシグナルがなければ、ｉＰＳ細胞は求められた細胞に分化できず、実用性がない。そのうえ、iPS細胞にはがんを引き起こすリスクもある。多能性細胞は実験用シャーレのなかで無限に複製できる。これは、実験で大量に細胞が欲しいときや、体内で失われた細胞を補充したいときにはとても便利だが、その一方で、患者に注入した混合液のなかにひとつでも多能性細胞が残っていれば、患者の体内で無限に分裂して腫瘍を作ってしまう。

多能性細胞が原因となる腫瘍は奇形腫《テラトーマ》と呼ばれ、見た目はじつにグロテスクだ（「テラトーマ」という病名はギリシャ語の「怪物のような腫瘍」から来ている）。通常、奇形腫は女性の卵巣や男性の精巣に自然に――幸いごくまれに――できる。入念に計画されたシグナルが送られてこないと、多能性細胞はどうしていいかわからず、でたらめに分化して恐ろしいしこりを形成する。この希少性と気味の悪さに魅入られ、奇形腫を収集したビクトリア朝時代の医師たちもいた。解剖学博物館に行けば、筋肉、毛髪、歯、骨、脂肪、ときには眼球や脳の一部がめちゃくちゃにからまった塊のホルマリン漬けを見ることができる。とりわけ不気味な症例は、2000年代初めに患者の卵巣から摘出された。異常な形に折りたたまれた小さな赤ん坊のような姿で、髪、手足の生え際、数本の歯、不完全な片目がついている。[9] こんなことにならないよう、幹細胞治療をおこなう際には、いかなる多能性細胞も取り除いておくことがきわめて重要だ。

老化関連病治療へ

iPS細胞から分化した娘細胞を治療に使うアイデアはいろいろあるが、なかでも進んでいるのは老化にともなう病気の治療だ。最初は1種類の細胞を失ったことによる病気や機能不全に細胞療法を試してみるのが理想的だろう。たくさんの細胞集団ではなく、特定の細胞型だけを補充すればいいからだ。その結果、最先端の治療法ふたつが従来の治療を変えようとしている。前章に出てきた加齢黄斑変性症にかかわる網膜色素上皮細胞と、パーキンソン病にかかわる特定のニューロンに対する治療法だ。

いちばん実現が近い幹細胞治療は、加齢黄斑変性症治療だろう。2018年におこなわれたふたつの臨床試験では、幹細胞から網膜色素上皮細胞を作り、患者の目に移植した。[10] どちらも「第1段階」の試験で、治療の効果を証明するというより、治療の安全性を確認することが目的だったが、この試験では安全性が証明されただけでなく、患者の視覚も回復した。患者のひとりは1分につき1・7語をのろのろと読むのがやっとだったのに、治療後は50語と、まあまあ読めるようになった。また、文字のサイズが徐々に小さくなっていく例の視力検査で、治療前より29文字も多く読めるようになった。参加した患者はたった6人だったので、もっと研究が必要だが、準備段階としては見事な結果だ。

これらの臨床試験のいちばんの弱点は、ES細胞から網膜色素上皮細胞を作ったことだ。当然、治療を受ける患者本人のものではない。そのため患者たちは免疫抑制剤を服用し、免疫システムが新しい細胞を攻撃するのを防がなければならなかった。

次のステップは、患者から採取したiPS細胞でもポジティブな結果を出すことだ。ヒトでの最初の臨床試験は2014年に日本でおこなわれたが、移植された細胞のなかに、がん化する可能性のある突然変異が見つかり、安全上の理由で中止された。[11] この患者にはなんの問題も起きなかったが、科学者たちは実験のペースを落とし、現状を分析せざるをえなかった。

2019年、アメリカ国立眼科研究所は網膜色素上皮細胞の生産に関するあらゆる不安を解消するため、入念で現実的な実験計画案を作り、すべての段階での安全性を慎重に確認した[12]。実験計画案はすべての面で安全性を認められた。次のステップは人間の患者で臨床試験をすることだ。

ＥＳ細胞を使った治療は成功し、ｉＰＳ細胞の利用にも前向きな一歩が踏み出せた。老化による視力低下を治療するために、近くの病院で自分の細胞を移植する未来もそう遠くない。２００６年の山中教授の発見が、初めて臨床で大成功を収める日がやってくる。

パーキンソン病の幹細胞治療

パーキンソン病は「ドーパミン作動性ニューロン」の減少によって引き起こされる。このニューロンは、脳細胞が互いにコミュニケーションをとるために使うドーパミンという化学物質を作る特別な機能を持っている。患者に症状が現れるころには、このニューロンの最大80％はすでに失われている。私たちの動作をきめ細かくコントロールする脳内の精密なシステムがかなりむしばまれた状態だ。

症状の進んだパーキンソン病患者には、脳内でドーパミンに変化する「レボドパ」という薬を使って治療することが一般的だ。そして、ここでも幹細胞治療の効果が期待できる。症状を表面的に抑えるのではなく、ドーパミン作動性ニューロンを交換し、病気そのものを治せる可能性があるのだ。

パーキンソン病の幹細胞治療の歴史は驚くほど長い[13]。

初めての先駆的な手術は、30年以上前、１９８７年にスウェーデンのルンドでおこなわれた。中絶された胎児のドーパミン作動性ニューロン前駆細胞を、症状の進んだ患者ふたりの脳に移植したのだ。未熟細胞が増殖してドーパミン作動性ニューロンに成長することが期待され、結果も上々だった。

これを機に実験的な手術が何年もおこなわれたが、信じられないほど説得力のある結果が出た。1989年に移植を受けた「患者4」の症状は3年間かけて驚くほど改善し、レボドパを飲まなくてもよくなった。9年間はほぼ症状が出ず、運動機能が落ちてきたところで少しずつ薬物療法を再開した。彼は手術の24年後に亡くなったが、解剖の結果、移植されたニューロンがまだ生きていて、まわりの脳細胞と結合していたことがわかった。もちろん、脳のほかの部位には認知症や一般的な老化が起きていただろうから、すでにニューロンの効果はなくなっていたが。

これらの有望な結果が出たあとは、紆余曲折があった。たった18人の患者が参加したスウェーデンの研究と、大規模かつ入念におこなわれたアメリカ国立衛生研究所（NIH）の臨床試験は、幹細胞治療の効果に疑問を投げかけた。スウェーデンの研究者たちは、これまでの大規模な研究では、新鮮な細胞を使っていないではないかと反論した。移植への拒絶反応を抑えるための免疫抑制剤も用いていないし、充分な時間をかけて効果を観察していない、と（「患者4」に治療の効果が表れるのに3年かかったのは先述のとおり）。

研究データが少ないので議論は盛んになる一方だが、ニューロンを研究する神経学者にとって、明るい希望が見えてきた。2010年、胎児の幹細胞でパーキンソン病の治療をめざす、決定的な共同研究が始まったのだ。研究コンソーシアム〈トランスユーロ〉の調査にはヨーロッパじゅうから100人以上の患者が参加し、2021年には最初の結果が出ることになっている。

残念ながら、これらの幹細胞は特定の発育段階で中絶された胎児からしか採取できない（体長わずか数センチの胎児からピンの頭ほどのサイズの部位を見つけるという、骨の折れる作業だ）。そのため、胎児のドーパミン作動性ニューロン前駆細胞は供給量が少なく、この治療を受けられる人数は非常にかぎられている。もっと研究が進み、この治療法がパーキンソン病に効くことが証明されたら、次のステップはｉＰＳ細胞でこのニューロンを作ることだ。ｉＰＳ細胞を使った最初の臨床試験は、患者本人ではなくドナーから提供された細胞ではあるが、２０１８年に日本で始まり、今後もさらに調査がおこなわれる予定だ。

　幹細胞治療のトップを走るのは加齢黄斑変性症とパーキンソン病だが、ほかの病気も負けてはいない。次に続くのは糖尿病だろう。実験室では、ｉＰＳ細胞から「β細胞」（膵臓でインスリンを生成して血糖値を抑える細胞）を作り、糖尿病のマウスを治療することができる。また、ヒトｉＰＳ細胞から「軟骨細胞」（関節にある軟骨を生成、修復する細胞）を作り、変形性関節症のラットの膝を治すことにも成功している。マウスを使った初期の調査では、嗅覚ニューロンが破壊されたマウスに、嗅覚ニューロン前駆細胞をほんの少し滴下したところ、嗅覚が戻った。また、ヒトの尿（！）から精製されたｉＰＳ細胞で歯の前駆細胞を作ると、マウスには「歯のような構造」ができた。すべての人が新鮮で生物学的な歯（いま手に入る金属、プラスチック、セラミックの義歯ではなく）を持つことは、歯学の崇高な目標にちがいない。とりわけ、食べ物を噛むのに苦労している高齢者の役に立つだろう。

　幹細胞研究はとても広大で進歩の速い分野なので、１冊の本のたった1節で全容を語ることはできない。あなたが本書を読んでいるころには、いくつかの項目は時代遅れになっている可能性が高い。その理由が、すでにクリニックでの臨床に近づいているということであるといいが。クリニックで実践できなければ、老化研究はその将来的利益に見合うだけの注目も、資金も集めることはできないだろう。まだ解決すべき問題はあるが、この研究分野の変化のスピードと広がりには驚かされる。

ここまで読んだ読者には、幹細胞は怪しいクリニックで出される万能薬などではない理由がもうわかったはずだ。幹細胞治療はたった1回で体のすべてを若返らせる療法ではなく、さまざまな細胞に関連する幅広い治療の総称だ。それでも、とりわけ老化にともなう変性疾患に関して、幹細胞はまもなく医療の主役になっていくだろう。

免疫システムを若返らせる

幹細胞やほかの若返り療法は、免疫システムの役に立つ。[14]まずは胸腺から始めよう。これは胸骨のすぐうしろにある小さな器官で、T細胞の教育の場だが、子供時代から減少を始める。有益な胸腺組織が無駄な脂肪になる「退縮」は、じつに適応力に富むプロセスだ。胸腺の退縮を止めたり逆行させたりする方法はいろいろあるが、もっとも調査されているのは不妊手術だろう。マウスの精巣や卵巣を手術で取り除いたり、性ホルモンの分泌を止める薬を投与したりすると、胸腺の量が増えるのだ。

「去勢」された男たちは長寿だった

人間での臨床試験の参加者を募るのはむずかしいだろうが、史実をもとに、不妊手術が長寿に及ぼす影響を解き明かそうというおもしろい研究がある。

18世紀のヨーロッパでは、「カストラート」と呼ばれる歌手がオペラ界を支配していた。カストラートは、声変わりするまえの声を一生保つために、思春期前に去勢された男性たちだ。ある分析によると、彼らの寿命は当時のほかの男性歌手と変わらなかったという。[15] だが、サンプルが少なすぎるし、実際には去勢されず、思春期に声変わりしなかっただけのカストラートもいたかもしれない。

ほかの研究では、アメリカのカンザス州にある「知的障害者」施設の入所者を調べた。[16] 当時は優生学運動が盛んで、「遺伝子学的にふさわしくない」人たちが政策によって不妊治療を受けさせられる時代だった。この調査結果にはかなりの説得力があり、入所している男性の平均寿命が65歳だったのに対し、去勢された入所者の平均寿命は71歳だった。しかも彼らは男性型脱毛症にならなかったようだ。

とはいえ、やや疑問も残る。65歳は当時のアメリカ人の平均寿命よりやや短い。つまり、去勢された人との平均寿命の差は、施設ならではのものかもしれない。たとえば、不妊手術を受けなかった人はもともと不健康だったとか、不妊手術を受けた人とはちがう扱われ方をした可能性がある。したがって、この結果を一般化することはできない。

去勢が人間の寿命を延ばすことをもっとも強力に証明したのは、朝鮮半島の李氏朝鮮王朝の宦官たちだ。[17] 李氏朝鮮王朝は5世紀続き、ネシと呼ばれた宦官は、朝廷で重要な役割を担っていた。官僚になれるのは宦官と、ヤンバンと呼ばれた貴族だけで、日没後に城内に残ることを許されたのは王家の人々と宦官と女性だけだった。王家の血統を守るためだ。およそ140人の宦官がネシブという組織を作り、城の警備、料理、掃除、整備の監督、情報伝達をおこなって王に仕えていた。

ネシは結婚することも、女児や去勢した男児を養子にすることも認められていた。どうもしっくりこないが、宦官の家系が存在するということだ。２０１２年、研究者たちは、王朝のほかの文書も参照しながら、家系図を使って宦官の寿命を分析した。結果は明らかで、似たような社会的地位にあるヤンバン３家族の平均寿命が51～56歳だったのに対し、宦官81人の平均寿命は70歳だった。宮廷のなかで一生をすごす王たちでさえ平均寿命は47歳だったが、宦官のホン・インボは１００歳、キ・ギョンホンは１０１歳まで生き、４代の王に仕えた。イ・キウォンに至っては１０９歳まで生き、５代の王に仕えた。[18] 宦官81人のうち、３人が１００歳を超えたのだ。１００歳以上の人がもっとも多い現代の日本でさえ、１００歳以上まで生きる男性は１万人にひとりもいない。しかも、１０１歳で亡くなったキ・ギョンホンが生まれた１６７０年の平均寿命は、いまより何十年も短かった。

あいにく、李氏朝鮮時代の宦官の家系図に、胸腺のサイズは記されていないが、去勢が長生きの要因だと考えるのに充分な理由がある。カンザス州の施設の入居者たちが長生きしたのは、感染症による死亡率が減ったことがおもな原因で、免疫システムが関与していると考えられる。また、去勢した９カ月のマウスの胸腺が大きくなり、インフルエンザに感染したときの免疫反応も向上したという実験結果もある。[19] しかも、がんへの抵抗力も驚くほど高まった。腫瘍を誘導する細胞を注入したところ、去勢していない対照群の80％ががんを発症したのに対し、去勢して胸腺が発達したマウスは30％しか発症しなかったのだ。

マウスの実験から、生殖器除去の効果はメスにも当てはまると推測されるが、精巣より卵巣を取り除くほうがはるかにむずかしく危険なため、ヒトでもマウスでもデータは非常に少ない。これまでにおこなわれた調査でも、結果は似たようなものだ。たとえば、カンザス州で不妊手術を受けた女性入居者はたしかに長生きしたが、人数が少なすぎて確たる結論を出すのはむずかしい。また、手術による効果が表れなかった可能性もある。女性ホルモンのエストロゲンには心血管の健康を守る働きがあるからだ。卵巣を除去すれば胸腺は増えるかもしれないが、心臓病のリスクは高まり、寿命自体は縮まる。

胸腺を若返らせる各種治療

実験室でおこなう不妊化はシンプルな介入だが、現実世界で多くの人が手術の列に並ぶとは思えない。幸い、別の治療法がいくつかある。成長ホルモンか、幹細胞か、遺伝子を使った療法だ。もっとも進んでいるのはホルモンによる手法で、〈インタビーン・イミューン〉社は、人間での小規模な臨床試験もおこなっている。[20] 9人の男性にヒト成長ホルモン（HGH）、DHEAという別のホルモン、メトホルミン（前章に出てきた糖尿病の治療薬で、老化防止にも役立つかもしれない薬）を投与し、HGHが関連する糖尿病のリスクを下げようという研究だ。結果は良好で、効果は広範囲に及んだ。MRI検査をしてみると、期待どおり、彼らの胸腺は脂肪が少なく、T細胞をたくさん作っていた。しかも、腎機能が向上しただけでなく、何章かまえに出てきたきわめて正確なエピジェネティック時計で計ったところ、エピジェネティック年齢まで下がっていた。つまり、胸腺が若返れば、免疫システムだけでなく体全体が若返るのだ。免疫システムが体じゅうを幅広く守り、維持していることを考えれば、この結果は驚くにあたらないだろう。

「FOXN1」という遺伝子を使い、もっと直接的に胸腺を若返らせる方法もある。FOXN1は、皮膚や髪や爪などの成長をうながす遺伝子だが、なかでも胸腺の発達にきわめて重要な働きをしているようだ。ディジョージ症候群（胸腺が未発達か完全にない遺伝子疾患）の子供の大半は、FOXN1を含む22番染色体の一部が欠けている。また、加齢で胸腺が消えるにつれ、FOXN1の活動レベルも落ちることが、マウスとヒトの研究でわかっている。

すばらしいことに、FOXN1は自力で胸腺を再生できる。スコットランドのエディンバラの研究者たちが、FOXN1のコピーを持つマウスを遺伝子操作で作り、ある薬を与えてそのコピーを活性化させた。[21]すると高齢マウスさえ胸腺が再生し、新しいT細胞を作れるようになった。いま研究者たちは、弱った胸腺細胞にFOXN1のコピーを持たせる遺伝子治療や、すでに体内にあるコピーを再活性化させる薬の開発を検討している。

本章の前半を読んだあとでは、最後の手法も当然に思えるだろう。そう、幹細胞を使って胸腺を育てることもできるのだ。

数少ない完全型ディジョージ症候群（胸腺がまったくない状態）の子が、胸腺移植という先駆的な治療を受けた。完全型ディジョージ症候群の患児の予後はよくない。T細胞がないと感染症と充分に闘うことができず、たいてい2歳前に亡くなってしまうが、胸腺を移植すれば闘えるようになる。

移植手術後に患児の血液を調べたところ、T細胞は術前よりはるかに増えていた。残念なことに、移植する胸腺は、心臓手術を受けるほかの嬰児から提供を受けるしかない。患部まで切開するときに胸腺をそのまま取り除くからだ。つまり、胸腺の移植を受けられる確率はきわめて低い。

これを幹細胞が解決するのは明らかだ。まだクリニックで実用化する準備はできていないが、胸腺のないマウスに、実験室で作った小さな人工胸腺「サイマス・オルガノイド」を移植すると、再生がうながされることがわかっている。[22] iPS細胞から胸腺を作る研究も急速に進んでいる。

これらのアプローチのどれが最初に実を結ぶかはわからないが、多くの方法が開発されつつあるので、胸腺が退縮しなくなる日も近いはずだ。そうなれば、歳をとっても新鮮なT細胞が作れる。感染症やがんと闘う能力を、若いときと同じレベルまで引き上げる第一歩が踏み出せるのだ。

免疫システムの再生

似たような再生が必要な免疫システムはほかにもある。たとえばリンパ節だ。何かに感染すると不快なほど腫《は》れるこの「腺」は、歳をとるとあまり腫れなくなる。リンパ節は、戦闘態勢を整えた免疫細胞と新しい脅威が闘う場所だ。リンパ節がしっかり機能しないと、T細胞はしっかり成熟しない。[23] 歳とともにT細胞が減ると、免疫防御も妨げられる。研究によると、チームのなかに弱い者がいれば、免疫システムも弱くなるから、リンパ節の状態がよくなければ、再活性化された胸腺には強い免疫反応が起こせないかもしれない。研究者はリンパ系の再生医療を開発中だが、まだ始まったばかりで、胸腺への効果を調べる段階ではない。これはもう少し注目されていい分野だ。

免疫システムの教育の場だけでなく、「卒業生」にも目を向けるべきだろう。適応免疫系の細胞は、体内でいちばん高齢の細胞かもしれない。感染後に居残る「メモリーT細胞」と「メモリーB細胞」は、見知った敵が戻ってきたら自分の知識を活用しようと待ちかまえ、何年、何十年と生き延びる。つまり、これらの細胞そのものも歳をとる。その老化に対抗するには、体のほかの部位に使うのと似た手段が必要だろう。前述した老化細胞の除去もひとつの案だ。あるいはDNAの損傷をなんとかするか、短くなったテロメアを長くしてもいい（どちらも次章で考察する）。

サイトメガロウイルス（CMV）と戦う方法

免疫システムの老化には特徴がある。サイトメガロウイルス（CMV）のようなウイルスに持続感染することにより、個々の細胞ではなく細胞集団が変化する点だ。第4章で述べたように、CMVに感染すると、やがてCMV対応に特化した免疫細胞集団が増えすぎ、免疫システムはほかの敵を記憶できなくなる。老化によってメモリーT細胞の3分の1まではCMVに特化する可能性があり、メモリーT細胞がほかの感染症と闘う余地は少なくなる（胸腺から新鮮なT細胞が供給されないため、事態はますます悪化する）。

CMVは、性器ヘルペス、口唇ヘルペス、水痘、腺熱を引き起こすヘルペスウイルスの仲間だ。これらの病気に共通するのは、免疫システムをかいくぐる腕前だ。初感染したときには明らかな症状が出る（水痘によく見られる、かゆみのある発疹など）が、いったん症状が治まると、ウイルスはひっそりと静まりかえる。免疫システムはそれらのウイルスを一掃できず、居残りウイルスは体内に一生潜伏しつづける。そしてストレスのかかる出来事やほかの病気の発作などによって免疫力が弱まったとき、ふたたび姿を現すのだ。

甦ったヘルペスウイルスが原因となるもっとも有名な病気は、帯状疱疹だろう。隠れていた水痘のウイルスが再活性化し、痛みをともなう発疹が局所にできる病気だ。高齢者は免疫システム全般が弱まっているので、帯状疱疹だけでなく、ほかの潜伏感染が引き起こす病気にかかるリスクも格段に高い。

2章前までCMVについて述べなかったのは、微熱が数日続くのが関の山で、ほとんど症状が出ないからだ。目立たないのに、CMVは驚くほどありふれた存在だ。30歳までに私たちの約半数が感染し、65歳までに70％以上が感染する（これは豊かな世界での話。貧しい国々では成人のほぼ100％が感染する）。感染して間もない人の体液を介して感染するので、嬰《えい》児や幼児の唾液で感染しやすい。子供のころに感染しなかった人は、大人になってから性行為で感染する。大半の人は30歳をすぎてもウイルスを持ったままだ。感染後、ウイルスは身を隠し、次のチャンスを狙っている。CMVは老化の「外的」要因だと思われるかもしれないが、ウイルスが体内に偏在していることを考えると、人間の老化の一部と考えるほうが理にかなっている。

慢性的なCMV感染は厄介だ。血中のCMV抗体を測ると、感染症に対する体の反応、つまりCMVの活動レベルがわかる。ある調査によると、CMV抗体が最高レベルの高齢者は、そうでない高齢者より、その後の10年間で死亡する可能性が40％も高いという。[24] とはいえ、抗体レベルと寿命に相関があるのかどうかはまだ不明だ。ほかの健康問題のせいでCMVが再発するのかもしれないし、CMV（とそれに過剰に反応する免疫システム）が健康を害した結果、最終的に死に至るのかもしれない。

どうやってCMVの潜在的恐怖と闘えばいいのだろう？

まず明らかなのは、ワクチンを開発することだ。まだ感染したことのない人を救えるし、集団免疫力も高まるだろう。CMVが老化に大きな影響を与えていることを考えなくても、ワクチンを打つのは当然だ。CMV感染がただちに問題になる数少ない機会のひとつは、妊婦の感染だ。全世界で、CMVは子供の脳障害のおもな原因であり、ほかの障害を引き起こす可能性もある。そうした障害で苦しむ人を減らせるなら、CMVワクチンの研究を進める価値は充分にある。[25]

もうひとつの方法は、CMVと戦う細胞を移植し、高齢者の免疫機能を強化することだ。CMV専門のT細胞がそれほど大量になくても、ウイルスを抑えられるかもしれない。造血幹細胞（HSC）の移植を受けた患者のT細胞を調べたところ、効果があることが実証された。また、幹細胞から、CMVやほかの感染症と戦うT細胞を作る研究も進んでいる。幹細胞で高齢者の免疫システムを底上げできれば理想的だ。

免疫を「再起動」する

最後の方法は、CMVに取り憑かれたT細胞をいくらか取り除き、免疫記憶にスペースを作ることだ。そうすれば、免疫老化のもっとも大胆な治療法が実現できる。免疫をすっかり再起動するのだ。これが実現すれば、CMVの問題も、老化にともなうほかの免疫関連の問題も解決できるかもしれない。血液がん患者だけでなく、たんに生物学的な年齢を下げたいだけの健康な人にも、HSCを移植する。なぜこれが大胆な提案かというと、HSCを移植すると、すでにあるHSCと免疫細胞が消えてしまうからだ。化学療法や放射線療法を受けたときと同じ経路をたどるので、健康な60代が治療に参加するとは思えないが、ちょっと待ってほしい。これは思ったよりまともな提案なのだ。

通常、ＨＳＣが白血病の患者に移植されることはすでに述べた。がん治療により、造血細胞と免疫細胞はともに死んでしまうので、ＨＳＣを移植して血球と免疫システムをゼロから再建する。しかし最近では、ＨＳＣの移植でもっとさまざまな病気が治療できるのでは、という関心が高まっている。

たとえば、多発性硬化症だ。神経線維を守るミエリン鞘を免疫システムが破壊し、脳からの情報がうまく伝わらなくなる病気だ。神経は体のさまざまな機能をコントロールしているため、失明から痛み、運動機能の低下まで、症状は多岐にわたる。多発性硬化症はたくさんある「自己免疫」疾患のひとつにすぎない。自己免疫疾患とは、免疫細胞が自分の体内にある細胞やタンパク質を脅威と見なし、異常なほど攻撃する病気だ。遺伝的要因により多発性硬化症になる例もあるが、どちらかというと、多発性硬化症になるかどうかは運次第だ。たとえば、一卵性双生児のひとりが多発性硬化症になった場合、もうひとりも多発性硬化症になる確率はたったの30％[26]。同じ遺伝子を持っているにしては、低い確率だ。少なくとも、遺伝以外の要因が大きいことはわかる。だから、問題のある免疫細胞を一掃し、免疫システムをゼロから作り直せば、多発性硬化症患者はもう一度サイコロを振れる。免疫システムを再起動すれば、多くの患者の多発性硬化症は治る。ＨＳＣ移植は、実行できるほかのどんな治療法よりも成功率が高い[27]。

免疫の再起動は、炎症性腸疾患や紅斑性狼瘡といった、ほかの深刻な自己免疫疾患でも調査されてきた[28]。数千人の患者がＨＳＣ移植を受け、効き目があることが実証されている。また、ＨＳＣ移植でＨＩＶが治った例が2件報告されている。ＨＩＶは免疫細胞に感染する。患者はふたりとも血液がんで、骨髄移植をする必要があったが、遺伝子変異で免疫細胞にＨＩＶ耐性があるドナーを選ぶチャンスを得た。これは効いた。少なくともいまのところ、どちらの患者も血中から検出可能なレベルのウイルスは見つかっておらず、移植後はＨＩＶ治療薬を飲む必要もなくなった。[29]

歳をとると、すべての人の免疫システムはさまざまに故障する。それは自己免疫の発生、慢性炎症の悪循環、抗ＣＭＶメモリー細胞の拡大などがからみ合う、とても複雑なプロセスだ。何がどう壊れたのかを細かく調べるより、免疫システムを再起動してやり直すほうがよさそうだ。繊細に作用し合っていた免疫細胞集団のバランスが、人生を歩むうちになぜ崩れてしまったのか、完璧に理解する必要はない。そんなことは脇によけて、免疫システムのスイッチをいったん切って、また入れてみてはどうだろう。

マウスの実験では、この手順が老化防止に使えることが証明されている。

アメリカのテキサス州の科学者たちが、若いマウスのＨＳＣを高齢マウスに移植したところ（高齢マウスのＨＳＣと免疫細胞を除去しないままだったが）、高齢マウスの平均寿命が３カ月延びた。[30] ロサンゼルスの別の研究者グループは、高齢マウスの免疫システムとＨＳＣを放射線で破壊し、若いマウスまたは高齢マウスの細胞を補充した。[31] すると、若いＨＳＣをもらった高齢マウスは、さまざまなテストで認知能力が向上した――多くの場合、若いマウスに匹敵するレベルまで。一方、高齢マウスのＨＳＣを補充したマウスには、認知能力の向上は見られなかった。そして、なんの処置も受けていない高齢マウスと同じように、認知能力は次第に衰えていった。つまり、免疫システムを新しくすれば、体のさまざまな部位にメリットがあるかもしれないのだ。

これらの実験では、ワクチンへの反応や感染への抵抗性といった、免疫機能に関するテストはとくにおこなわれなかったが、年寄りマウスが若返ったのは、老化細胞の除去などをしてくれた免疫システムのおかげだろう。また、全体的に質がよく健康な血球や、若い幹細胞から送られる有益なシグナル（これについては次章で考察する）も若返りの要因と思われる。だとすれば、人間の高齢者に新鮮なＨＳＣを移植する研究は、もっと進んでもいいはずだ。

いまのところ、ＨＳＣ移植はとても大変な手術で、ほかに選択肢がほとんどないときにしか検討されない。「移植前の処置《コンディショニング》」としての化学療法や放射線療法がつらすぎるし、免疫システムがゼロから再建されるまで、免疫システムなしで何週間もすごすことは、感染症にかかる重大なリスクをともなうからだ（とくに、ＣＭＶのような潜伏ウイルスの再活性化には要注意）。

だが、これを老化治療に当てはめたら、すばらしい思考実験になるのではないだろうか。ＨＳＣ移植に関する臨床での理解は進み、移植を受けた多発性硬化症患者数の死亡率は０・３％まで低下した。[32] しかし、充分低いとは言えないから、医者や患者が移植手術に二の足を踏むのはわかる。深刻な副作用が待っているし、相当なメリットがあるとはいえ、３００人にひとりは死んでしまうのだから。

だが、このリスクを老化に当てはめれば、見方も変わるかもしれない。豊かな国では、50歳前後で死亡する確率は０・３％を上まわっている。ということは、その年齢を超えたらどうせ０・３％以上の確率で死ぬのだから、移植で死ぬ０・３％に入らないことを祈りつつ、手術を受けて寿命を延ばしてみる価値はあるのではないだろうか。

もちろん、健康な50代にＨＳＣを移植した例はない。いま述べたのは、老化の観点から見ると、処置の「危険さ」の意味が変わってくるということだ。それに、長い目で見れば、化学療法のような大雑把で副作用満載の処置で免疫細胞をこてんぱんにやっつける必要もなくなる。自己免疫疾患で苦しむ人たちのためになればと、ＨＳＣを安全に移植する方法がいまも研究されている。[33]

胸腺が若返り、リンパ節の機能が向上し、新鮮なＨＳＣが移植されれば、高齢者の免疫機能が大いに高まることは想像にかたくない。この方向性がまちがっていないことは、マウスの実験や、企業や病院での臨床試験の結果が物語っている。最終的にこの治療法がうまくいけば、感染症と闘うだけでなく、免疫システムのさまざまな役割を強化することにつながるだろう。問題が起きるまえに老化細胞を取り除き、早期がんを見つけることもできるはずだ。

マイクロバイオームを改善する

免疫細胞と腸内フローラは協力関係にある。免疫システムが向上すれば、マイクロバイオームの機能も高まるかもしれない。歳をとってもマイクロバイオームのバランスが保たれれば、慢性炎症は減る。だが、「老化の特徴」の新入りとしてマイクロバイオームを紹介したときに述べたように、何がマイクロバイオームを健康にし、それが私たちの健康にどう影響するのかという調査は始まったばかりだ。[34] いちばん手っ取り早いのは、マイクロバイオームに直接介入し、有益な細菌に体全体の健康を守ってもらうことかもしれない。

プロ／プレ／シンバイオティクス

マイクロバイオームのバランスを改善する方法はたくさんある。

もっとも簡単なのはプロバイオティクスだ。あなたも地元のスーパーマーケットの乳製品コーナーで見かけたことがあるだろう。プロバイオティクスを含んだ製品を食べたり飲んだりするだけで、生きた微生物が腸に届く。

もうひとつの可能性は、プレバイオティクスを摂取することだ。プレバイオティクスは消化吸収されないが、腸内の善玉菌のおいしい栄養源になる成分で、オリゴ糖や多糖などの糖類がその代表格だ。プロバイオティクスと同じく、腸内の微生物個体群によい効果をもたらすことがわかっている。

プレバイオティクスとプロバイオティクスを組み合わせた「シンバイオティクス」は、善玉菌と、善玉菌が仕事を始めるための栄養を効果的に届けてくれる。

さまざまな場面でプロ／プレ／シンバイオティクスのどれがいちばん効果的なのかを探らなければならないが、研究はどんどん進んでいる。いくつかの小規模な研究によると、ビフィズス菌とラクトバチルス菌を含むさまざまな飲み物、ビスケット、カプセルを摂取した高齢者は、腸内の善玉菌が増え、問題のある菌が減った。研究者は、こうした方法を使えば、免疫システムにもよい影響があるだろうと考えている。

アルツハイマー病のマウスモデルに、９つの菌株を混ぜて作ったプロバイオティック「ＳＬＡＢ51」を与えたところ、炎症が治まり、アミロイドβとタウの凝集が減り、終末糖化産物の生成が抑えられ、認知機能の低下が遅れた。[35] また、プロ／プレ／シンバイオティクスは、人間を対象にした小規模な臨床試験でも使われ、アルツハイマー病の症状を改善し、糖尿病予備軍の血糖値の管理に成功した。[36]

マイクロバイオームのまるごと移植

マイクロバイオームへの理解は深まり、これらの有益で有害な細菌と真菌が、私たちの体調、肥満、健康、老化に与える影響もだんだんわかってきた。どの細菌や微生物を移植すればいちばん役に立つかも、うまく突き止められるだろう。

ところが、その答えを出してくれたのは、さらに壮大な手法――マイクロバイオームのまるごと移植だ。

物語は、世界一短命な脊椎動物、ターコイズ・キリフィッシュから始まる。[37] なぜ短命かというと、ジンバブエやモザンビークの「はかない池」でなんとか生存しているからだ。これらの季節限定の池というか水たまりで、数少ないターコイズ・キリフィッシュは生まれ、交尾し、死んでいく。産みつけられた卵は乾いた泥のなかで何カ月も焼かれながら生き延び、雨が池を満たすのを待って、また生命のサイクルを始める。老化研究にはもってこいのモデル生物だ。ハエやセンチュウよりは人間に似ているし（腸内細菌の豊かな生態系がハエのものよりはるかに人間に近いのも重要ポイント）、寿命が数カ月しかなく、実験が短時間で終わって使い勝手もいい。

研究者たちは、若いキリフィッシュと年老いたキリフィッシュのマイクロバイオームを交換し、どんな影響があるかを調べた。[38] 生後2カ月のキリフィッシュに4つの強力な抗生物質を混ぜた薬を与え、もともとあったマイクロバイオームを取り除き、若いキリフィッシュの腸内細菌を補充すると、平均寿命は5カ月を超えた。通常の腸内細菌を持つ仲間より25％も寿命が延びただけでなく、歳をとっても池のなかでよく動きまわった。老化が遅れて魚も盛んに活動したらしい。

また、初期の実験では、若い腸内フローラが高齢マウスの健康状態をよくすることがわかった。老化促進モデルマウスに通常のマウスのマイクロバイオームを移植したところ、寿命が10％延びた。[39]また、歳をとるとマウスとヒトの腸内から減ってしまう細菌を補ったところ、寿命は5％延びた。

第4章で、同じケージに入れられた高齢マウスと若いマウスが糞を食べ合うと（事実上のマイクロバイオーム移植）、古いマイクロバイオームを摂取した若いマウスの炎症が悪化したと述べた。逆もまた然りで、若いマウスと寝食をともにした高齢マウスの免疫システムは向上した。ここから先はちょっとややこしいが、追加実験では、マウス間でマイクロバイオームを活発に交換した（たんに食糞させるだけではない）。すると、若いマイクロバイオームを摂取した高齢マウスも、古いマイクロバイオームを摂取した若いマウスも、免疫力が向上したのだ。腸内フローラを交換すると、健康に大きな影響があることは明らかだ。もちろん、どんな状況でどの細菌が効くのかについては、さらに調査しなければならない。

ウ＊チ移植

人間もマイクロバイオームの移植を受けることができる。糞便物質（要するにウンチ）を抽出し、精製し、大腸内視鏡や浣腸器で挿入するか、フリーズドライの粉末を詰めたカプセルを飲みこむのだ。ほかの誰かの糞便を浣腸されるのは怖すぎると思うかもしれないが、この方法はすでにクロストリディオイデス・ディフィシル腸炎（簡単に「Cディフ」とも呼ばれる）の治療に使われている。健康なドナーの腸内フローラが、侵入してきた細菌をやっつけてくれるのだ。深刻な感染症に苦しみつづけるよりも、ウンチ移植のほうが好ましいだろう。老化が進むくらいなら潔癖症を払いのけるほうがいい。マイクロバイオーム移植はマウスの肥満、糖尿病、パーキンソン病の症状を改善しており、人間の臨床試験でも同じ結果が出ている。

マイクロバイオームの利点のひとつは、私たちに役立つ分子を提供してくれることだ。したがって、その恩恵を受けるための最終手段は、これらの細菌の副産物を突き止め、取り出して、直接治療に使うことだ。

近ごろ、この治療法に関する大胆かつ徹底的な実験がおこなわれた。[40] 使われたのは、われらがセンチュウ、C・エレガンスだ。

通常、センチュウは大腸菌の入ったシャーレで培養される。大腸菌はセンチュウの餌であり、腸内ミクロフローラにある唯一の細菌でもある。ヒトやサカナの腸に見られる豊かな生態系に比べ、はるかに観察しやすい。かつとても一般的な実験用生物なので、菌の生死に関わらない３９８３個の遺伝子のそれぞれが欠けている大腸菌が欲しければ、注文してすぐに買える。

というわけで、研究者たちは３９８３個のシャーレに、別々の遺伝子が欠けている大腸菌を入れ、センチュウを育てた。そのうち29個の変異大腸菌がセンチュウの寿命を延ばした。そのうち2個がコラン酸という多糖の生成をコントロールしていることがわかった。最後に、コラン酸を直接センチュウに与えたところ、ふつうの大腸菌を食べているにもかかわらず、センチュウの寿命は10％延びた。

この研究が証明したのは、微生物代謝産物をじかに食べると寿命が延びるという原理だけではない。大規模で組織的な研究には、センチュウがきわめて役立つことがわかったのだ。別々の菌株をマウスに試し、何千件もの並列実験をおこなうことはまず無理だ。私たちのような高等生物にも、コラン酸は直接応用できるだろうか？　この一般原理が人間にも当てはまるなら、クリニックで私たちの腸内細菌を助けてくれるのは分子と細菌のどちらなのか、急いで確かめなければならない。

マイクロバイオーム改善薬が老化防止に役立つかどうかはまだわからないが、きっと効果はある。これらの有益で有害な有機体が体に与える影響をもっと理解できれば、定期的にフリーズドライの糞便物質の錠剤を飲み、腸を最高の状態に保てるだろう。

タンパク質を「交換」する

コラーゲンという構造タンパク質の名前は聞いたことがあるだろう。[41] よくスキンクリームや顔用クリームのラベルに、（本当かどうか怪しいが）コラーゲン配合と表示してある。あまり科学的ではない広告表示によくあることだが、ここにも多少の真実が含まれている。コラーゲンは皮膚組織にとって、そして血管から骨に至る体のさまざまな組織にとって、もっとも重要なタンパク質なのだ。体内でもっとも豊富なタンパク質であり、成人の平均体重の2〜3キロに相当する。驚くほど長持ちし、皮膚のなかのコラーゲンが「ターンオーバー」（分解され、新しいものに生まれ変わるという意味の生物学用語）するには何年もかかる。また、骨と骨をなめらかにつなぐ関節の軟骨のコラーゲンは、一生長持ちすると推測されている。

コラーゲンの分子は小さな1本の糸にそっくりで、原子の鎖3本がより合わさってできている。そして隣のコラーゲン分子とのあいだに「架橋」と呼ばれる橋のようなものをかけ、結合している[42]。

一つひとつのコラーゲン分子が糸だとすれば、架橋結合したコラーゲンは「コラーゲン原線維」と呼ばれる太く長いロープだ。これらの原線維はほかのさまざまな分子と結合し、「コラーゲン線維」というさらに太い組織になる。太くより合わさったたくさんのロープが、つり橋を支えているイメージだ。

何千倍もの巨大構造物になるコラーゲン線維を作るには、個々のコラーゲン分子の精密な構造がとても重要だ。いかにコラーゲン分子が原線維にまとまり、いかにより合わさってコラーゲン線維になり、糊や潤滑油の役割を果たすほかのどんな分子と結合するのか——それらはすべてコラーゲンの分子構造に左右されるからだ。

その結果、コラーゲン線維に特有の性質が備わる。きわめて幅広い生物学的範囲のなかで、硬すぎもやわらかすぎもせず、ちょうどいいしなやかさを持つのだ。伸縮性のある皮膚や血管から、丈夫な腱、強くて重さに耐えられる骨に至るまで、どのコラーゲンも基本的に同じ分子の構成要素からできている。

この生物学的な奇跡は軽視されがちだ。私たちは、タンパク質がみずから結集し、巨大でとても効果的なチームになっていく精巧な進化工学にもっと敬意を払わなければならない。

コラーゲンがダメージを受けるとすべてに悪影響が

残念ながら、個々のコラーゲン分子が化学的修飾によって変化すると、この複雑な構造が壊れてしまうことがある。糖質や酸素など、きわめて反応性が高い化学物質がコラーゲンにくっついて、広い範囲を壊してしまうのだ。[43]コラーゲン分子にぶら下がった糖質が原線維をこじ開けると、細胞内部に水分が流れこみ、注意深く調整されたバランスが失われる。こうした糖修飾は一時的なもので、なくなってしまうことが多いが、糖修飾そのものが修飾されて、終末糖化産物（ＡＧＥ）に変化することもあり、これはもとに戻すことはできない。[44]ＡＧＥは、糖前駆体と同じように、ひとつのコラーゲン分子にぶら下がることもできるし、ふたつのタンパク質に手錠をかけてなめらかな行き来を妨げ、コラーゲン分子を架橋結合させることもできる。

コラーゲンの力学特性は架橋結合の種類や頻度によって決まるが、こうした変化により、それぞれの目的にしたがって作られたコラーゲンの架橋結合も壊される。ごく小さな修飾ではあるが、コラーゲンのちょうどいい硬さと伸縮性が失われるという大きな影響が出る。どんな影響があるかは組織によってちがうが、もっとも一般的なのは弾力性の低下だ。歳をとるにつれ、つまんだ皮膚がもとの場所に戻るのに時間がかかるようになるはずだ。これは自分でも簡単に確かめることができる。

こうした化学的変化はコラーゲンに直接影響を与えるだけではなく、何度もくり返されることで事態を悪化させる。[45]コラーゲンは、皮膚から骨に至るまで、たくさんの細胞の居場所となる「足場」を提供している。その見返りに、細胞はコラーゲンを維持し、まるで近所をきれいに補修する立派な市民のように、自分たちの居場所となる足場を新しくするためのコラーゲンを作り出す。細胞は厳密に決められた場所でコラーゲンと結合し、その位置と特徴も、コラーゲンの分子構造によって指定されている。この構造が壊されると、結合する箇所があいまいになったり、粘着性が減ったりして、細胞が所定の位置にしっかりと固定されなくなる。

　組織の完全性が失われるだけでもまずいが、さらに厄介なのは細胞の反応だ。コラーゲンとの結合がゆるむと、細胞は自分が何者なのか迷いはじめる。身の振り方を考える細胞に、とるべき道を指示してくれるのは、細胞にくっついている「細胞外マトリックス（ＥＣＭ）」だ。コラーゲンとしっかり結合している細胞は、自分が皮膚細胞なのか動脈壁の細胞なのかを認識できるが、結合がゆるむと疑いを持ちはじめる。意外にも、その細胞が作り出すコラーゲンの量は減る。ふつうならＥＣＭがなくなった不安を補おうとコラーゲンを増産しそうなものだが、細胞はコラーゲン足場がないことに納得し、もうコラーゲンを作らなくなるのだ。

　細胞は、終末糖化産物（ＡＧＥ）を感知することも知られている。そのとき使われるのが、細胞の表面にある「終末糖化産物受容体（ＲＡＧＥ）」だ（それにしても激怒《RAGE》とは。生物老年学のタンパク質修飾の略称は最高だ）。これらの受容体が活性化すると、炎症と細胞老化が起きるが、理由ははっきりわかっていない。ひとつの説は、ＡＧＥに壊されたコラーゲンを除去するよう細胞が免疫システムに助けを求めるというものだが、証拠が少なすぎて肯定も否定もできない。とはいえ、ダメージを受けたこれらのタンパク質が慢性炎症を引き起こし、老化プロセスを促進することは、すでに見てきたとおりだ。

　まとめると、生涯をつうじてコラーゲンが化学的ダメージを受けるたびに、細胞外マトリックス（ＥＣＭ）の構造的完全性は低下する。糖化、酸化、ＡＧＥ、それらに対する細胞の反応――

こうした要因にどれだけの責任があるかは不明だが、結果はご存じのとおり。皮膚も動脈も肺も腱も硬く弱くなり、体じゅうの組織の完全性が失われていく。

これらのタンパク質修飾にどう対処するかは、ちょっとした課題だ。一般的には、AGEがいちばんの問題だと言われつづけてきた。とくに、それらがコラーゲン分子のあいだに作る架橋によって、コラーゲン分子が縛りつけられ、しなやかに動けなくなる、と。

だが、ここ数年の研究はこの説に異を唱えている。[46] AGEは原因のほんの一部にすぎないというのだ。

コラーゲンの架橋結合にほとんどかかわらない修飾のほうが大きな問題かもしれない。ほかの種類の糖化のほうが数も多い。それらが自然の架橋を壊す力のほうが、少々のAGEより大きな影響を与えているのではないか。

新しい説は、コラーゲンの化学的性質がバランスを失うと主張している――老化とともにコラーゲンの糖化と酸化が進んだ結果、コラーゲン特有の性質が失われる。AGEの架橋のせいでコラーゲンが硬くなるといった単純なことではなく、もっと細かな現象が積み重なっているのだ。

これらの主張を証明するには長い時間がかかった。技術的にむずかしい実験をしなければならないし、化学者と生物学者が学問分野の垣根を越えて、慎重に協力し合わなければならないからだ。そんな研究に資金を出したがる人はあまりいない。

以前はAGE架橋に注目が集まっていたので、AGEの除去でコラーゲンを若返らせようとする研究がほとんどだった。科学者たちはコラーゲンの若々しい柔軟性が復活するように、コラーゲン修飾を打ち破る「AGE阻害」薬の開発をめざしている。[47] 新しい仮説を信じるなら、AGE

阻害薬が効くかどうかは疑わしいが、それでも試してみる価値はあるだろう。すでに述べたように、特定の要素が老化の原因かどうかを試すには、その要素を除去してみるのがいちばん確実だ。もしＡＧＥ架橋を取り除いてコラーゲンが若返るならすばらしい。それでも組織の柔軟性が失われたままなら、プランＢを実行するまでだ。ＡＧＥ阻害薬の開発過程でわかったＡＧＥ除去の方法を応用し、もっと生物学的に重要な修飾を切り落とせばいい。

コラーゲンを作り直す

だが、いちばん期待できる方法は、この複雑な化学反応に手出しするのを完全にあきらめることだ。古いコラーゲンを引きはがし、ゼロから作り直せるなら、不完全な知識に頼る必要もなくなる。これはおおむね実現可能だ。私たちの体はコラーゲンをゼロから作ったのだから、コラーゲンを再生する能力も充分にある。

マウスのコラーゲンの寿命を注意深く測定したところ、一生もつコラーゲンがある一方、数週間しかもたないコラーゲンもあった。体じゅうのコラーゲンを再生するわけにはないが、私たちにだって、毛皮のある仲間のまねができるはずだ。

うれしいことに、運動すればコラーゲンのターンオーバーはある程度うながせる。運動するとコラーゲンが穏やかなダメージを受け、体が自然に修復と交換のプロセスを始めるのだ。

ただ残念ながら、運動にできるのはそこまでだ。細胞外マトリックスであるコラーゲンにもっとダメージを与え、作り直すような包括的な治療法はまだ見つかっていない。

ほかの「老化の特徴」に取り組めばコラーゲンにもプラスの影響がある、という楽観論にも一理ある。

まず、タンパク質の糖化反応の多くは本来もとに戻せる。老化と糖尿病によって血糖値が上がるのは、はがれ落ちるよりくっつきやすい糖質の性質によるものだ。だから糖化タンパク質が増える。しかし血糖値をうまくコントロールすれば、糖化は防げるし、シンプルな方法でコラーゲンを取り戻せる。

次に、老化細胞から分泌される細胞老化関連分泌現象（ＳＡＳＰ）の一部は、細胞外マトリックスを傷つける酵素でできている。

また、歳をとると、機能不全の免疫細胞である「好中球」が免疫システムで暴走し、破壊の跡をつけることもわかっている。[48]つまり、老化細胞を取り除き、免疫システムを若返らせれば、少なくとも細胞外にあるタンパク質へのダメージを遅らせることはできる。もっと運がよければ、コラーゲンをしっかり維持できなくなっていた細胞も、私たちの体が若返れば、また仕事に戻るかもしれない。とはいえ軟骨のように、若くてもターンオーバーのスピードが遅すぎる部位もあるだろう。

この分野に関する老化防止策は、いまのところいちばん遅れている。細胞外タンパク質が長生きすると厳密には何が起きるのか、それをどう治療すべきか、さらなる調査が必要だ。

本章ではあまり触れられなかったが、この問題が影響するタンパク質はほかにもある。皮膚と動脈には、ほかにも「エラスチン」という主要な構造成分がある。エラスチンは弾性線維とも呼ばれ、その名のとおり、組織の柔軟性にひと役買っている。また、目の水晶体のタンパク質が老化すると、目の柔軟性も透明性も失われる。こうしたタンパク質はほかにもいろいろある。

本づくりで大事にしていること

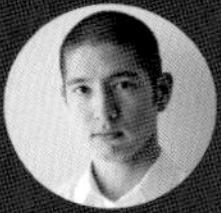

井上慎平

NewsPicksパブリッシング編集長。1988年生まれ。京都大学総合人間学部卒業。ディスカヴァー・トゥエンティワン、ダイヤモンド社を経てNewsPicksに。担当書に『シン・ニホン』『STARTUP 』『D2C』など。

ビジョン、イシュー、ソリューションの3つが揃った本であること。こういう世の中であってほしい、という願い(ビジョン)がまずあり、そのため、新たな論点(イシュー)を打ち出す。そして、それが絵に描いた餅に終わらないための具体案(ソリューション)も持つ、そんな著者の声を世に届け、揺さぶりたい。
思えばいつも、「世の中はすでに変わっているのに、仕組みや価値観が変わっていないがために生じるひずみ」を見つけては、それを本で解消しようとしてきた。本質的なモチベーションの根元は怒りかもしれない。すでに多くの人が取り組む問いを、より効率的に解く方法には惹かれない。答えよりも、新しい問いを見つけたときに何より興奮する。

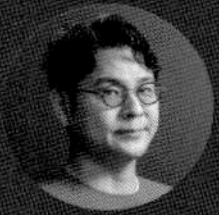

富川直泰

NewsPicksパブリッシング副編集長。早川書房および飛鳥新社を経て現職。手がけた本はサンデル『これからの「正義」の話をしよう』、ディアマンディス&コトラー『2030年』、リドレー『繁栄』、近内悠太『世界は贈与でできている』など。

ビッグアイデア・ブック(新しい価値観を提示する本)であること。人間と社会の本質を掴んだ本であること。rational optimism(合理的な楽観主義)がベースにあること。そして、日本人には書けない本であること。最後の点について説明します。翻訳書ってお値段も張るし、日本人読者を想定して書かれていないのでピンとこない面ってあるじゃないですか。それでもぼくが海外の本を紹介し続けているのは、専門分野に閉じこもらず、「文系・理系」の垣根を越えた知見を総動員して大きなビジョンを示す胆力が、こうした本にはあるからです。

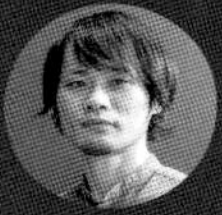

中島洋一

NewsPicks パブリッシング編集者、Brand Design ChiefEditor。筑波大学 情報学類卒業。幻冬舎、noteを経て現職。 担当した主な書籍に、宇田川元一『他者と働く』、石川善樹『フルライフ』、堀江貴文『君はどこにでも行ける』など。

おもしろい本であること。基準として、「この本を読むために生まれてきてよかった」という実感が最上級で、以降「この本のおもしろさに(一時でも)救われた」、「おもしろすぎて、(数ヶ月)頭から離れない」「(読後)ああ、おもしろかった」というような体験を大事にしています。
編集は、著者がすでに知っていることを深掘り、まだ知らないことを書き当て、高い純度で閉じ込める作業のお手伝いと心得ます。ビジネス書においても、ときに変化の痛みすら伴う深い学びを、快く受け入れ、鮮やかに記憶できるような編集を意識しています。

電子書籍がお得にご購入いただけます！

ソーシャル経済メディア「NewsPicks」の会員になると、NewsPicksパブリッシングの電子書籍がお得に購入できます。
NewsPicksの無料会員の方は10％オフ、プレミアム会員の方は20％オフでご購入いただけます。
※一部、対象外の書籍もございます。

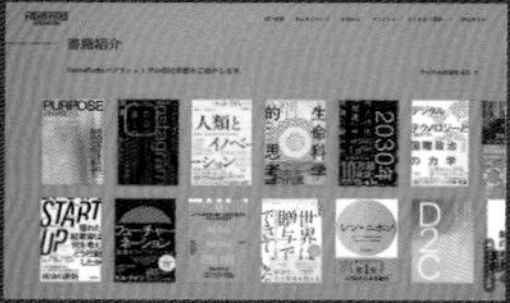

書籍の購入・詳細はこちら

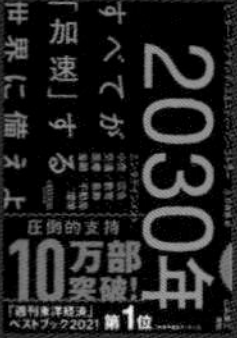

2030年
すべてが「加速」する世界に備えよ

ピーター・ディアマンディス&スティーブン・コトラー【著】
土方奈美【訳】

医療、金融、小売、広告、教育、都市、環境…。先端テクノロジーの「融合」によって、大変化は従来予想より20年早くやってくる。イーロン・マスクの盟友投資家がファクトベースで描く「10年後の世界」の全貌。

定価　2,640円（本体2,400円＋税10％）

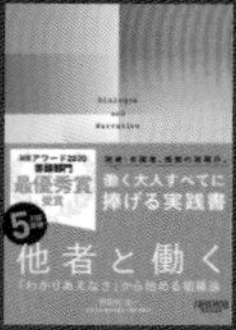

他者と働く
「わかりあえなさ」から始める組織論

宇田川元一【著】

忖度、対立、抑圧……技術やノウハウが通用しない「厄介な問題」を解決する、組織論とナラティヴ・アプローチの超実践的融合。HRアワード2020　書籍部門 最優秀賞受賞。

定価　1,980円（本体1,800円＋税10％）

インスタグラム
野望の果ての真実

サラ・フライヤー【著】
井口耕二【訳】

ビジネスと「美意識」は両立できるか？　「王者」フェイスブックの傘下でもがくインスタグラム創業者の、理想と決断、そして裏切り。主要媒体の年間ベストブック賞を総なめにしたビジネス・ノンフィクション。

定価　2,640円（本体2,400円＋税10％）

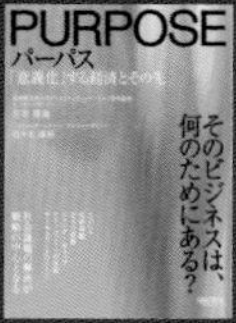

パーパス
「意義化」する経済とその先

岩嵜博論・佐々木康裕【著】

「パーパス（＝企業の社会的存在意義）」の入門書であり実践書。SDGs、気候変動、ESG投資、サステナビリティ、ジェンダーギャップ…「利益の追求」と「社会を良くする」を両立させる新しいビジネスの形とは。

定価　2,530円（本体2,300円＋税10％）

NEWS PICKS
PUBLISHING

大人に、新しい「問い」を。

なぜ、何のために働くのか。

価値を生むことと、お金になることは、イコールではないのか。
1兆円のビジネスを成長させた先に何があるのか。

わかり合えない他人と、どう関わっていけばいいのか。
差別や偏見に、打ち勝つことはできないのか。

すぐ役に立つ最適解。
すごい人が成功した秘訣。

それは今ここで、私が選ぶべき答えなのだろうか。

日々遭遇する「多面的な物事」を、
自分の頭で考えられる大人になっただろうか。

いくつもの問いが駆け巡り、不安をおぼえる。
そしてふと、期待が高まる。

今、私たちに必要なのは、
本質をとらえなおす新しい「問い」だ。

“経済を、もっとおもしろく”するなら、おもしろさの根源を。
“経済情報で、世界を変える”なら、世界の再定義を。

私たちNewsPicksパブリッシングは、
解くべき問いを立てなおし、無数の希望を創り出していきます。

この研究で力を入れる分野をひとつ決めるとしたら、私は血管内のコラーゲンとエラスチンを推す。高血圧は死亡と病気と認知症の主因になるし、血管内の細胞外マトリックスの劣化は、まちがいなく健康に大きな影響を与える。もちろん皮膚のコラーゲンを改善すれば、若々しい美肌がいくらか取り戻せるかもしれない。でも私なら断然、若い血管を選ぶ。皮膚はたるんでいてもかまわない。そして循環系を活性化させるために開発された手段やテクニックを、タンパク質が修飾されたほかの部位に応用すればいい。

第7章

修復にいそしむ

修復

「老化の特徴」を治す最良の方法は、ときに除去でも交換でもなく、修復だ。私たちのDNAがいい例である。細胞は分子の指令なくして長くはもたず、数十兆個もの細胞内にある、それぞれ2メートルに及ぶDNAを交換するのは現実的ではないし、ほぼ不可能だ。つまり、DNAがまだ細胞内にあるうちに、短くなったテロメアや変異を修復する方法を見つけなければならない。

また、血液内のシグナル伝達のバランスを整えてより若いレベルに回復させることや、高齢になっても細胞にエネルギーを供給しつづけられるように、傷ついたミトコンドリアを修復することについても、この章で述べたい。

まずはテロメアから始めよう。

短くなったテロメアを伸ばす

細胞が分裂するたびに、テロメアは短くなっていく。私たちの体の組織の多くは細胞の補充を細胞分裂に頼っているため、やがてテロメアは「致命的に短く」なり、細胞の自殺や老化に至る。テロメアが短い人は長い人よりも早く死ぬ傾向にあるようだ。DNAの末端にある保護キャップの崩壊をもとに戻す方法はあるのだろうか。そうすることによって、私たちの寿命は延びるのだろうか[1]？

テロメアの物語の始まりは１９８４年にさかのぼる。科学者のエリザベス・ブラックバーンとキャロル・グライダーは、池に棲む「テトラヒメナ」という単細胞生物のテロメアを研究していた。テトラヒメナはとても小さな生命体で、顕微鏡で見ると多数の毛のような極小の突起に覆われてもじゃもじゃに見える。テトラヒメナに関する私のお気に入りの事実は、７つの異なる性別があって、その性は交配時にランダムで決まることだ。結果的に親の組み合わせは21種類にもなり、子も７つの性別のいずれにもなれる。

ブラックバーンは特定の状況において、テトラヒメナのテロメアが伸びることに気づき、奇妙に思った。当時は、生物にとってDNAは一定で不変の設計図であり、好きにつけ加えられるものではないと想定されていたからだ。この小さな生き物はなぜ、どうやってDNAを伸ばしているのだろう？

テロメア研究にもっとも有用なテトラヒメナの一風変わった特徴は、細胞ひとつに約２万本の染色体を持っていることだ。つまり1細胞あたり4万のテロメアを調べることができる。これはヒトの細胞内にあるたった46本の染色体と92のテロメアよりもかなり多い。

テロメアを伸ばすなんらかのメカニズムがあるとしたら、この毛むくじゃらの微生物がそのメカニズムを利用しているはずだとブラックバーンは考えた。何年にもわたる忍耐強い研究の結果、ようやくブラックバーンとグライダーは、テトラヒメナのテロメア伸長に関与する酵素を単離するのに成功し、それをテロメラーゼと命名した。のちにこれが重大な出来事だったことがわかり、2009年、ふたりはジャック・ショスタクとともにノーベル生理学・医学賞を受賞した。[2] ショスタクは、酵母を用いたテロメアの保護作用を実証する実験でブラックバーンを手助けしたのだ。

テロメラーゼは不死の酵素か

テロメラーゼは少なくとも細胞にとっては不死の酵素のように思われた。テトラヒメナでこの遺伝子を無効化すると、通常は無限に複製するはずの小さな7つの生殖細胞が1週間以内に死んでしまう。ほとんどの動物の細胞は活性化したテロメラーゼを持たないので、逆の実験に用いることができる。つまり、テロメラーゼ遺伝子のコピーを追加することによって、細胞が無限に分裂できるようにし、老化を回避するのだ。

この実験が人間の細胞で初めておこなわれたのは1990年代なかばだった。バイオテクノロジー企業〈ジェロン〉が、皮肉にもたまたま脚の細胞を提供していた生物学者レナード・ヘイフリック（第4章参照）の細胞を用いておこなったのだ。[3]

そのときヘイフリックは、自身の研究に関するドキュメンタリーを撮影していたテレビ局のクルーに、皮膚サンプルの取り方を披露していて、ちょうどジェロンの創設者で最高科学責任者のマイク・ウェストにメスをくれと頼んだところだった。

ウェストは、これは「真のヘイフリック限界」――ヘイフリック自身の細胞が何回分裂したら老化するか――を測定する絶好の機会だと考えた。幸いジェロンの科学者らはそのころテロメラーゼのヒト遺伝子を単離していたので、ヘイフリックの皮膚細胞にその遺伝子のコピーを挿入して何が起きるのかを観察すれば、さらによい実験になる。

ヘイフリックの遺伝子操作されていない細胞は、予想どおりのタイミングでヘイフリック限界を迎えたが、テロメラーゼが追加された細胞は分裂しつづけ、テロメラーゼで「不死化」された最初のヒト細胞となった。この件でさらに皮肉なのは、人間の老化プロセスへの介入が可能になることに、現在90代のヘイフリックが一貫して懐疑的であることだ。

ともあれ、この奇跡のような反応は当然の疑問を投げかけた。テロメラーゼは、培養皿の細胞で作用したのと同じように人間の体全体にも作用するのか？　1990年代の一般紙の報道から判断すれば、作用すると考えてもしかたがない。テロメアが単純な細胞分裂の時計で、テロメラーゼはそれを復元する手段だというストーリーは非常にわかりやすく、まるでテロメラーゼが活性化した細胞のように増殖していった。しかし、私たちがテロメラーゼ増幅剤をまだ服用していないという事実が、この話の複雑さを物語っているだろう。

テロメラーゼとがん

もっとも明白な問題はがんだ。腫瘍が形成されるには、がん細胞がくり返し細胞分裂する必要がある。すなわち、がん細胞はテロメアが致命的に短くなるのを防がなくてはならない。結果的にがんの90%近くが細胞老化を回避するためにテロメラーゼを再活性化する（残りの10%は「テロメアの代替延長」、略してALTというメカニズムを利用する。ALTと頭文字を使うのは、おもに宇宙物理学の「ダークマター」とか「ダークエネルギー」のように、正体や仕組みがほとんどわからない事実をごまかすためだ）。テロメラーゼの活性だけでは細胞のがん化には不充分だが、がんのチェックリストにあらかじめチェックを入れるようなまねはできるだけ避けたい。

　テトラヒメナよりも複雑な生物のテロメラーゼを使った最初の実験で、この心配は裏づけられた。テロメラーゼ遺伝子のコピーをマウスに追加したところ、皮膚が厚くなったり、速く体毛が伸びたり、いくつかの利点も観察されたが、がんのリスクも上昇したのだ。[4] 逆に、マウスの本来のテロメラーゼ遺伝子を取り除く研究では、この酵素の欠如によって腫瘍の成長が抑制されることがわかった。[5] したがって、テロメラーゼががんを促進する酵素であることはかなり明らかであり、この認識が広まってテロメラーゼ・バブルはいくらか鎮《しず》まった。

　このように、テロメアは細胞の抗がんメカニズムの重要な要素と思われる。第4章で触れたように、テロメアは染色体の末端が互いにくっつくことを防ぎ、細胞分裂の際にDNAの重要な部分が切り取られないように保護しているだけでなく、興味が尽きない進化の手によって、生物全体をがんから守るためにも役立てられていたのだ。細胞が何回分裂したかを数えることにより、テロメアは分裂しすぎた細胞を把握するメカニズムを提供している。細胞がテロメアを使い尽くし、老化で複製が鈍るのであれば、あなたの命は救われることになる。

　これが成人のヒト細胞のほとんどでテロメラーゼが無効化されている理由だ。[6,7] しかし、この酵素を完全に除去するのは、がんのことを考えなくても明らかに不可能だ。たとえば、胚には世代間でテロメアを再生する能力が不可欠である。親の短いテロメアのせいで子供の成長が妨げられ、種が絶滅してしまわないようにするためだ。胚性であれ人工であれ、多能性幹細胞は、無限に細胞分裂できるようにテロメアを長く保とうと、連続的にテロメラーゼを利用している。また、造血幹細胞のように、成人のいくつかの幹細胞でもテロメラーゼが活性化するが、テロメア短縮を完全に防ぐというよりは、遅らせる程度だ。ときには、病気に感染したときのT細胞でもテロメラーゼが活性化する。特定の敵に対抗するため、標的に合わせて急いで数を増やす必要があるからだ。

進化がテロメラーゼ活用の最適化に巧みな役目を担っているようだ。テロメアの力学は、たいてい老化の回避とがんの回避のあいだの生物学的なトレードオフである。

もっとも極端な例は、先天性角化不全症というまれな遺伝性疾患で、現在ではテロメアが非常に短いことで引き起こされるのがわかっている。[8] 患者は、皮膚、毛髪、血液などの細胞分裂が速い組織に問題を抱え、急速な白髪化、肺の異常や骨粗鬆症など、早すぎる老化に似たような症状を経験する。しかも皮肉なことに、先天性角化不全症の患者は特定の種類のがんになりやすい。非常に短いテロメアが細胞を「クライシス」と呼ばれる状態にし、老化細胞になれない場合に、DNAの混乱からがんを誘発する変異が生じるからだ。本来なら免疫システムがそれを早期に把握するが、テロメラーゼの欠乏で免疫システムも弱ってしまう。

逆の極端な例として、テロメラーゼ遺伝子の開始点から57塩基前のDNA1文字が変異する家族がドイツで発見された。[9] この変異により、一部の細胞で生成されるテロメラーゼの量が約50%

増加し、がんのリスクを劇的に上昇させていた。家族５人のうち、変異を持っていた４人はメラノーマ（黒色腫）を発症し、残りのひとりは36歳で皮膚に憂慮すべきホクロがいくつかあった。４人のうちのひとりの女性は20歳でメラノーマ、その後、卵巣がんを発症、さらに腎臓がん、膀胱がん、乳がん、最後に肺がんになり、50歳で亡くなった。30億のＤＮＡ塩基対のうちのたったひとつに問題があるだけで、これほどの影響を引き起こすとはじつに驚異的だ。

　このように、テロメラーゼは「ちょうどいい」酵素といえる。少なすぎれば分裂の速い組織は壊れ、多すぎればあまりに簡単にがんにかかってしまう。ありがたいことに、私たちのほとんどはちょうどいい状態にかなり近い。集団内での自然変異があって、テロメラーゼのレベルは個人で多少異なるとはいえ、全体で見ればあまり問題にはならない。ヒトの集団を調べれば、テロメラーゼ活性をわずかに上下させる微妙なＤＮＡの変化を比較できる。そして、テロメラーゼ活性が高ければがんで死ぬリスクがわずかに高まるが、心臓病などテロメア短縮に関連する問題からはわずかに守られているので、全体として死亡リスクにそれほど差はない。[10]

分子生物学者マリア・ブラスコ

　テロメアの長さとテロメラーゼの量が、老化とがんのあいだの綱渡りだとしたら、どちらかに落ちることなく綱渡りを続けるために、どのような現実的介入ができるだろう？

　テロメラーゼを治療に役立てるための努力の物語を知りたいなら、分子生物学者マリア・ブラスコのキャリアを追うのがいい。１９９３年、彼女は博士号を取得したスペインの研究所からアメリカに渡り、キャロル・グライダー（テトラヒメナからテロメラーゼを発見した功績で憶えているだろう）のポスドクとして働いた。

２０００年代初頭、テロメラーゼ・バブルが弾けたかに思われても、ブラスコはくじけなかった。テロメアを理解することが、その短縮による病気の新薬開発につながると信じ、テロメラーゼに関する実験を続けた。

２００８年、彼女の研究グループは、テロメラーゼがマウスの寿命を延ばせることを示す論文を発表した。ただし、マウスががんになりにくい遺伝子操作もされている場合のみだ。[11] テロメラーゼとＤＮＡ保護遺伝子（前がん状態の変異が起きた場合に細胞が死ぬか老化することをうながす）３つを持つよう操作されたマウスは、遺伝子操作されていないマウスよりも平均40％長生きした。これは希望の光を与えてくれる。がんと老化の戦いは、一方に勝てば他方によって死ぬというゼロサムゲームではないようだ。複雑な生物界で競合するふたつの効果を求めながら、相乗作用で正味の利益が生じることも実際にあるのだ。

後続の実験では、成体マウスで別の遺伝子治療が試みられた。[12] マウスに大量のウイルスを注入するのだが、感染を引き起こすのが目的ではなく、一時的なテロメラーゼ遺伝子を細胞に送りこむのが目的だ。[13] １歳（人間でだいたい40歳くらい）で注入されたマウスは、同世代のマウスよりも平均20％長生きした。また、テロメラーゼ治療を受けたマウスは、健康状態にも改善が見られた。血糖値コントロールの改善、骨密度の増加、肌つやのよさや、文字どおりの綱渡りパフォーマンスの向上などだ。何より重要なのは、がんのリスクに明白な上昇がなかったことだった。

これは希望の持てる結果で、うまくいけばヒトの成人にも使えそうだ。とはいえ、マウスは小さなヒトではない。この知見をヒトに置き換えるうえで問題になりそうなのは、マウスの寿命がかなり短いという点だ。この研究でテロメラーゼを投与した平均的なマウスは、投与後1年半生きたが、ヒトがマウスと同等の年齢でテロメラーゼ投与を受ければ、残りの寿命は何十年にもなるので、がんを誘発する変異を生じるかもしれない。テロメラーゼは寿命の短いマウスにとっては安全だが、寿命の長いヒトには危険なのではないか？

この批判を封じるため、ブラスコの研究室は、発がん感受性を非常に高める遺伝子操作をおこなった成体マウスに同様のウイルス遺伝子治療を試みた。[14] すると、テロメラーゼを追加されたマウスと、DNAを含まない対照用のウイルスを投与されたマウスのあいだに、がん発生率のはっきりとした差は見られなかった。つまり、どちらも等しく、そしてぞっとするほどがん発生率が高かったのだ。この結果から、たとえ発がん性が高い環境でも、この種のテロメラーゼ遺伝子投与が問題を悪化させることはないのが示唆された。成人への遺伝子治療も、当初怖れられたほどには、がんを誘発しないかもしれない。

ブラスコらによる最後の実験は、非常に長いテロメアを持つがテロメラーゼはまったく通常というマウスを作ることだった。[15] このマウスは、テロメアの長さが通常のマウスに比べて平均13％長生きした。また、体重の減少、コレステロールの減少、DNA損傷の減少、そして重要なことにがんのリスクの減少など、多くの健康上の利益があった。

この実験から推測されるのは、本質的な問題はテロメアが非常に長いことではなく、がんのリスクを高める過剰に活性化したテロメラーゼだということだ（ドイツの家族の例で見たように）。つまり、テロメラーゼ遺伝子のスイッチをオンにすることなくテロメアを伸ばすことができれば、もしかすると、がんと老化のあいだのトレードオフをまるごと回避できるかもしれない。

テロメラーゼ治療の未来

マウスで得られたこの魅力的なエビデンスを踏まえ、いま必要とされるのは、より人間に近い動物のテロメラーゼを調べる多くの実験だ。選択肢のひとつは、一足飛びに人間を対象にすることかもしれない。ほかの老化の特徴で述べたように、テロメアにはゆっくりと老化して死に至るよりもっと深刻な病気に関係しているケースが多々ある。テロメラーゼ不足が直接の原因である先天性角化不全症を患う人や、少数の関連疾患がその手始めとしてあげられるだろう。

別の可能性は、特発性肺線維症だ。みなさんは、老化細胞除去《セノリティック》治療を最初に試した第5章の肺の病気として憶えているかもしれない（テロメア短縮と老化細胞が同じ場所に現れるのは、片方が他方を引き起こす可能性があることの証かもしれない）。マウスにおけるテロメラーゼ遺伝子治療の実験で、突発性肺線維症を逆行させる可能性が示されているので、現在有効な治療方法がないこともあって、テロメラーゼに賭けてみようと思う患者もいるかもしれない。[16] こうした臨床試験に参加する患者は、がんのリスクが上昇しないか注意深く観察されるだろうし、臨床試験が実現しない場合には、より幅広い集団にテロメラーゼを処方することから始めてもいいだろう。

テロメア短縮は心血管疾患のリスクを高めるため、心臓病患者が次の対象になるかもしれない。テロメア治療を受けた心臓病患者ががんで命を落とすことがなければ、テロメラーゼが私たち全員に予防的に処方されることも想像できそうだ。

遺伝子治療だけが唯一の選択肢ではない。すでに細胞内にあるテロメラーゼ遺伝子の活性化を自然に高める薬やサプリメント（ただし作用は一過性）を探すこともできる。もっとも研究されているのはTA-65で、中国の伝統的な漢方に使われる薬草から抽出された化学物質だ。[17] この物質は、がんのリスクを上昇させずにテロメラーゼを活性化し、マウスのテロメアと健康寿命（寿命そのものではないが）を長くすることができる。しかも人間の健康にもプラスの効果があるかもしれないエビデンスもいくつかある。ほかにも使える分子があるかどうか、製薬会社のバックカタログをあさってみる価値はありそうだ。

このように、1990年代に不死の酵素としてもてはやされ、2000年代にはがんの原因として嫌われたテロメラーゼが、カムバックを果たそうとしている。マウスを使った実験により、賢明に扱えばかならずしも諸刃の剣ではないということが次第に明らかになっており、テロメラーゼ治療を人々に試みるのに明白な障害はない。もしこれが成功すれば、片方にがん、もう片方に老化疾患というテロメラーゼの綱をおそるおそる渡るところから、どちらからも守られながら綱の上でダンスを踊れるようになるかもしれない。

若い血は老いた細胞に新しい芸を教えられるか

ヘテロクロニック・パラビオーシス

生物老年学におけるもっともゴシックホラー的な実験は、ヘテロクロニック・パラビオーシス（異齢性並体結合）だろう。[18] これはフランケンシュタインのように体の部位を縫い合わせることと、吸血鬼のように若い血を好むことを合わせたような技術だ。年齢の異なる2匹の動物（たいていラットかマウス）の片側の皮膚をはがし、それぞれのむき出しになった脇腹を縫い合わせる。

治癒が進むにつれて、小さな血管が伸びて2匹の体をつなぎ、血液供給を共有する人工的に結合された双子になる。

身の毛がよだつ話に聞こえるかもしれないが、科学者たちは、ヘテロクロニック・パラビオーシスによって老化のプロセスを理解し、その治療法を考える新たな方法を見いだした。

数多《あまた》ある血液の重要な機能のひとつは、分解された化学物質を運んで、体じゅうの細胞のふるまいに影響を与え、体の通信網として機能することだ。若齢のマウスが老いた血液に直面したとき、または老齢マウスが若々しい血液の衝撃を与えられたときに何が起きるか観察することで、全身の内的要因による老化の促進について新たな知見が得られている。さらに、新たな治療法のヒントも得られた。ありがたいことに、老人を10代の若者に縫いつける必要はない。

パラビオーシスの歴史

パラビオーシスは、19世紀に純粋に科学的な新基軸として考案された。1864年、フランスの生理学者ポール・ベールが2匹のラットを縫い合わせ、片方にベラドンナを注入して2匹が循環系を共有していることを証明してみせたのだ。[19]

イタリア語で「美しい女性」を意味するベラドンナは、ルネサンス期にその実から作られた目薬が、瞳孔を大きくして自分を美しく見せたい女性のあいだで使われていた（英語ではデッドリー・ナイトシェイド〔訳注：死に至るナス科植物〕だから、それがいかにおそろしい考えだったかわかる）。ベラドンナを一方のラットに注入すると、瞳孔があっという間に拡張し、5分もたたないうちにもう片方のラットの瞳孔も大きく開いた。もう片方のラットの血中内にまでベラドンナが行き渡ったしるしであり、2匹の循環系が共有されていることが証明されたのだ。

それ以来パラビオーシスは、肥満、がん、虫歯の研究にまで利用されてきた。パラビオーシスによって2匹の体内環境の大部分は共有されているので、科学者はペアになった動物の一方の因子をいくつか変更しながら、その影響を特定することができる。

虫歯の実験はそのすばらしい例だ。[20]

1950年代、虫歯が口内の糖類による直接的な影響なのか、それとも血中内の糖類による非直接的な影響なのかを突き止めようとした科学者たちは、パラビオーシスに頼った。並体結合したペアの片方に砂糖を含む食事を与え、もう片方には通常の食事を与えた。血液供給を共有しているので、2匹のラットには同様に糖分を多く含む血液が流れる。しかし、虫歯になったのは実際に砂糖を食べたラットだけだった。つまり血糖値は因子ではないことが証明されたのだ。やや残酷に思えるかもしれないが、確実な検査をおこなうにはエレガントな方法だ。

パラビオーシスは、語源的には「寄り添って生きる」という意味だが、老化の研究者にとって興味があるのは、異なる年齢の動物を縫い合わせた「ヘテロクロニック（異齢性）」バージョンだ。このタイプの実験が初めておこなわれたのも1950年代で、クライブ・マッケイの手によるものだった（第3章の食餌制限の先駆者として憶えている読者もいるだろう）。[21] 彼の率いるチームは、いまではやや原始的とも思われるやり方で、合計69ペアのラットを結合させたが、成功の度合いはまちまちだった。11組が「パラビオーシス的病気」によって数週間以内に死んだ。両方の体の免疫システムが相手の異質な組織と戦った結果と考えられている（興味深いことに、はっきりとした原因はいまだわかっていない。とはいえ、現代の実験でそうなる頻度が格段に低くなっているのは、おそらく無菌手術の技術が向上したからだ）。片方のラットが相棒の頭を噛みちぎったために死んだペアもいた（現代の実験では、実用面と倫理的な理由から、ペアを2週間ほど同じケージに入れ、互いに慣れさせてから接合する）。実験結果は、異齢性のペアの老齢のほうの骨密度が上がるなど、示唆に富んでいたが、本当に納得のいく整合性があるとは言えなかった。

その点、1970年代初頭におこなわれた実験は、より確固とした事実を教えてくれた。[22] ヘテロクロニック結合のペアと、アイソクロニック（同年齢）結合ペアと、単独で生きている一般的なラットの寿命を比較したのだ。単独生活のラットは約2年生きた。アイソクロニック・パラビオーシスのラットはそれより少し寿命が短く、別のラットに体を縫いつけられるのは身体的にストレスがかかる手術であることを証明していた（意外でもないが）。だが、異齢ペアの年老いたほうのラットは長生きした。ペアがオスの場合には単独のラットと同じくらい生き（つまり若い相手への接合がパラビオーシス自体の欠点を打ち消した）、ペアがメスの場合には通常より3カ月長生きだった。

若いマウスに「接合」された老マウスが若返った

衝撃的なのは、こうした初期の研究成果ののち、パラビオーシスがほかの多くの有望な老化研究と同じ道をたどり、その後30年間ほとんど休眠状態になってしまったことだ。

復活したのは2000年代初頭、研究者のイリーナとマイケルのコンボイ夫妻によってだった。1970年代の研究では重要な疑問が残ったままだった。つまり、老齢ラットが若齢ラットに縫い合わされたときに長生きしたのはいいのだが、寿命が延びた要因はなんだったのかという疑問だ。

コンボイ夫妻がとりわけ関心を持っていたのは、加齢にともなう幹細胞の機能低下が組織の再生能力に及ぼす影響だった。幹細胞の機能低下はどの程度、マウスの老化した体内環境の影響を受けているのだろうか？　それは細胞そのものに内在する問題ではないのか？

歳をとるにつれて、切り傷でもすり傷でも骨折でも、怪我が治るのは遅くなる。すでに述べたように、そのおもな理由は、傷ついた組織を補う幹細胞の機能がゆるやかに低下するからだ。幹細胞が減ったり、働きが不活発になったりすると、怪我で傷つくか失われた細胞の後任となる前駆細胞を作れなくなる。同じことは老齢マウスにも言えるので、コンボイ夫妻は、さまざまな並体結合の組み合わせ——若齢と若齢、老齢と老齢、老齢と若齢——における治癒速度を調べることにした。

筋肉、肝臓、脳という3つの組織を調べたところ、結果は明らかだった。[23] 若齢マウスにくっつけられた老齢マウスは、若齢マウスにくっつけられた若齢マウスと同じように治ったのだ。若い相手から助け舟のごとく若々しい幹細胞が血液で運ばれるのではなく、血中のシグナルが老いたマウスの細胞の再活性化に関係があることを証明するため、実験に使われた若いマウスの数匹は、細胞が緑色に光るように遺伝子操作されていた。顕微鏡で治癒中の組織を観察したところ、独特の緑色の光を持っていたのは0・1%だけだった。つまり、ほぼすべての治癒効果が老齢マウスの休眠細胞が目覚めたことによるものだった。[24] 確認実験では、老齢マウスの細胞サンプルを培養皿に採取し、その細胞を若いマウスの血漿（血液から細胞をふるい落とした黄色っぽい液体）に浸した。結果はほぼ同じだった。若い血漿が老いた細胞を若返らせ、成長の可能性を復活させたのだ。

こうした結果は純粋に注目に値する。老いた細胞は不可逆的に衰えているのではなく、修復の望みがまったくないほど損傷してもいない。むしろ潜在的能力を秘めており、若い相手からの若返りのパワーでその能力を引き出すことができるのだ。老いた細胞や器官の能力は環境を改善しても復活しないくらい本質的に衰弱していて、励ましても元気にならないという結果が出てもおかしくなかった。ところが、老いたマウスは若いマウスに接合されることで若返り、より若いシグナル伝達環境によって老いたマウス自身の細胞が再活性化し、健康に長生きできた。

報道機関のメッセージはさらに人の心をつかんだ。「若い血には再生のパワーがある」。これが奇跡の治療法になりうることを伝えるだけでなく、何世紀にも及ぶバンパイア伝説にも乗っかった。突然、不老不死のために処女の血を飲むことがそれほど奇想天外ではなくなった。２００５年に発表されたこの研究は、世界じゅうで話題になった。

注意点

あいにくこれは生物学なので、ことはそれほど単純ではない。

まず、若い血を飲んだとしても、胃の酵素がシグナル伝達物質のほとんどを完全に分解するので、シグナル伝達物質が自身の循環系に入ることはない。つまり、誰かの首に歯を立てて血を飲んでも無意味だ。

欠陥があるのは、昔ながらのバンパイア的な血液運搬方法だけではない。ペアになった若いマウスに重大な悪影響があったことも、多くのメディアでは話題にならなかった。

ここから別の説明もできそうだ。つまり、若い血が不老不死の薬《エリクサー》というよりも、むしろ老いた血が致死的で、若いマウスが提供していたのは、自身の健康を大きく犠牲にしながら、老いた血液のなかの問題のあるシグナルを希釈することだったのかもしれない（実際にはおそらく両方の要素があるのだろう）。

最後の注意事項は、ヘテロクロニック・パラビオーシスはたんに血を混ぜることよりはるかに複雑だという点だ。老いたほうの動物には若いほうの器官という恩恵がある。つまり、若いラットやマウスは、毒素を濾過する元気な肝臓や腎臓、両方のマウスの器官に酸素を運ぶすぐれた肺や強靭な心臓、完全に機能する胸腺とともに若々しい免疫システムを持ち、細菌やウイルス、前がん状態細胞、老化細胞を見つけて破壊するのにすぐれている。こうした恩恵だが、もっと日常的な要素もたくさんある。たとえば、若いマウスはケージをよく走りまわる。老齢マウスが縫いつけられていたら、強制的に運動につき合わされるが、これも恩恵だ。つまり、並体結合された老齢マウスの強みは、たんに成長をうながすシグナル分子が加わったり、よくないシグナル分子が薄まったりする以上のものがあるのだ。

「希望」にむらがる人々

こうしたあいまいさがあっても、科学者やシリコンバレーのバイオハッカーの関心の高まりは止まらず、さまざまな科学的厳密さの研究が進められた。パラビオーシスの実験を続けた結果、年齢の異なるペアの老齢のマウスで脳内の脳細胞と血管の成長の改善[25]、脊髄の再生が見られ[26]、さらには老化して肥大した心臓が通常の大きさに戻ることもわかった。[27]こうしてパラビオーシスの恩恵を受け、潜在的な治癒能力を持つ器官の種類は増えたが、実際に使える治療法にはほとんど近づいていない。

老いたマウスやヒトに若い血漿を注入することも試みられた。何が起きるかを見るためだけであっても、この実験をおこなう科学的根拠はある。血漿輸血は比較的安全な方法であり、良好な結果が得られれば最初のパラビオーシス実験同様、原理の証明ができるので、そこから研究を進められる。しかし、ヒトでの試験は大成功とは言えないようだ。韓国では、若い血漿を使って筋力低下の軽減などを期待する実験が2015年に始まったが、[28]いまだ結果は報告されておらず、アメリカの試験ではアルツハイマー病の患者に若い血漿を注入したが、病を後退させることには成功しなかった。[29]

この分野はまた、若い血にまつわる希望を売り物に金を稼ごうとする民間企業のせいで、何かと評判が悪くなっている。ひときわ悪名高いのは〈アンブロージア〉という企業で、[30]35歳を超える人なら若い血漿を8000ドルで1リットル受け取れるという機会を提供している（本書の執筆時点では、1万2000ドルで2リットル分を提供するキャンペーンもおこなっている。ひとつ買えば、もうひとつは半額というわけだ）（訳注：2022年7月現在、同社のウェブサイトにはアクセスできなくなっている）。

地上で生きる時間を延ばしたいベイエリアのテック企業幹部やベンチャー・キャピタリストのあいだで評判だったのにもかかわらず、アメリカ食品医薬品局（FDA）が、若い血液の輸血は危険であり、効果の検証もされていないという警告を出したあと、同社は一時的にサービスを停止した。[31,32] だがその後1年近くかけてルールを見直した結果、サービスは技術的に合法であると判断し、営業を再開した。

同社はまた、自社サービスを参加費支払い型の治験と称していたが、本書の執筆時点で結果が出る気配はまったくない。さらに悪いことに、輸血を受けた人と比較する対照群がいないため、この治療法に効果があったとしても、判別するのがきわめてむずかしい。患者が8000ドルも支払っているとしたら、公平な治験になるとしても、半数の人に生理食塩水を投与するわけにはいかないだろう。

これらすべては、アンブロージア設立の2年前の2014年に「若い血液説」に決定的なとどめが刺されていたのにもかかわらず、おこなわれたことだった。マウスに若い血漿を定期的に注入する研究によって、寿命を延ばす効果はないことが発見されていたのだ。[33] とはいえ、特定の状況で効果が見られたことは否めない。たとえば、若い血漿によって老齢マウスの肝機能が改善することがのちに示されている。[34] だが、パラビオーシスの全体的な効果は、単純な輸血では再現できないことも示唆された。

血を交換する

一方、コンボイ夫妻は、老いたマウスと若いマウスの大規模な血液交換に取り組んでいた。パラビオーシスに代わり、ペアのマウスを小さなポンプに繋いで、互いの血液を交換するのだ。[35] この実験自体、ミニ技術工学のすばらしい業績だ。マウスの血液はたった1、2ミリリットルしかないので、マイクロポンプが1回につき150マ**イ**ク**ロ**リットルの血液を吸い上げ、老齢マウスと若齢マウスのあいだで安全に血液を交換できるようにした。[36] 何度かこのポンプを往復させると、2匹のマウスは老いた血と若い血がほぼ半分ずつ混ざった状態になり、実験の準備が整う。

この実験はパラビオーシスに比べ、はるかに侵襲性が低く、器官を長期間共有せずに、血液そのもののなかで起きることだけを調べられる。一度きりの血液交換でも、結果ははっきり表れ、しかもパラビオーシスとはかなり異なっていた。老齢マウスの筋細胞の再生を改善するなど、若い血液はある程度の若返りの力を保持してはいたが、全体としては、老齢マウスの老いた血液によるマイナスの効果が、若い血液のプラスの効果を上まわっていた。

筋肉、肝臓、脳の3つの組織のうち、もっとも悪影響を受けたのは脳だった。若い血が、老齢マウスの脳細胞の成長を若返らせなかっただけでなく、老いた血は明らかに若齢マウスの脳細胞の成長を阻害した。実験がおこなわれたのが血液交換から約1週間後だったのにもかかわらずだ。またしても、若い血には有意なメリットがあるという単純な話の説得力は弱まった。おそらくなんらかのメリットはあるのだろうが、老いた血がもたらす悪影響に比べれば小さい。

大量輸血はうまくいきそうにないだけでなく非現実的であることを考えると、こうした研究結果を治療法に結びつけるにはどうしたらいいのだろう？

次のステップは、パラビオーシスの数ある側面のうち、効果の因子となるものを分離してみることだ。

いくつかの研究グループが、若い血と老いた血のちがいを明らかにして、老いた血を若返らせることができないか、調べはじめた。何が増え、何が減り、何が変わらないかという分子のちがいを分類し、慎重に実験をおこなって、分子の変化がもたらす影響を突き止めようとした。老化に関連のある悪役のひとつはＴＧＦ-βと呼ばれるタンパク質で、マウスやヒトが老いると量が増え、幹細胞の活動を低下させることがわかっている。[37]対照的に、オキシトシン（社会的な絆からセックスや出産まで、行動における複雑な役割を持つホルモン）は若い血液内の有益な因子と思われるが、年齢とともに減少する。[38]ＧＤＦ11と呼ばれるタンパク質も若返り因子として注目を集めたが、その後の研究によって疑問が投げかけられている。[39]この種の研究はまだまだ先が長い。血液には年齢とともに変化する物質がたくさんあり、その効果の良し悪しは互いに関連し合っているからだ。

　再生をうながす若い因子を加えるというより、老いた血液の悪い因子を調節することをめざすのなら、透析に似たプロセスのプラズマフェレーシス（血漿交換法）という治療法も選択肢のひとつだろう。

　透析もプラズマフェレーシスも、血液を患者の体外に送り出し、有害な物質を取り除いてから、きれいになった血液を体に戻す。透析は腎不全の場合に利用され、通常なら健康な腎臓によって取り除かれる余分な水分や老廃物を血液から除去する。

　プラズマフェレーシスは血漿に特化し、通常は自己免疫疾患のような状況で、免疫システムの暴走を引き起こす抗体を取り除くために機器を使っておこなわれる。もし老いた血液に含まれる問題分子が特定できれば、こうした機器を再設定して問題分子を取り除くことができるだろう。

　ここでの問題は、実際に実験などを重ねて導き出すほかないのだが、どの程度頻繁にこのプラズマフェレーシス治療をくり返す必要があるかだ。数カ月に1回プラズマフェレーシスをするのはちょっと大変だが、それで健康状態がかなり改善するなら許容範囲かもしれない。透析患者は週に3回、4時間の治療という過酷なスケジュールをこなしているのだから。

シグナル伝達調整薬

もっとも単純な方法は、薬物でさまざまなシグナル伝達因子の量や効果を変化させて最適化することだ。コンボイ夫妻は、マウスにＡＬＫ５阻害剤を与えて、シグナル伝達タンパク質であるＴＧＦ-β（加齢にともなって増加することを特定した）の活動を抑えようとした[40]（ＡＬＫ５は細胞がＴＧＦ-βを検知して反応するために使う受容体。その受容体を阻害すれば、細胞の反応を止められる）。ＡＬＫ５阻害剤は脳と筋肉の幹細胞をふたたび目覚めさせ、新しいニューロンを増やし、怪我のあとの筋肉の回復速度を上げた。また、この薬剤と加齢とともに濃度が下がるオキシトシンを同時に投与してみたところ[41]、これも投与後わずか1週間で、脳、筋肉、肝臓に、ヘテロクロニック・パラビオーシスのときと非常に似た有益な効果が見られた。

このふたつめの研究でもっとも胸が躍るのは、オキシトシンを追加すると、ＡＬＫ５阻害剤の投与量を10分の1に減らせるという点だ。実用的な観点からは、薬剤の投与量が減れば副作用のリスクを減らせるし、理論的な観点からは、こうしたシグナル伝達経路は相互に作用しており、一度に複数を微調整すれば部分ごとの合計より大きな効果が得られるかもしれない。ＡＬＫ５阻害剤とオキシトシンはすでに臨床使用が認められているので、人間に対するシグナル伝達修正治療の第1世代となりうる有力候補だ。

エクソソーム

加齢にともなって全身のシグナル伝達を変化させるのは、血中の因子だけではない。シグナル伝達システムのもうひとつの重要な要素は「エクソソーム」だ。小さな泡のようなパッケージで、細胞間での分子の運搬を担っている。もっとも小さいものだと数十ナノメートルで、一般的な細胞より数百倍小さく、ウイルスと同程度の大きさだ。エクソソームが運ぶものはさまざまだが、マイクロRNAにコードされたメッセージを運搬することが多い。マイクロRNAは、DNAに似た非常に短い分子の鎖で、一連の塩基配列による情報を運ぶ（RNAは、DNAでおなじみのA、C、Gの塩基を使うが、TはUに置き換えられる）。エクソソームが目的地の細胞に到着すると、吸収されてなかの荷物をおろす。そこでようやくマイクロRNAの出番となり、受け手の細胞の行動を変更する指示を与えるのだ。

ある研究では、視床下部の幹細胞（シグナル伝達にすでに大きくかかわっている脳の一部で、空腹感や喉の渇き、概日リズム、体温などを制御する）を調べた[42]。視床下部の幹細胞がマウスの加齢につれて大量に死んでしまうことがわかったので、老齢マウスに生まれたばかりのマウスの視床下部から採取した新しい幹細胞を注入すると、脳のこの領域が若返るだけでなく、異なる種類の細胞を与えられたマウスと比べて10％寿命が延びた。しかも、老化に関する実験ではよくあることだが、マウスはただ長生きしたのではなく、トレッドミルや筋持久性、認知機能テストなどで好結果を出し、より健康的に生きた。

これは驚くべきことだ。幹細胞をたった1カ所に注入するだけで、結果としてマウスがより長く生きるほど大きい効果が得られるのだ。信じられないほどすばらしいとはいえ、視床下部が多様なプロセスのシグナル伝達で中心的役割を担っていることを考えれば、当然かもしれない。たしかに幹細胞を投与すれば、この重要な領域に新たなニューロンが生まれ、視床下部の支配下にあるあらゆる基本的な生理機能の制御が正常に戻るはずだが、プラス効果が表れたのは注入からわずか数カ月後だった。早すぎる。予想では、幹細胞が新たなニューロンを作るにはもっと時間がかかるはずだった。つまり、もっと速いなんらかのプロセスが働いており、幹細胞によって分泌されるシグナル伝達のエクソソームが細胞集団を若返らせているのではないか、と研究チームは考えた。培養皿に視床下部の幹細胞からエクソソームを収集し、それを単独で注入してみたところ、同様の多くの抗老化効果が見られた。

この結果が変わらず強固であれば、かなり直接的に治療に応用できる。細胞をiPS細胞にリプログラムし、神経幹細胞に分化させれば、脳に直接注入できるだろう。あるいは、ラボで神経幹細胞を培養して、それが作り出すエクソソームを採取して注入することもできる。この小さなメッセージ運搬カプセルが老化に重要な意味を持つのはおそらくこの分野だけではないだろうし、ほかの治療に使える場面もあるかもしれない。ある研究では、神経幹細胞のエクソソームが豚の脳卒中からの回復を劇的に改善した。また、エクソソームは、薬剤やその他の有用な分子を体内の必要な場所に運ぶ方法として広く研究されている。エクソソームを利用すれば、本当に小さなパッケージでいいものを運べるようだ。小さいからといって、その価値はあなどれない。

悪循環を好循環に変える

若い血液は万能薬という、シンプルだが魅力的な考えは、バンパイアさながら心臓に杭《くい》を打ちこまれたかに思われるが、老化が部分的にはシグナル伝達の異常による現象であるという見方は急速に広まっている。ヘテロクロニック・パラビオーシス、血液交換、シグナル伝達調整薬、エクソソームに関する実験はすべて、疑いようもなく次のことを示している。老化のいくつかの側面と再生能力の喪失は、たんに細胞固有の性質というだけでなく、細胞環境内のシグナルへの反応の結果でもあるのだ。老化で生じるのは悪循環だ。体内環境が悪化するにつれて、異常を起こしたシグナル伝達の影響を受けた細胞や組織が損なわれ、そうなるとさらに身体の衰えを加速させるシグナルをみずから発するようになる。悪いことがさらに悪いことを招くという老化の衰弱スパイラルは悪い知らせだが、いい知らせにもなりうる。プラスの変化があれば、体内の若返りの好循環につながるからだ。

将来私たちが、ときおりプラズマフェレーシスのクリニックに行って血液因子のデトックスをするのか、細胞のシグナル伝達を整える薬を飲むのか、もしくはエクソソーム注射を受けることになるのかは、まだわからない。だが、悪化したシグナル伝達を正すことは、抗老化手段の重要な一部となりそうだ。

ミトコンドリアをパワーアップする

私たちの細胞内の半自律的なエネルギー発生装置であるミトコンドリアの減少は、全身の老化に関係している。老いた細胞内のミトコンドリア量は少なく、残っていてもエネルギーの生産性が低くなる。

この問題は、脳、心臓、筋肉などエネルギー消費の激しい場所でとりわけ深刻になる。ミトコンドリアはパーキンソン病でまずまちがいなく重要で、ほかの疾患でもミトコンドリアの影響を示すエビデンスが増えている。つまり、ミトコンドリアの働きを助ける治療を開発できれば、加齢にともなう多くの問題を緩和できるかもしれない。[43]

抗酸化物質

第4章で述べたように、ミトコンドリアの老化への関与を考察した初期の理論は、フリーラジカルに重点を置いていた。フリーラジカルは、ミトコンドリアがエネルギーを生成する際の高エネルギー反応の副産物として生まれる。とくに有害なミトコンドリア関連の一群は、活性酸素種と呼ばれている。放っておくと、こうした酸素ラジカルは細胞じゅうを暴れまわり、なんでもかまわず反応するので、タンパク質や脂質、さらにはＤＮＡをも傷つけることがある。

ただ幸運なことに、これらは抗酸化物質（大きな損傷を受けずに活性酸素種を安定させられる分子）で取り除ける。私たちの体は、カタラーゼやスーパーオキシドディスムターゼといったタンパク質の抗酸化物質をみずから作っているし、ビタミンＣやビタミンＥなどとして食べ物からも摂取している。したがって、活性酸素が問題ならば、解決策は単純に思われる。体にもっと抗酸化物質を作れと命令するか、ビタミンのサプリを飲むかして抗酸化物質の量を増やせばいい。

第4章ではマウスの抗酸化物質の生産を高める試みについても触れたが、抗酸化物質のスーパーオキシドディスムターゼとカタラーゼの遺伝子のコピーを追加しても、寿命は延びないようだ。加えて、マウスでもヒトでも抗酸化物質のサプリメントが寿命を延ばさないというエビデンスは山のようにある。コクランシステマティックレビュー（医学研究結果の総括としての金字塔と考えられている）は2012年、抗酸化物質サプリメントの効果を評価するため、合計30万人の参加者による78の臨床試験の調査結果を発表した。[44] その結論は明らかで、こうしたサプリメントは無意味であり、それどころか有害という可能性すらある。ミネラルであるセレンに加え、ビタミンAとビタミンCは寿命になんの効果もなく、ビタミンEは3％、ベータカロテンは5％死亡の可能性を高めることがわかったのだ。

抗酸化物質に効果がない理由として考えられるのは、活性酸素種が全身のさまざまな機能に使われていることだ。たとえば、細胞内や細胞間で指示を伝えるシグナルにもなるし、免疫細胞が細菌を破壊するような特殊な場面でも使われる。その結果、フリーラジカルをビタミン剤で除去しすぎると、こうした重要なプロセスに必要な活性酸素種を確保するために体が生産する抗酸化酵素が減ってしまう。あるいは、ビタミン剤を大量に摂取すると、活性酸素種の量が少なくなりすぎてしまい、重要な機能を果たせなくなって積極的に害を及ぼす。したがって、暴れまわる活性酸素種を大量に止めるというのは選択肢にならない。

ミトコンドリアだけを標的とする抗酸化物質

しかし、いまだに寿命を延ばすかもしれないと論争されている抗酸化物質が1種類ある。ミトコンドリアだけを標的とする抗酸化物質だ。ミトコンドリアは体内の活性酸素種のほとんどが生成される場所であり、活性酸素種の破壊攻撃のおもな標的のひとつでもある。活性酸素種はミトコンドリア膜として知られる外側の「皮膚」や、エネルギー生成装置、DNA（思い出してほしい、ミトコンドリアは細胞核内にある主要なDNA以外に独自の短いDNAを持っている）を傷つける。つまり、ミトコンドリアはフリーラジカルに攻撃される危険がきわめて大きい。そしてミトコンドリアを損傷から守ることは、細胞じゅうを無差別にフリーラジカルで満たすよりも、きわめていいことかもしれない。

2005年の論文では、抗酸化酵素カタラーゼをミトコンドリアへ運ぶように変更された遺伝子のコピーを追加したマウスの研究結果が報告された。その遺伝子操作をされたマウスは、通常のマウスよりも20％長生きし、平均寿命は27カ月から32カ月に延びた[45]。それに続くマウスの研究では、ミトコンドリアを標的にしたカタラーゼが老齢マウスのがんのリスクを減らし[46]、加齢にともなう心臓疾患の進行を遅らせ[47]、アミロイドベータの生成を減少させてアルツハイマー病モデルのマウスの寿命を延ばし[48]、老齢マウスの筋肉機能を向上させた[49]。

ミトコンドリアを標的とした抗酸化薬もいくつか開発されている。おそらくもっとも開発が進んでいるのは、人間での臨床試験にまで到達しているＭｉｔｏＱだろう。ある臨床試験では、Ｃ型肝炎患者の肝臓の炎症を軽減する可能性が示され[50]、別の臨床試験では60歳超の健康な人の血管機能を改善したが[51]、３つめの臨床試験ではパーキンソン病の進行を遅らせる効果はないことがわかった[52]（とはいえ、前述したとおり、パーキンソン病の症状がある人は、すでにドーパミン作動性ニューロンの多くを失っているからかもしれない）。

興味深いのは、ミトコンドリアがテロメアの機能を改善するのに適した場所かもしれないことだ。というのも、ＭｉｔｏＱで細胞を治療するとテロメアが短くなる速度が下がることがわかったからだ[53]。テロメア短縮には、細胞の分裂回数と、ミトコンドリアの活性酸素種によるテロメア

DNAの損傷がかかわっているのかもしれない。いまもMitoQと、類似の薬剤の臨床試験が進められている。

マイトファジーを改善する

別の選択肢は、私たちの体に存在するミトコンドリアの品質管理能力を高め、効率の悪くなったミトコンドリアを取り除き、その代わりになる高機能の代替物を複製できるようにすることだ。「マイトファジー」（前述したオートファジーのミトコンドリア版）を促進する薬剤が特定されてきている。そのひとつはウロリチンAという化合物で、私たちの腸内細菌が食物の栄養素を消化するときに作られる分子であり、センチュウの寿命を延ばすことが示されている。[54] さらに、マウスの持久力と筋力を改善し、アルツハイマー病のマウスの認知機能の低下を遅らせるだけでなく、[55] 60歳以上の人のミトコンドリアの機能を改善させることも明らかになった。[56] マイトファジーを促進する化合物の候補には、ほかにスペルミジン（第5章で述べた食餌制限模倣物質のひとつ）や、NAD+（ニコチンアミドアデニンジヌクレオチド）と呼ばれる分子の量を増やすサプリメントなどがある。NAD+は細胞のエネルギー生成に不可欠で、マイトファジーにとって重要であり、年齢とともに減少するのがわかっている。科学者のデビッド・シンクレアによって研究され、広く知られるようになった。[57]

解けない謎

とはいえ、抗酸化物質を増やしたりマイトファジーを改善したりするのは、基本的には壊れてしまった機械に油をさすようなもので、鈍くなった動きを多少なめらかにしても、大本の原因の解決にはならない。

残念なことに、加齢にともなうミトコンドリア減少の根本原因を突き止めるのはきわめてむずかしい。ミトコンドリアについて知れば知るほど、細胞のなかにあるこの半自律的な共生生物の謎は深まり、その相互作用は複雑になっていくのだ。

もしミトコンドリア減少の根本的な原因がひとつだけあるとしたら、ミトコンドリアのＤＮＡの変異がおそらくもっとも有力だろう。ミトコンドリアは細胞内で唯一、細胞核外に自身のＤＮＡを持っていて、そこでの変異が増えれば、マウスで見たような老化の加速のようなものを引き起こす可能性は充分ある。本当に気になる疑問はその逆だ。つまり、ミトコンドリアの変異という重荷を軽減すれば、老化のプロセスを遅らせたり、逆行させたりすることができるのか？

それを解明するいちばんの方法は、これまでと同じように、直してみて何が起きるか観察することだ。ミトコンドリアの変異を防ぐもっとも大胆な発想は、「異地性発現（アロトピック・エクスプレッション）」だろう。ミトコンドリアの遺伝子のバックアップコピーを細胞核にＤＮＡといっしょに入れてしまうのだ。突飛な遺伝子操作の提案だと思われるかもしれないが、実際には、進化が手をつけて完成していない仕事を終わらせるものである。

そもそも、ミトコンドリアの起源はかなり風変わりだ。その誕生は10億年以上前と考えられている。信じられないくらい遠縁の単細胞生物だった私たちの祖先が、完全に別の生命体を呑みこんで、10億年続く共生関係を始めた。呑みこまれてやがてミトコンドリアになるその生命体は、自分自身の完全なＤＮＡを持っていたが、10億年のあいだにほとんどすべての遺伝子が失われたか、細胞核に移された。これが名案だったのは、核がＤＮＡを保存しておくのに安全な場所だったことだ。核ならミトコンドリアが生み出す危険なフリーラジカルから離れているし、複製される頻度も減り、核のＤＮＡ修復メカニズムによってもっと効率的に守られるからだ。

治療のためにミトコンドリアの遺伝子を核に移すという考えは、まったく新しいわけではない。初めておこなわれたのは１９８０年代で、ミトコンドリアのＡＴＰ８遺伝子の欠けた酵母菌の細胞核に、その遺伝子のコピーを移植したところ、うまくミトコンドリアに取りこまれた。[58]以来熟考のもと、その技術は遺伝性のミトコンドリア病（ミトコンドリアＤＮＡの変異から生じうる病気で、運動時の疲労感から生後すぐの突然死まで深刻度はさまざま）の治療法にまで進んだ。

この考えを土台にもっとも研究開発が進んでいるのは、ミトコンドリア遺伝子変異による目の病気であるレーベル遺伝性視神経症（ＬＨＯＮ）の治療だ。[59]現在臨床試験の最後のフェーズで苦戦しているものの、マウスやウサギから得られた結果は、たとえこの特殊な治療がヒトでうまくいかなくても、何か得られるものはあるだろうと期待させる。

特定のミトコンドリア病を引き起こすたったひとつの遺伝子ではなく、老化にともなう変異に対抗するため、すべてのミトコンドリア遺伝子を核に移してしまおうという考えは、第４章に登場した「無視できる老化の工学的戦略（ＳＥＮＳ）」の父、オーブリー・デ・グレイによってもたらされた。したがって、この分野で最先端にいるのも彼のＳＥＮＳ研究財団だ。培養皿でミトコンドリアの遺伝子がふたつ欠けた細胞の核に、欠けた遺伝子のバックアップを注入したところ、細胞の機能を回復させることに成功し、[60]さらに最近では、遺伝子コードを最適化することによって、ミトコンドリアにコードされたタンパク質遺伝子13個すべてをさまざまな程度で働かせることにも成功している[61]〔訳注：ミトコンドリアの遺伝子は37種類で、そのうち2種類はリボソームRNA、22種類は転移RNA、そして13種類がタンパク質遺伝子〕。

これをしっかり機能させ、確実に役立つことを証明するためには、まだまだ道のりは長い。おそらく、もっとも大きな未解決の疑問は、「そんなにすばらしい考えなら、なぜ進化がやりとげなかったのか」[62]だろう。ヒトの場合、ひとつのミトコンドリアに必要な約1500種のタンパク質の遺伝子のうち99％以上が核のなかにある。なぜ進化はそこでやめてしまったのだろう？

しかし一方で、タンパク質遺伝子の13という数字に特別な意味はないのかもしれない。アンダルシアと呼ばれる土壌中に生息する単細胞生物では、タンパク質遺伝子38種がミトコンドリアに維持されているが、ほかの生物ではそれらの遺伝子のほとんどが核のなかにある。マラリアを引き起こす寄生性原生生物、プラスモディウム（マラリア原虫）のミトコンドリアにはたった3種しかないし、2019年に発見された海藻に寄生する寄生生物にはミトコンドリアDNAがまったくない可能性もある（ただ、こうした生命体がミトコンドリアでエネルギーを生み出す方法には細部にちがいがある）。

また、進化が最後の1個の遺伝子まで核に配置するには大きな障害がある。というのは、進化の歴史のどこかでミドコンドリアのゲノムと核のゲノムは分岐して、それぞれわずかに異なる「方言」を持っているからだ。つまり現在では、あるミトコンドリアDNAが核のなかに偶然入っても、必要なタンパク質を生成するためにはありえないほど大幅な修正を加えなければならない[63]。もしミトコンドリアがいまだにDNAを保持している理由がこれなら、そもそもDNAを移動させることに理論的な問題はほとんどないのだから、たんに生物学的な条件が大きな壁となって移動を阻止しているのだろう。

しかし、もしかするとミトコンドリアは効率的に働くために少量のDNAを保持する必要があるのかもしれない。いわばミトコンドリアDNAは地方分権政府のようなもので、核の中央集権的な官僚組織からある程度独立して、ローカルな知識を使いながら細胞の代謝を最適化しているのかもしれない。だとしたら、別の場所にバックアップコピーを入れるのは、細胞の繊細な代謝の指揮系統を不安定にする可能性がある。

確実に知る唯一の方法は試してみることだ。最低でもミトコンドリアの生態が少しは学べるだろうし、その過程でミトコンドリア病のいくつかの治療法が見つかるかもしれない。そしてうまくいけば、徐々に衰退する老化の原因であるミトコンドリアの変異を根絶できるかもしれない。

「ミトリティクス」への期待

最後の選択肢は、機能していないミトコンドリアと戦うのではなく、それが乗っ取ってしまう細胞と戦うことだ。ミトコンドリアDNAが変異しても、ほとんどの場合、重大な問題にはならない。しかし、DNAの大部分を失い、そのせいでエネルギー発生機能も失ったゾンビのミトコンドリアのコピーが、ごく一部の細胞を支配してしまうことがある。[64] それだけの数で重大な老化の問題を引き起こすのかどうかははっきりわかっていないが、老化細胞のように少数の腐ったリンゴが老化を加速させる可能性はある。だとすれば、老化細胞に対処するのと似たような手法が使えるかもしれない。つまり、「セノリティクス（老化細胞除去薬）」ではなく「ミトリティクス」（現在は仮説）で、機能を失ったミトコンドリアに乗っ取られた細胞を除去するのだ。

この考えのリスクはセノリティクスとほぼ同じで、職務怠慢な細胞を取り除くことが独自の問題を引き起こす可能性だ。たとえば、正常に機能しないミトコンドリアを含む筋線維を治療するミトリティクスは、筋線維全体を破壊し、筋萎縮につながりかねない。そもそも老化による衰弱を避けたいのに、わざわざ筋力を下げてしまっては意味がない。

とはいえ、おそらく試してみる価値はある。最悪のシナリオでも、細胞内でくり広げられるゾンビだらけの世界が老化にどんな意味を持つのか、理解を深められるだろうし、最高のシナリオなら、そのトレードオフに見合う価値が見つかり、こうした細胞の除去が健康に役立つことになるだろう。

全体的に見れば、ミトコンドリアが老化の一因となるのを遅らせたり、反転させたりするにはかなりの選択肢がある。しかし、どれがもっとも効果があるのかはわからない。その一因は、加齢とともにミトコンドリアに何が起きるのか、いまだに全体像がはっきりしていないからだ。

短期的な治療法としては、ミトコンドリアが生成するフリーラジカルを取り除くためにミトコンドリアを標的にした抗酸化物質や、体が持っている品質管理メカニズムを向上させるウロリチンAのようなサプリメントなどが考えられるだろう。長期的には、もしかするとミトコンドリアの変異がもはや問題にならないように、生物学的な技術でミトコンドリアの老化への関与を断つことができるかもしれない。大きなエネルギーを費やして達成する価値のある目標だ。

クローンの攻撃を撃退する

私たちの体内で治す必要がある損傷のなかでも、DNAの損傷とそれによる変異は、もっとも困難な老化関連の損傷かもしれない。[65]

採用できる最初の選択肢はおそらくいちばん明白なものだ——修復である。ふたつめの選択肢は、老化する体内で変異がどのような問題を引き起こすか、そしてDNA解析の近年の発展が、変異の重要性にまつわる旧来の考えをいかに覆したかを正確に理解することにかかっている。

DNA修復機能の改善

まず、DNAの修復機構を改善することが明らかな方法としてあげられる。私たちの細胞は、DNAのダメージを確実に修復するために途方もなく努力する。第4章で述べたように、細胞は毎日10万回の攻撃をDNAに受けていると考えられ、ほんのわずかでも損傷が残ることがあれば壊滅的な打撃を受ける可能性がある。DNA修復には何百という遺伝子がかかわっていて、問題のある箇所を見つけたり、助けを求めたり、あらゆる損傷を切除したりと気の遠くなるほど多くのプロセスがあり、体にとっていかに重要な関心であるかを疑いようもなく示している。しかし老化に関する進化の役割の理解からわかるように、DNA修復という重要な機能さえ、遺伝子を次世代に伝えるのに必要な程度までしか働かないようだ。

ひらめきは動物界から得られるかもしれない。動物界では多くの動物が人間よりも遺伝子の変異に耐性がありそうだからだ。

第2章でその並はずれた長寿について述べたホッキョククジラを例にとろう。この優雅で大きなクジラは2世紀以上生きるだけでなく、体重が100トンにもなる。巨大なサイズにもかかわらず、その細胞はヒトやマウスと同じ大きさだから、通常のヒトの1000倍以上の体重であることを考慮すると、ヒトのおよそ1000倍の細胞を持っているわけだ。となると、ひとつの細胞が、がんになりうる変異を獲得する機会もざっと1000倍となり、そうなるための寿命も2〜3倍だ（野生のヒトの寿命を考えればもっと長い）。

こうしたハンデにもかかわらず、この海の巨大生物には腫瘍が何百もあるというわけではない。細胞が多く、驚くほどの長寿を誇る大型動物が天文学的なレベルのがんに冒される傾向にないという一般原則は、医学統計学者のリチャード・ピートによって初めて考案され、「ピートのパラドックス」と呼ばれている。

ピートの観察は種のなかではなく、種のあいだのパラドックスにすぎないように思われる。たとえば、背の低い人よりも高い人のほうががんのリスクが高いとか、小型犬よりも大型犬のほうががんになりやすいというエビデンスがある。[66] こうした場合、細胞数は多いが、種に特有のがんに対する防御力が同じなら、全体としてがんを発生する可能性は高くなるということだ（背の高い人はパニックになる必要はない。統計によれば、背の低い人よりも心血管障害や認知症のリスクが低いとされているので、全体の死亡率の差はおそらく背の高い人に有利だ）。[67] これは大きくて長生きする動物から学ぶことがあるという考えを補強している。たんに体が大きいだけでは、がんから守ってくれる未知の強さは授からないということだからだ。

近年明らかになったゾウとホッキョククジラのゲノム配列から、変異への対抗力を高める、いかにも興味をそそられるヒントがもたらされた。ゾウのゲノムにはｐ53と呼ばれる遺伝子のコピーが23個もあるのだ[68]。だが、ヒトにはこのｐ53がたった1個しかない。ｐ53はがんにおいてもっとも高頻度で変異を起こす遺伝子で、重要な保護の役割を持つことから、「ゲノムの守護神」と呼ばれている。ｐ53はさまざまな機能を持つ遺伝子で、そのひとつは細胞のＤＮＡがひどく傷ついたときにアポトーシスや細胞老化を引き起こすことだ。したがって、この遺伝子の複数のコピーがあることで、ゾウの細胞はとりわけ予防的自滅をしやすく、がんが発生する可能性が低いのかもしれない。ホッキョククジラは余分なｐ53を持ってはいないが、ＤＮＡ修復を担う遺伝子のコピーや、微妙に異なる遺伝子を持っているので、そもそも変異が起きにくい[69]。がんを予防する方法はひとつではないのだ。

この発見を単純に応用するのは危険な橋を渡るようなものだ。マウスからｐ53のコピーをひとつ取り除くと、がんになるリスクは確かに劇的に高くなるが、コピーをひとつ追加すると老化を早め、寿命が短くなってしまう。これについては、細胞の自殺をやたら引き起こすタンパク質があまりに多くの幹細胞を死に至らしめ、マウスをがんに強くはするものの、幹細胞を若いうちに使い切ってしまうという仮説が立てられている。

この結果を考えると、私だったらｐ53遺伝子のコピーを移植する遺伝子治療を受ける気にはなれない。それにおそらく進化は老化とがんとのあいだで複雑なトレードオフを図ってきたのだろう。遺伝子の数をただ数えるだけではそのトレードオフは理解できない。生物学者のレスリー・

オーゲルが述べたように、進化は私たちよりも賢いのだ。

とはいえ、この手法に希望がないわけではない。この章の前半で、テロメラーゼと3種のDNA保護遺伝子を与えられたマウスが通常のマウスよりも長生きしたのを憶えているだろうか。その保護遺伝子のひとつがp53だったのだ。また、第2章で述べたように、進化は長寿のためではなく、生殖の成功のために最適化してきた。この遺伝子操作されたマウスの場合、おそらく追加のp53はより多くの細胞死を引き起こすが、長いテロメアを持ったほかの細胞がたくさんあり、失われた仲間を補うため少し多く細胞分裂できたのだろう。

テロメアを伸ばし、余分な細胞を作るには多くのエネルギーを必要とするうえ、p53とテロメラーゼ両方の補完物をふつうに持っていれば、ほとんどの野生のマウスは死んだあとまで、がんと幹細胞の疲弊を先延ばしにできるので、進化はこの方法を避けたのかもしれない。つまり、寿命を延ばすためには進化よりも賢くなくていい。単一の遺伝子のコピーを追加するのはアプローチとしては単純すぎるかもしれないが、思慮深くやれば、ひと握りの遺伝子を足したり変更したりして好結果を得られる可能性はある。それも、細胞内のさまざまな保護システムの相互作用を完全に理解するよりも早く（長生きのための遺伝子編集については次章で詳述する）。

DNA損傷による「変異」と老化

DNA修復機能の改善は、損傷したDNAとその結果生じる変異が実際にどういうふうに人体に影響を与えるのか、わからないままおこなう手法だ。おそらく、DNA修復機能を改善すれば、損傷の蓄積を遅らせられるので、それに起因する結果も遅らせるはずだ。

しかし、変異から私たちを救いうるもうひとつの方法は、新たに解明が進んでいる変異の老齢組織への作用をよりどころとしている。

変異が老化プロセスの一因かもしれないと初めて示唆されたのは1950年代後半で、1953年にDNAの二重らせん構造が発見されてからわずか数年後だった。それは、私たちの遺伝子コードは生涯をつうじてランダムなエラーを蓄積するだろうという考えだった。遺伝子コードはタンパク質を形成する指示を与えるので、エラーが生じればタンパク質の構造に変化が生じる。これまで見てきたように、タンパク質の構造がその役割を決定するため、こうした構造の変化は、加齢とともに細胞の構成要素の効率がだんだんと悪くなるということだ。その過程でDNA損傷がさらに増えるので、老化を早める悪循環に陥ると考えられる。

現代のDNA配列決定技術は、この単純な構図に疑問を投げかけている。現在では、生涯に細胞が蓄積する変異の数がわかっており（ほんの10年前の科学者でさえ推測する以外なかったデータだ）、しかもその数はそれほど増えないのだ。データによれば、生きているあいだ、あなたの体の細胞のほとんどは毎年10～50個の変異を起こしている。組織を超える均一性には驚きだ。つねに分裂し、食物に含まれる毒素に襲われている腸内膜の細胞であれ、甘やかされた環境で一生分裂しないかもしれない脳細胞であれ、調べた細胞はほぼ全種類、比較的狭いこの範囲に収まる。

ひと握りの例外のひとつは日光にさらされる皮膚だ。[70,71] この領域の細胞は年間10倍の変異が生じる可能性があり、皮膚科学者は皮膚の老化と日光暴露を（ほぼ）同一視している。すなわち、特定の皮膚が一生のあいだにどれほど紫外線を浴びたかは、その場所の生物学的年齢を予測する重要な指標なのだ。その他の非定型的頻度で変異が多い場所として、肺粘膜がある。[72] 喫煙者なら、その理由は明らかだろう。

　この変異率は、65歳の人であれば、体内のどの細胞であれ数千の変異があるということで、日光を浴びた皮膚や喫煙者の肺の細胞なら変異は1万個にも及ぶかもしれない。たくさんあるように思われるだろうが、タンパク質に深刻な問題を引き起こすほどではないかもしれない。というのは、タンパク質を生成するＤＮＡはわずか1％強にすぎず、[73] 細胞はその特定の機能に関連のある特定のコードしか使わない。つまり、特定の細胞にとって重要なタンパク質のコード領域に変異が起きる確率は低いといえる。しかも「同義」変異として知られるいくつかの変異は、いずれにせよタンパク質に変化をもたらさない（これは、ＤＮＡにコードされている各アミノ酸を「綴る」方法がいくつかあるため、結果として「単語」のコードが同じアミノ酸を意味していれば、綴り方が異なってもちがいは生まれないからだ）。

　そして最後に、ほとんどの遺伝子は親からひとつずつ、ふたつのコピーでもたらされる。ひとつで変異が起きても、通常はバックアップがあるので、介入して空白を埋めることができるのだ。計算してみればわかるが、問題を起こすほど重要なタンパク質のコピーの両方に変異が起きると予測される細胞の数はとても少なく、あってもおそらく数千にひとつだ。であれば、もしかしたら、結局のところ変異はそれほど大問題ではないのではないか？

　あちこちに広がったランダムな変異が細胞を加齢とともに衰えさせる一因でないとすれば、大いに安心できる。なぜなら、それを治すのはほぼ不可能だからだ。もしあらゆる細胞が機能的に重要な何十もの異なる変異を含んでいるとしたら、細胞内に入っていってエラーを修正するなんらかの技術を見つける必要があるが、そんなものを想像するのはとてもむずかしい。たとえ人工変異修復ナノボットの発明を夢想したとしても、ナノボットは参照用として全ゲノムのコピーを持つ必要があるし、それを参照しながらエラーを1個ずつチェックしなければならない。そんなSFのような解決策を夢見ていては、老化を治療するあらゆる希望は23世紀まで先送りされてしまうだろう。

がん

高齢者のゲノムをくわしく解析することで、このシナリオの可能性は低くなったものの、変異が老化プロセスに与えるもっと微妙な影響が明らかになってきた。何が起きているのか理解するいちばんの方法は、私たちのDNAの変異がもたらすもっとも有名なもの、すなわち「がん」を調べることだ。

基本的に、がんは変異の蓄積による病気だ。がん細胞が腫瘍になるためには、ゲノムに特定の欠陥を発生させる必要がある。[74] そこでおそらくもっとも重要なのは、細胞の成長を止める遺伝子のスイッチをオフにするか、細胞の成長をうながす遺伝子のスイッチをオンにするか、その両方だ。

ここでカギとなるのは、章の初めで述べたように、テロメラーゼ、または場合によってはほかのメカニズムを活性化させることである。がんは成長するにつれ、自身の血液供給用の血管を作って免疫システムを抑制するための変異を必要とする。しかもどこかの段階で、ほとんどのがんは重要なDNA修復機構をオフにするので、遺伝子は混乱状態となり、より多くの変異が生じて、いま述べたさまざまなタスクをこなしやすくなる。先ほど老齢期に深刻な打撃を受けるような変異を持っている細胞は少ないと計算したが、同じ細胞にとりわけがんになりやすい変異が充分蓄積されることも、現在のヒトの一生ではなかなかない。

しかし、残念ながらがんにはとっておきの切り札がある。進化だ。

非がん性の細胞が科学者の言う最初の「ドライバー」変異を起こすときの重要な特徴は、細胞に進化的な利点を与えることだ。細胞にとっての進化的な利点とは、変異していないＤＮＡを持つ近隣の細胞よりも大きくなる能力である。通常の細胞が変異を起こしたとしよう。その変異は、特定の状況下で成長を止める遺伝子をオフにする。成長を止めるスイッチがオフになった細胞は、まわりの細胞がすべてそんな必要はないと思っているにもかかわらず（こちらが正しい）、どんどん分裂を始め、数千または数万の娘細胞を作るかもしれない。そうしてようやく、まだ損なわれていないほかの成長調節プロセスが介入する。私たちの体全体の進化は、とくにがんの発生確率を下げるため、複数の非常に冗長なメカニズムをほとんどの細胞機能に備えているので、この急成長期を停止させられるようにできている。この一時的だが急速な成長プロセスは「クローン増殖」と呼ばれる。呼び名の由来は、これが同じドライバー変異を持った細胞のクローンの増殖だからだ。

ドライバー変異のあとにクローン増殖が続くと、がんの確率がぐんと上がる。なぜなら、いまやドライバー変異をひとつ含む細胞が数千、数万とあり、そのうちのひとつが「幸運」をつかんで、ふたつめのドライバー変異を得る可能性がはるかに上昇するからだ。そしてふたつめのドライバー変異がまた新たなクローン増殖を起こし、こんどはふたつの前がん性変異を含んだ細胞が１００万あり、３つめのドライバー変異を待つ……と続くわけだ。

これは自然淘汰による進化だが、生物内の細胞レベルで作用している。つまり、成長の優位性を持った細胞は増殖し、従順でルールを守っている近隣の細胞を打ち負かして、1歩1歩着実にがんへの道を進むのだ。

ドライバー変異は、がん発生に関する現代の理解の中心をなしている。あらゆる段階で確率が１００万倍になることが、ヒトの一生のうちにがんが発生するのを可能にしているのだ。実際、現在の平均寿命を考えると、私たちの半数近くががんと診断されると予測されている。[75]結果として、がんがおもな死因となっており、富裕国では死亡数の４分の1を超える人、世界全体でも６人にひとりががんで死んでいる。

したがって、老化にともなう変異の蓄積でまず心配なのが、がんなのだ。変異の頻度を減らすためにできることはなんであれ、がんの発生を防ぐのに役立つはずだ。

しかし、クローン増殖は別の意味でも問題だ。たとえ比較的少数の細胞で起きただけでも、老化した体に非常に大きな影響を及ぼす厄介な変異に新たなメカニズムを与えるからだ。

こうしたクローン増殖がどれほど広範囲にわたるかは、まだわかりはじめたばかりだ。最近の研究で、いくつかの老齢の組織では正常な細胞がほとんど見つからないことが明らかになっている。しかしそれはすべての細胞が異なる大量の変異のモザイクではない。たいてい1ミリ以下の小さなコロニーのパッチワークのようになっていて、それぞれが競争上優位なひとつかふたつの変異を含む細胞で構成されている。

これが初めて明らかになったのは、50歳を超える４人の皮膚を調べた２０１５年の研究で、20〜30%の細胞がドライバー変異を含んでおり、平均して1平方センチに１４０種類のドライバー変異があることがわかった。[76] これは驚くべき結果だ。あなたの肌全体でいま何千という競合するクローンが優位に立とうと競い合っているのだ。この大量のクローンと変異による多大な負担を考えると、太陽に愛された肌があっという間にがんに屈してしまわないのは、ひとえに細胞死や細胞老化、免疫システムなどの保護メカニズムのおかげだ。

とはいえ、日光にさらされた皮膚はつねに紫外線を浴びているので、例外だと考えられてきた。そこで後続の研究では食道（口と胃をつなぐ管なので、日光からはよく守られている）を対象にしたが、驚くほどそっくりな結果が見られた。[77] 全体としては、変異の数ははるかに少なかったものの、個々のクローンがより大きく増殖していた（皮膚でのクローンの増殖能力低下は、皮膚がんから私たちを守るメカニズムのひとつと考えられるが、正確には何がこうした保護機能を与えているのかはわからない）。あなたが高齢者になるころには、およそ1万種類のクローンが食道内のほぼ全体を覆っているだろう。

これがどうして問題なのかを理解するもっとも簡単な方法は、例を見てみることだ。

クローン増殖がよく発生するもうひとつの場所は、造血幹細胞（血液細胞を作る幹細胞）である。造血幹細胞でもっともよく見られるドライバー変異は、DNMT3Aと呼ばれる遺伝子で起きる。この遺伝子がコードするタンパク質は、幹細胞が非対称分裂する（幹細胞ひとつと分化した娘細胞ひとつを作る）か、対称分裂する（幹細胞をふたつ作る）かどうかを制御している。[78] DNMT3Aに変異のある造血幹細胞は、選択的に対称分裂し、細胞分裂ごとに大きな競争優位性を持つようになる。非対称分裂で細胞分裂のたびに1個ずつ幹細胞を作って数を一定に保つよりも、対称分裂なら2個、4個、8個と1度の分裂で2倍に増やすことができるので、たった20回の分裂でも、非対称分裂の幹細胞をだいたい100万対1で上まわることになる。こうした細胞が、DNMT3Aに損傷のない細胞を打ち負かしてコロニーを拡大するのも当然だ。

変異体のクローン増殖は、ほかのメカニズムが介入して「もう分裂は充分だ」と伝えるのでやがて暴走を止める。しかし、この変異体を持つ人は造血幹細胞の大部分が変異体になってしまうので、赤血球や白血球の多くがこの変異クローンによって作り出されることになる。クローン増殖した造血幹細胞の存在は、白血病などのがんのリスクと関連している。がんがクローン増殖の連続によって生まれるのを考えれば、ここまでは明白だが、糖尿病とも関連があり、さらには心臓発作や脳卒中のリスクをも倍増させる。[79]

こうした観察の背後にある正確なメカニズムはまだ完全に解明されていないが、かなりの数の血液細胞に重要な遺伝子の変異があるとすれば、血液のなかで何かがうまくいかなくなるのはもっともだ。これを研究している科学者は、造血幹細胞プールに変異クローンがある人は赤血球のサイズにばらつきがあるのを観察しており、これは少なくとも何かの異変の兆候といえるだろう。また、心臓病や一部の脳卒中の原因であるアテローム性動脈硬化プラークはほとんどが白血球、とりわけマクロファージで構成されているのもわかっている。変異を起こして機能不全のマクロファージが予後を悪化させうるとしてもおかしくはない。全身の皮膚から腸内膜まで、細胞の入れ替わりが激しい組織での同じようなクローン増殖は、放っておくと特定の病気や老化の一部を早めるような独自の問題を引き起こすことも充分考えられる。

このように、がんを脅威にする進化のプロセスとクローン増殖に関する研究によって、老化を招く変異の危険性の研究に新風が吹きこまれている。がんと老化のどちらにおいても重要な原則は、個々の細胞の生き残りにとってよいことが、かならずしも生物全体にとってはよくないということだ。多細胞生物は細胞間の連携に依存しており、自分勝手に増殖するクローンは本来の機能を果たせず、マウスであれヒトであれ、そのようなクローン細胞を宿す生き物の健康を害する。

こんな長い余談をしたのは、変異の影響に関するこうした新しい理解が治療の考案に役立つはずだからだ。注目すべき最初の点は、こうしたクローン増殖が病気や機能不全を引き起こすとはかぎらず、クローン増殖にならない個々の細胞のランダムな変化がまったく無関係ともいえないということだ。まずはもっと多くのデータを集めるのが重要であり、その試みはすでに進行中である。DNA解析のコストが大幅に下がったことで、科学者はさらに多くの人のさまざまな組織をかつてなく詳細に測定しようと奔走している。

今後10年で私たちの知識は刷新され、どこでどのような変異が起きるかがはるかに明確になり、変異がどこでどのように問題を引き起こすのか解明できるようになるだろう。

だが、もしこうしたクローン増殖が問題なら（充分ありそうなことだが）、私たちには何ができるのだろう？

変異が老化にどう寄与するかという研究からもたらされた朗報のひとつは、クローン増殖は非常に広範囲にわたって存在するものの、その乗っ取りはたいていひと握りの遺伝子に欠陥を持つ細胞によって画策されるということだ。NOTCH1と呼ばれる遺伝子のスイッチをオフにする変異が、皮膚と食道両方のクローンの大部分に関与しているので、この変異を標的にした薬があれば、憂慮すべき異常を抱える細胞の数を大幅に減らせるだろう。トップ5からトップ10の変異を狙い撃ちにできれば、事態は劇的によくなるだろうし、「機能不全を起こすランダムな変異」

理論で開発が求められるような何千という治療法よりも、はるかに進展が見込まれる。

治療法が正確にはどんなものになるかは現段階では推測にすぎないが、方法はたくさんある。がん研究者は何十年にもわたって、周囲の正常な細胞には影響を与えないようにしつつ特定の変異を持つがん細胞だけを狙う「標的」療法を探っているので、非がん性のクローン増殖した変異体を狙うように応用できる治療法が数多くあるのだ。

それは老化に関連のあるクローン増殖と戦うだけでなく、がんの予防薬としても役立つかもしれない。２５００を超える腫瘍に存在する変異を調査した研究では、もっとも早い時期に生じたドライバー変異の半数がたった９種類の遺伝子で起き、しかもそれが診断の数年前、もしかすると数十年前に起きていたことがわかった。[80] つまり原理的には、この９種類の遺伝子で起きる変異を含む細胞を殺す方法を見つけられれば、かなりの数のがんを予防できるはずなのだ。それをいかにおこなうかは、やはりまだ正確にはわからないが、９種類の遺伝子を標的にした治療法を探すのは、細胞を腫瘍化するのに関係する遺伝子が何百、何千とある場合よりも扱いやすい。

クローンをたんに殺すのではなく屈服させられるかもしれない別の方法は、環境を正常な細胞に有利に働くように変えることだ。

進化における「適者生存」は、厳密にいえば現在の環境にもっとも適しているという意味である。したがって、もし薬やほかの治療法でその環境を、変異を起こしていない通常の細胞が競争優位性を獲得できるように変化させれば、徐々に通常の細胞がクローンから支配権を奪うことができるだろう。

いかにこれを実現するかは、やはりまだはっきりとはわからないが、形勢逆転につながるかもしれない予備的なエビデンスがある。

最近の原理実証研究では、Ｘ線をマウスに照射するとｐ53変異（ｐ53はがんでよく見られる変異であると同時に、食道で2番目に多いクローン増殖ドライバーでもある）を持つ食道の細胞の成長が促進されるが、抗酸化物質を与えたあとにＸ線をｐ53変異に当てると正常な細胞が変異細胞に勝つ確率が上昇することがわかったのだ。[81]

抗酸化物質とＸ線の組み合わせは治療法としては広まらないかもしれないが、クローン増殖の優位性は環境次第であり、その環境を調整すれば、正常な細胞が優位性を取り戻すのに役立つことを、この研究は確かに証明している（ここには興味深い可能性もある。過度な放射線被曝ががんの原因となる理由は、放射線が直接的に変異を引き起こすのではなく、変異を持ついくつものクローンが大きく成長するのをうながし、そのうちのひとつががん化の次のステップに進む確率を高めるせいかもしれない）。

おそらく、ＤＮＡへのダメージと変異を取り除くもっとも急進的な発想は、体の幹細胞を一新することだろう。老化で問題を引き起こすクローンにも、個々の細胞にランダムに起きる変異にも（あるいは両方に）効く方法だ。

ＤＮＡ解析の研究から得られたもうひとつの朗報は、ＤＮＡに重大な問題のない細胞がたいていまだいくらか残っているということだ。変異を起こしていないそういう細胞を取り出せれば、それを人工多能性幹細胞（ｉＰＳ細胞）にして、ＤＮＡにエラーがないか、ゲームチェンジャーとなるようなドライバー変異が含まれていないかを再確認したうえ、皮膚、食道、腸、血液その他の変異に悩まされている組織の幹細胞にすれば、変異細胞の代わりに利用できる。

また、より知見が深まれば、体内のどこでとくにＤＮＡの刷新が必要かという情報も得られるだろうし、もっとも緊急性の高い組織を修復することで、変異の発生率が低い場所やクローン増殖がそれほど問題のない場所を治すまでの時間を稼げるかもしれない。

ＤＮＡの変異はおそらくもっとも克服するのがむずかしい老化の特徴のひとつだろう。これまで述べてきた考えは、実験室での原理実証実験レベルのものから現段階で完全に推測にすぎないものまでさまざまだが、いずれは取り組まねばならない問題だ。たとえその他のあらゆることを完全に解決しても、あなたの体のすべての細胞で変異は年間10～50個ずつ蓄積しつづけるし、クローンも増殖しつづけて周囲の通常の細胞をゆっくりと抑圧する。寿命が延びても、がんを引き起こさない変異は健康に大した害は与えないと今後の研究で発見できれば、幸せな問題解決となるだろうが、最善を望みつつも、最悪の場合に備えるべきだ。

ありがたいことに、老化における変異の有病率や種類に関する知見は近い将来、劇的に深まるだろう。ゲノム解析はかつてないほど安価になり、変異の蓄積への関心は老化研究界だけでなくがん研究界からも向けられている。

老化治療の関係者は、変異ががんだけでなく、老化による体の衰えにも寄与していることを念頭に研究を進め、探究と並行して臨床治療が進展するように努める必要がある。

もし、それができれば、暴れまわるクローン細胞をおとなしくさせる最初の治療や、ＤＮＡの防御力を上げるための遺伝子治療は、今日生きている私たちの多くにとっても身近になる可能性がある。

第8章

老化をリプログラミングする

「アンチエイジング」の終わり

可能なものを除去し、置換し、修復したあと、生物学的老化を実際に治す最後のステージは、ほぼまちがいなく、問題のあるプロセスがそもそも起きないように、自然が与えた私たちの自身の生物学的仕組みをハッキングして、プログラムし直すことになる。

私たちの生物学的「プログラム」は遺伝子に書きこまれているので、リプログラミングには遺伝子を編集して良いものを最適化し、悪いものを減らし、細胞や器官に新しい能力を加えることが含まれる。

未来的な話に聞こえるかもしれないが、近い将来の医療でできることはたくさんある。進化によって配られた手札を、遺伝子編集を用いて最適化できるようになるのもそう遠くはないだろう。そして細胞のリプログラミング（初期化）——ｉＰＳ細胞を作るプロセスの別名——をたんに培養皿の細胞の時間を巻き戻すことではなく、全身に適用することさえ可能になるかもしれない。

こうした発想は、生物老年学や、もしかしたら医学全体の最終段階を垣間見せてくれる。つまり、これまで学んできたすべてを組み合わせ、ヒト生物学の複雑なコンピュータモデルを作るのだ。実現すれば、これまで述べてきたことすべてが原始的なものに思えてくるだろう。

この目標を達成したら、私たちは真の意味で「歳をとらなくなる」。そして、「歳をとる」ことが徐々に意味を失うにつれて、考案された治療法を「アンチエイジング」とはきっと呼ばなくなる。

DNAと健康寿命

DNAは私たちの体の設計図だ。大規模な全身の設計から、細胞内や細胞間の相互作用を管理する非常に小さな構成要素まで担っている。ヒトのゲノムについて発見が増えるにつれて、あれやこれのための「遺伝子」に関する報道は尽きず、「遺伝子決定論」に陥りそうになることもあるだろう。病気のリスクや寿命、さらには性格の大部分まで、生物学的な未来はすべて遺伝子コードの中身で決定される、と。

もちろん命や人生はそれよりもっと複雑だが、DNAが寿命に影響しているのは明白だ。結局のところ、ヒトは100年以上生きることができるが、センチュウは数週間しか生きられず、そのちがいはDNAにコードされているのだから。たったひとつの遺伝子の変異が研究室のセンチュウやマウスの寿命を劇的に変化させるというのもこれまで見てきた。こうした知見を実用化し、人間の健康寿命を延ばすことは可能なのだろうか？[1]

寿命は「遺伝」しない

最初の疑問は、通常私たちの遺伝子がどの程度まで寿命を決めているかだ。

一卵性双生児と二卵性双生児を対象にした巧妙な研究と大規模コーホート〔訳注：特定の期間内に生まれた人の集団〕の分析から、長寿または短命がどのくらい遺伝するのかという、寿命の「遺伝性」を推定できるようになっている。[2]そしてわかったのは、この「遺伝」の影響が驚くほど小さく、25％ほどであることだ。

最近の研究によって、この低い推定値はさらに下方修正されている。統計学者にとっては残念なことだが、人間はほとんどの場合、完全に無作為にパートナーを選ぶわけではなく、偶然に予想される以上に自分と似た特徴や性質を持つ人をパートナーに選びがちだ。これは「同類交配」と呼ばれる傾向である。家系図のウェブサイトの数千件の出生記録と死亡記録を用いた２０１８年の研究では、この「遺伝」の影響を数学的に補正したところ、長寿の遺伝性は10％未満にまで低下することがわかった。[3]研究者らは、性別のちがう子供同士の寿命よりも、結婚している夫婦の寿命のほうがより密接に相関していることを発見した。

これは私たちの多くにとって心強い知らせだ。あなたの寿命はＤＮＡには書かれていないし、両親の寿命があなたの寿命の上限でもない。適切な食事、運動、ライフスタイル、そしてちょっとした運があれば、私たちは単純な遺伝子決定論をものともしないくらい自分の寿命を延ばせるのだ。

しかし、これは人間集団をくまなく調べて長寿の遺伝的な土台を探したい生物学者にとってはがっかりする知らせだ。遺伝の効果は微妙だから、同類交配のような問題を慎重に補正せず、やたらに一般集団をのぞいてみても、あっと驚くような長寿にかかわる変異は発見できない。

しかし幸いなことに、このタスクはもっと変わった場所を探せばずっと楽になる。まず調べてみるべきなのは、非常に高齢な人々だ。

100歳まで生きる人たちの遺伝子は何がちがうのか

100歳まで生きる人には、（いい意味で）奇妙なところが明らかにある。そういう人は体重がだいたい同じで、一般人に比べて煙草や酒の量がことさら少ないわけでもなければ、よく運動しているわけでも、体に非常によい食事をしているわけでもないことが研究でわかっている。[4] それなのに長生きするだけでなく、加齢に関連する病気をもあとまわしにしているようだ。

アメリカの百寿者《センテナリアン》を調査した研究では、病気とつき合う時間が一般の人々は18%なのに対し、調査百寿者では9%と、驚くほど少なかった。[5] 彼らはまた、より長く自活生活を維持しており、調査の平均的な百寿者は100歳の誕生日まで日常的な仕事をこなすことができたという。

ふつうの高齢から並はずれて高齢になるにつれて、長寿の遺伝性は高まるようである。両親が70歳、80歳まで生きたかどうかは、あなた自身の寿命に関してそれほど意味はないが、もしも両親のどちらかが100歳とかそれ以上長生きしたのなら、姿勢を正して注意を払うべきかもしれない。あなたも気づいているのではないだろうか。友人の家族、もしくはあなた自身が幸運な百寿者なら、家系をたどると長生きの女性たちがいることに（女性の百寿者は男性の百寿者を5対1の割合で上まわるので、統計的にたいていは女性だ）[6]。これは事例的な観察だが、統計的にも正しい。もしあなたのきょうだいのひとりが100歳まで生きていたら、あなたが100歳まで生きる確率は一般集団の誰かよりも10倍高くなる[7]。

そこで遺伝学者は、100歳に到達した人々に多く現れる遺伝子のバージョンを探した。これが意外にも大変な仕事だったのだが、かなり一貫して出現する遺伝子が2種類あった。APOEとFOXO3だ。

APOE遺伝子は、Apo-Eと呼ばれるタンパク質をコードしている。このタンパク質はコレステロールを体じゅうに運搬する働きをしており、どのバージョンを持っているかで、心血管障害と認知症の発生確率に大きな影響が出る。APOEには遺伝子型が3種類ある。APOE2、APOE3、APOE4だ。

もっともよく見られる型はE3で、全世界のおよそ3分の2の人がこのシンプルなE3/E3（片方のコピーは母親から、もう片方を父親から受け継ぐ）の遺伝子型を持っており、生涯で認知症を発症する確率は20％だ。

E4はあまり見られないが、いい知らせではない[8]。およそ25％の人がこのコピーをひとつ持っているが、アルツハイマー病のリスクが五分五分近くにまで上昇する。E4をふたつ持つ人（幸いにも人口のわずか2％）は、ほぼ確実にアルツハイマー病を発症し、その診断が下される年齢は平均68歳で、E3/E3遺伝子型を持つ人よりもだいたい10年早い。

一方、Ｅ２には保護作用があるようで、片方の親からコピーをひとつ受け継いでいれば認知症のリスクはだいたい半減し、もしコピーをふたつ持っていれば、リスクは4分の1にまで減少するかもしれない。心臓病についても似たような話で、Ｅ４を持つ人はやはりリスクが高い。となれば、ＡＰＯＥ遺伝子が１００歳まで生きる確率に大きな影響を及ぼしうるのは当然に思われる。Ｅ４遺伝子型は、一般人に比べ百寿者ではほとんど見られない。ＡＰＯＥ４を持つ人の多くは、１００歳の誕生日を迎えるまえに心臓病や認知症などで亡くなるからだ。とはいえ、もっとも不運なＥ４／Ｅ４遺伝子型を持っている百寿者も少数だがいるので、かならずしも死が確定しているわけではない。が、長寿記録をめざすのであれば、越えなければならないハードルがひとつ多くあるということだ。研究によると、Ｅ４遺伝子をふたつ持つ人は、Ｅ３／Ｅ３を持つ人よりも平均して寿命が若干短く、Ｅ２遺伝子を持つ人は寿命が若干延びるようだ。

次に長寿遺伝子としてもっとも期待されるのがＦＯＸＯ３だ。

この遺伝子の変異体はヒトの百寿者の並はずれた長寿に関連しているだけでなく、モデル生物からもその重要性を示すエビデンスが見つかっている。進化的保存性のおかげで、私たちヒトはハエやセンチュウのような遠く離れた生物と同じ遺伝子をたくさん共有している。ＦＯＸＯ３は、センチュウの遺伝子のｄａｆ-16とよく似ており、ｄａｆ-16は、第3章で見たｄａｆ-2やａｇｅ-1などのように、インスリンのシグナル伝達回路を通してセンチュウの寿命に影響を与える。センチュウのこういった遺伝子と同じように、好ましいＦＯＸＯ３の変異体を持つ人は、おそらく遺伝的に穏やかな食餌制限のような状態を経験し、オートファジーが促進されて老化がゆるやかになると思われる。[9] そのため、こうしたＦＯＸＯ３の好ましい変異体が、非常に高齢な人々では頻繁に見られるのだろう。

長寿遺伝子を探すべきそのほかの変わった場所は、孤立した集団だ。

たとえば、あなたに寿命が5年延びるようなすごい長寿遺伝子の変異体があると想像してみよう。変異体がなければ86歳までだった寿命が5年延びて、91歳で亡くなったとき、科学界や医学界から関心を集めることはほぼないだろう。もちろん91歳はいい数字だが、前代未聞とまではいかない。もしあなたにふたり子供がいれば、片方の子はその長寿遺伝子を受け継ぐかもしれない。さらにその子の子供も親から受け継いで、それが続くとしよう。だとしても、変異のせいであなたの子孫が平均より多くの子供を産むことがないかぎり、変異体は集団じゅうには広まらず、ただ漂流するだけで、遺伝子の出現頻度の上昇や減少は偶然だけにゆだねられる。

しかし、孤立した集団では変異体は存続しうる。変異体を希釈できるほど大きな集団でなければ、変異体は単純な偶然だけで、ずっと小さな集団内のかなりの割合に現れることがある。変異体は異なる家族へと広まり、数世代後には、最初の持ち主の子孫らが出会い、恋に落ち、子供を作ることもありうる。きょうだいやいとこと子供を作ることの危険性の根底にあるのがこの現象だ。もし両親が病気を引き起こす珍しい「潜性」遺伝子を持っていたら（コピーをひとつ持っているだけなら問題ない）、息子か娘がコピーをふたつ持つ確率は4人にひとりとなり、変異が健康上の問題を引き起こすことになる。

アーミッシュの長寿遺伝子

まさにこの一連の連鎖が、１９８０年代なかば、インディアナ州バーンのオールド・オーダー・アーミッシュ〔訳注：キリスト教アーミッシュ派のなかでも規律や伝統に厳格〕に属する３歳の女の子が入院した原因だった。[10] それがやがて新たなヒトの長寿遺伝子の発見につながる旅となる。

女の子は頭を打ったあと頭皮の下に大量の血がたまり、手術でその血を抜いたが、事態を悪化させただけだった。出血多量で死にかけたのだ。数年後の歯周膿瘍の手術でも、血が止まらなくなった。傷をふさぐための血液が固まらない原因として「出血性疾患」の一群が考えられるが、ひとつずつ医師たちはその可能性を消去していった。

女の子の症状は、当時の医学では未知のものだった。彼女の出血の根本原因が明らかになったのは、ひとえに医師であり血液凝固の専門家であるエイミー・シャピロの粘り強さによるものだった。

ヒントを求めて文献をあさったシャピロは、血液凝固に関係するＰＡＩ‐１と呼ばれるタンパク質のことを知った。やがて彼女は同僚をなんとか説得して、女の子のＤＮＡにあるＰＡＩ‐１をコードする遺伝子ＳＥＲＰＩＮＥ１の配列を解析した。すると２文字のミスが見つかった――ＤＮＡのコピー過程に不具合があり、ＴＡとなるべきものがＴＡＴＡになっていたのだ。この小さな変化のせいで少女はＰＡＩ‐１の機能を完全に失い、それによって血液凝固に関する問題が起きていた。だが、それ以外にはまったく問題がないように思われた。

さらに調べていくと、少女の両親はそれぞれ変異したＳＥＲＰＩＮＥ1のコピーをひとつずつ持っていた。つまり生産されるＰＡＩ-1は通常よりも少ないが、両親はまったく影響を受けていないようで、血液凝固も通常どおりだった。

別の変異によってＰＡＩ-1の水準が高い人は、心血管疾患のリスクが高いことがほかの研究でわかっていた。これは当然の疑問を生む。ＰＡＩ-1が多いことが悪いなら、少なければいいのか？　バーンのアーミッシュ・コミュニティはテストケースとして理想的だったので、シャピロは調査のための助成金をアメリカ国立衛生研究所（ＮＩＨ）に申請した。しかし、対象者が1００人では統計的に確かな効果を見きわめられないとＮＩＨは判断し、助成金申請は却下された。

ＮＩＨはまちがっていた。

２０１５年、２００人近いアーミッシュの人々がボランティアで血液と心臓の健康状態を調べる医学検査を受けた。ＳＥＲＰＩＮＥ1の変異遺伝子のコピーをひとつだけ持っている人は、通常の遺伝子のコピーをふたつ持っている人よりも心血管の健康状態が若干良好で、興味深いことに、テロメアも長かった。彼らはまた糖尿病にもずっとなりにくかった。変異遺伝子を持っていない１２７人のうち８人が糖尿病だったが、変異を持つ43人のなかで糖尿病はゼロだった。

何より驚くのは、遺伝子検査と家系図を用いて、すでに他界した親類の遺伝子型を推測したところ、通常の遺伝子のコピーをふたつ持つ人よりも、変異を持つ人は平均して10年長生きで、平均寿命を75歳から85歳に引き上げていたことが調査でわかったのだ。[11]

どうしてこんなことがありうるのか？

まず、発見から数十年のあいだに、ＰＡＩ-1は血液凝固だけに関連するタンパク質ではないことがわかった。つまり、ほかのほとんどの遺伝子同様、体じゅうの複数の異なるプロセスに関与している。

おそらく老化とのかかわりでもっとも重要なのは、PAI-1が細胞老化に関連していることだろう。PAI-1は細胞が老化しようとするときの内部意思決定にかかわっていると同時に、体じゅうに大損害を与える細胞老化関連分泌現象（SASP）の構成要素でもある。老化の可能性とSASPの効力を低下させるのは、どちらも寿命を延ばしそうだ。変異遺伝子のコピーをひとつだけ持っている人は血液凝固になんの問題もなさそうだが、歳をとるにつれて血液凝固系が少し弱まるのは、脳卒中のような問題が起きる確率を減らすので有効かもしれない。

とはいえ、PAI-1の減少に関しては、まだ少し慎重であるべきだ。効果には目をみはるものがあるとはいえ、小さな集団での発見であり、いまだ結果はたんなる偶然の可能性や、きわめてアーミッシュの人々に特有のものである可能性がある。いずれにせよ、この驚くべき寿命の延びは、ひとつの遺伝子がヒトの寿命に及ぼす影響について、私たちの予想を見直すきっかけになるはずだ。

第3章で述べたように、1970年代の進化生物学者たちはひとつの遺伝子に変異が起きても寿命に与える影響は必然的に非常に小さいと考えたが、それは大きな誤りだった。そしてPAI-1は、彼らがセンチュウのみならずヒトにおいてもまちがっていたことを証明している。

アーミッシュだけでなく、調査に値する孤立集団はほかにもたくさんある。

ラロン症候群（低身長になるが、がんと糖尿病のリスクがそうとう減る）につながる成長ホルモン受容体の変異を持つエクアドル人についてはすでに述べた。

アシュケナージ系ユダヤ人もまた多くの研究の対象となっており、ラロン症候群ほど極端ではないものの、成長ホルモン関連の変異が長寿と関連していることが示されている。

コロンビアのある一族の女性は、親類の多くがアルツハイマー病を40代で発症するなかで、親類より何十年も長くこの病気を回避したことで、2019年に大きな話題となった。[12] どうやら、彼女のAPOE遺伝子の両方にきわめて珍しい変異があったためと思われる。

遺伝子プールが制限された集団はまちがいなく、生物老年学者やその他多くのヒトの生物学を研究する科学者にとって、興味深い結果をもたらしつづけるだろう。

実験室での研究にもとづいて遺伝子の実際の働きを深く理解することによっても、長寿遺伝子探究に関する情報は得られる。無効化したりコピーを追加したりすると、センチュウやハエ、マウスのようなモデル生物の寿命を延ばす遺伝子がたくさんある。age-1やテロメラーゼなど、そのいくつかについてはすでに述べたが、ほかにも数多くあるのだ。

たとえば、Atg5と呼ばれる遺伝子のコピーをマウスに追加すると、オートファジーの活動レベルが上がり、17％長生きすることが示されている。[13] 記録的長寿のラロンマウスで見つかった変異のように、成長ホルモンに関連する遺伝子は複数あるし、FGF21と呼ばれる遺伝子は食餌制限に似たような働きをして、マウスの寿命を3分の1延ばすことがある。[14]

長生きのヒントを探して、モデル生物や孤立集団や超高齢者のゲノムを徹底的に調べたとして、その知識をどう活かせばいいのだろう?

昔ながらの方法は、有益な遺伝的変化の効果を模倣する薬を開発することだ。たとえば、PAI-1の場合なら、オールド・オーダー・アーミッシュの話から、通常私たちが体内に持っているほどの量は必要ないだろう。よって科学者らはＰＡＩ－１を阻害する薬、つまりＰＡＩ－１タンパク質を妨害して機能を停止させる分子を探している。現在開発中の薬のひとつは、糖尿病、血中コレステロール、肥満マウスの脂肪肝疾患を改善し、ヒトでの予備的安全試験を通過している。[15]

遺伝子治療の飛躍的進展

特定のタンパク質の働きを妨げる薬の開発は、遺伝学での発見を実用化する典型的な方法で、ここ数十年の数多の医学の飛躍的進歩の基礎となっている。しかし、もっと革新的な手法もある――遺伝子治療だ。遺伝子治療は、直接新たな遺伝子を加えたり、不要な遺伝子を取り除いたり、欠陥のある遺伝子をよりよい代替物と取り換えたりして、私たちのＤＮＡを調整しようという考えだ。遺伝子治療は薬よりも効果が永続的になる。ＤＮＡがゲノムに「統合」されれば、永久にそこにありつづけるので、薬を毎日服用する必要はなくなるからだ。

また、遺伝子治療は副作用を減らす可能性もある。薬は多くの場合「標的外」の効果があり、意図したタンパク質や作用プロセスに加え、意図しないタンパク質やプロセスに干渉するが、単一の遺伝子の治療は、本質的にその遺伝子にしか影響を与えない。もちろん、単一の遺伝子の変更が連鎖的な影響を引き起こすことはありうるが、複数のタンパク質や回路に同時に作用する薬よりもおそらく影響は少ないだろう。

残念ながら、成体生物の遺伝子治療はむずかしい。第１の関門は何兆個と思われる細胞に新しい遺伝子と編集装置を投入することだ。ヒトの体の細胞すべてを編集する確実なツールはいまだ存在しないので、開発された遺伝子編集方法がすべての細胞を対象とするなら問題となる。

ＤＮＡの挿入でもっともよく使われる「ベクター」はウイルスだ。ウイルスの手口は、自分のコピーを作るために自身の遺伝情報を私たちの細胞に挿入することだ。ウイルスの遺伝子を取り除いて、代わりに挿入したい遺伝子を組み入れれば、親切にもウイルスは組み入れられた遺伝子を運んでくれる。

しかし、私たちの免疫システムはつねに侵入してくるウイルスを警戒しているので、ときに過剰反応を起こすことがある。１９９９年のジェシー・ゲルシンガーの死は、遺伝子治療そのものというよりは、ウイルスベクターに対する過剰な免疫反応が原因だった。18歳だったジェシーは最初の実験的な遺伝子治療のひとつを受けたが、４日後に亡くなった。

この悲劇で遺伝子治療の分野は著しくイメージが悪化した。また、ＤＮＡの誤った部分が変更されるリスクもあるし、当然ＤＮＡ編集のなんらかの側面がうまくいかなければがんを生じるリスクもある。

とはいえ、遺伝子治療は飛躍的な発展を見せている。実験室での研究がしやすいからでもあり、治療の大きな可能性を秘めているからでもある。ＣＲＩＳＰＲ《クリスパー》と呼ばれる技術は遺伝子編集をより正確に、そしてはるかに安価にして大きな話題となり、すでに病気治療のためのヒトでの臨床試験に入っている。

現在のところ、遺伝子編集は体外でおこなうよう制限されている。患者に細胞を戻すまえに、細胞の安全性をテストできるからだ。

また、アデノ随伴ウイルス（ＡＡＶ）の周辺もざわめいている。ＡＡＶは前章でテロメラーゼを成体マウスに運搬したウイルスだ。ＡＡＶは免疫システムを回避する能力と、ゲノムに「統合」されないＤＮＡペイロードを提供してくれるので、がんのリスクが減る。いくつかのＡＡＶを用いた治療が承認されており、さらに何百という治療で臨床試験がおこなわれている。

２０１９年に発表された研究は、成体マウスにおける複数の老化関連疾患を治療するため、ＡＡＶを用いた遺伝子治療の第一歩だった。[16]老化研究で特定された３種類の遺伝子を、単独と組み合わせの両方で試したところ、もっとも成功した配合は、ＴＧＦ-β（前章で述べた、老いた血液で悪要因と特定されたもののひとつを減少させる遺伝子）とＦＧＦ21（食餌制限を模倣する遺伝子）を組み合わせたものだった。この二重遺伝子治療を受けたマウスは若々しく、高脂肪の餌を与えられているマウスであれ、老齢で肥満のマウスであれ、体重が減少し、糖尿病が改善し、腎不全や心不全を誘発しても回復がよくなった。

この研究論文の執筆者らは、アメリカで〈リジュブネイト・バイオ〉という企業を立ち上げ、老化に対する遺伝子治療の組み合わせの商品化をめざしている。次の段階は遺伝子治療をイヌ、とくに加齢に関連した心臓疾患にかかりやすいキャバリア・キング・チャールズ・スパニエル犬で試すことだ。[17]もしこの治験がうまくいけば、規制当局の承認が簡略化されて援助を受けられるので、ペットを対象にした治療を軌道に乗せる計画だ。また、ペットは人間よりも寿命が短いので、早く結果を得られるという利点もある。動物向けのこうした治療の市場規模は何十億ドルにもなると見込まれており、その収益をヒトを対象にした遺伝子治療の開発にあてることもできる。

有益な遺伝子のコピーを追加するだけでなく、有害な遺伝子を減らす可能性もある。その一例がＰＣＳＫ９だ。この遺伝子は血中のコレステロール量をコントロールする役割を担っている。

２００５年のテキサス州ダラスでの研究で、アフリカ系アメリカ人のなかに、この遺伝子のスイッチをオフにする変異でＬＤＬ（悪玉）コレステロールの値が非常に低い人々がいることが発見された[18]。さらなる研究で、アフリカ系アメリカ人の約３％に発生するが、ヨーロッパ系の子孫のアメリカ人では１０００人にひとり以下でしか見られないこの変異が、心臓病のリスクをなんと88％も下げることが明らかになった。この結果を受けて、ＰＣＳＫ９の働きを抑える薬剤の開発レースが始まった。

現在では「ＰＣＳＫ９阻害薬」はコレステロール低下薬の代表的な薬剤と考えられており、コレステロール低下薬のスタチンでは高いコレステロール値をコントロールできない人々（いくつかあるＰＣＳＫ９の変異のひとつで、その活動を低下させるどころかむしろ活発化させる変異を持つ人々を含む）のあいだで使用されている。

ＰＣＳＫ９の「ＲＮＡ干渉」技術を用いた臨床試験も始まっている。これはＤＮＡがタンパク質に変換される際の仲介役であるＲＮＡ分子を遮断する技術で、１回の投与で数カ月間ＰＣＳＫ９の値を下げられる可能性がある。こうした治療法が問題のある副作用なしにコレステロール値や心臓病のリスクを減らすことができれば、この遺伝子のスイッチを完全にオフにすることが次のステップになるだろう。ＣＲＩＳＰＲを用いたマウスでの実験で、この方法が有効であることがすでに示されており、〈バーブ・セラピューティクス〉という企業がヒトでの臨床試験に向けた治療法を開発しているところだ[19]。

最後に、私たちの体に存在する遺伝子を修正して長寿に最適化するという可能性もある。小さな変更に利用できる方法のひとつは、「１塩基編集」として知られるＣＲＩＳＰＲの修正版で、ゲノムの特定の位置のDNAを1文字だけ変更できる。[20] それほど遠くない未来、APOEはこの治療法の期待できる標的のひとつになるだろう。E3変異体は、E2やE4とDNAがたった1文字ちがうだけだからだ。同一人物内に異なる変異体が共存していても悲惨な結果にはならないことがわかっているし、E4は「用量依存的」な意味で悪い（そしてE2は良い）――つまり、コピーがふたつあるとひとつよりも悪く（または良く）、ひとつあるのはゼロよりも悪い（または良い）――ので、APOEのコピーをひとつ残らず編集できなかったとしても、ポジティブな効果は期待できそうだ。

老化に対する遺伝子治療の力を理解するためには、こうした遺伝子が個々に、また組み合わさってどのように機能するのか、さらに研究を進めて知見を深める必要がある。マウスにおける老化関連の疾患を治療する2019年の研究では、第3の遺伝子についても調べた。Klothoという遺伝子で、マウスにそのコピーをひとつ追加すると寿命が約25%延びた（この遺伝子の名前の由来は、糸を紡いだり測ったり切ったりして人間の命の長さを決めるギリシャ神話の運命の3女神のひとり、クロートーだ）。

しかし、じつは3種類の遺伝子すべてをいっしょに使うと治療の有効性は減じてしまう。KlothoとFGF21はいっしょに用いると喧嘩してしまうのだ。生物学では、全体の効果とは各部の総和ではないことが多い。それ以上に大きいか、あるいはこの事例のように、小さくなってしまうことがあるが、理由が最初から明らかなことはほとんどない。

遺伝子治療の未来

長い目で見れば、遺伝子治療は医学の分野で大きな役割を果たすようになるだろう。標的治療の可能性は、人々が毎日忘れずに錠剤を飲まなくてもよくなるだけでも充分意味がある。そうしてやっと人間本来のゲノムにはない、健康を促進する機能を追加することで、人間の生物学的仕組みに手を加える能力について考えられる。

遺伝子治療で老化を治療したい人々にとって朗報なのは、この分野全体が急速に進展しており、とても速いペースで新たな臨床試験が発表されていることだ。

とはいえ、もはやおなじみの話だが、こうした治療はまず深刻な疾患リスクにさらされている患者に用いられるところから始まる。たとえば、コレステロール値が高いため、30代や40代で心臓発作を起こすリスクのある患者に、ＣＲＩＳＰＲを使ってＰＣＳＫ９を修正するという具合に。こうした患者たちが、遺伝子編集の失敗でがんになるリスクなどの副作用を避けられれば、年齢や食習慣に関連した高コレステロール値のような、それほど深刻でない健康問題を持つ人々にもだんだんと使用を拡大していけるだろう。そしてやがては、だれもがＰＣＳＫ９修正治療を高コレステロール予防のための「ワクチン」として受けられるようになるかもしれない。

さらに遠い未来においては、遺伝子治療はヒトの生物学を根本から再設計するために使われるかもしれない。

これまでの章で、リソソーム内の分解できない老廃物を分解してくれる新たな酵素や、危機に瀕したミトコンドリア遺伝子のバックアップとなる遺伝子のコピーなど、ヒトのＤＮＡには存在しない遺伝子のコピーを私たちの細胞に加えることの有効性を述べてきた。こうした治療法さえ、将来遺伝子を使って私たちの生物学的仕組みを根本からリプログラムすることと比べれば、原始的なものにすぎない。やがては、まったく新しい遺伝子の「回路」を作れるようになるだろう。その回路はたんにタンパク質を作り出すだけでなく、体内の変化に呼応し、老化の不安定な効果に対して体を安定させることができるかもしれない。

いまのところ、私たちの寿命は本来持っている遺伝子によって大きく左右されることはないが、遺伝子操作による細胞能力のリプログラミングは、最終的に老化を治療する方法における重要な要素になるだろう。

本章の最後の部分はそれについてくわしく述べるのにあてたい。まず、細胞の老化を逆転する力を持つ……もしかしたら全身の老化を逆転するかもしれない、４種類の遺伝子の効果について見ていこう。

「新しい命を産む」という自然のツールを活用する

本書をとおして、老化のプロセスには驚くほど可塑《かそ》性があることがわかったと思う。食餌制限であれ、遺伝子の変化や老マウスを若いマウスに縫いつけることであれ、老化の速度を遅らせることは可能であり、セノリティクス、テロメラーゼ、その他の開発中の治療法を用いれば、老化のプロセスを逆行させることもできるかもしれない。[21]これは非常にワクワクする状況であり、老化と医学両方に対するあなたの見方もここまでですでに変わっていればうれしい。

しかし、老化の可塑性はそれほど驚くべきことではないのかもしれない。老化とは結局のところ、解決ずみの問題なのだ。たとえ両親が老いていても、生まれてくる赤ん坊は若いのだから。両親が10代か40代かにかかわらず、赤ん坊は0歳で生まれてくる。まっさらな器官となめらかな肌はまるで……赤ん坊のようだ。赤ん坊は両親のＤＮＡを受け継いでいるが、時間的な年齢は受け継がない。

これが第2章で述べた「使い捨ての体」理論の重要な点だ。私たちの体は消耗品だが、種が存続するためには「生殖細胞系列」の細胞がそうであってはならない。生殖細胞系列は不死である。あなたがこの本を読んでいるという事実は、あなたの両親、その祖父母、そして曾祖父母……と血筋が絶えることなく、計り知れない時間続いてきたということだ。その血筋は初期の地球の単細胞生物にまでさかのぼることができ、みんなそれぞれ無事に子をなしてきた。そして子たちは自身の子を持てるほど生物学的に若かった。数十億年にわたって生殖細胞系列を無事に保ってきたというのは、厳密には不死ではないが、悪いスタートではない。

しかしある意味、これはひどく腹立たしい。私たちはみな、ＤＮＡにまったく新しい命を構築するツールを持っている。それなのに、はるかに単純なタスクと思われる、すでに構築されたものを維持するツールを明らかに持っていない。母なる自然が新生児にこれをおこなうのはけっこうなことだが、この母なる自然の持つツールを解明し、医療に役立てることは可能なのだろうか？

エピジェネティック時計を巻き戻す

じつは、科学によってこの心躍るアイデアを可能にする手法のひとつにすでに触れている。第6章で、通常の体細胞から作り出せる非常に多才な前駆細胞、人工多能性幹細胞（iPS細胞）を発生させるプロセスについて述べた。これが発見されて以来、多能性を誘発すると、自然が赤ん坊に若さを与える魔法を模倣するようなかたちで、細胞を若返らせることがわかっている。iPS細胞を作るプロセスは細胞の「リプログラミング（初期化）」と呼ばれており、したがってこの考えはリプログラミングによる若返りとして知られる。

この若返りの根拠のひとつは、エピジェネティック時計だ。第4章で述べた、DNAのエピジェネティックマークにもとづいた、あの気味が悪いほど正確に生物学的年齢を予測する時計である。

２０１３年の論文でエピジェネティック時計を発表したスティーブ・ホルバートは、じつはこれを発見していた。彼はエピジェネティック時計がさまざまな種類の組織で機能することを確立したあと、時計の予測力について最後のテストをおこなった。エピジェネティック時計を用いて、精子と卵子が出合ってわずか数日後のヒトの胚から分離した「自然に」若い細胞である胚性幹細胞と、成人から採取した細胞から作り出されるiPS細胞のエピジェネティック年齢を算出したのだ。

胚細胞のエピジェネティック年齢はゼロに近かった。これは理にかなっている。iPS細胞を作るのに使用された成人の細胞は、そのドナーのエピジェネティック年齢と一致する、通常のエピジェネティック年齢だった。これも理にかなっているが、iPS細胞自体のエピジェネティック年齢は0歳だった。つまり、生物学的な時計がリセットされ、胚性幹細胞と区別がつかなくなっていたのだ。

それ以降の実験によってこの発見は強化された。114歳という高齢者からも、完全に機能するiPS細胞が無事に作り出せたのである。[22]もとになる細胞のドナーが若い成人であれ百寿者であれ、iPS細胞のエピジェネティック年齢はゼロなのだ。[23]しかも、こうしたiPS細胞を特定の種類の細胞に分化させても、エピジェネティックな若さは維持される。つまり90歳の皮膚細胞を採取してiPS細胞を作り、それをまた皮膚細胞に分化させることができ、こうして作られた新たな皮膚細胞自体は若いままなのだ。

これだけですでにすばらしいニュースだ。ドナー細胞としてiPS細胞を使うことができれば、今後考えられるあらゆる幹細胞治療法の効果を高められるだろう。iPS細胞から作られる新たな脳幹細胞であれ、目の幹細胞や血液幹細胞であれ、ふたたび若さを取り戻すことができ、数十年の使用や乱用に耐えられるようになるのだ。

さらにすばらしいことに、どうやらエピジェネティック時計のリセットは単独で起きるのではなく、ほかの若返り効果もともなっているようだ。[24]iPS細胞はミトコンドリアの状態もよく、ミトコンドリアの活性酸素種のレベルも低い。また、iPS細胞はテロメアも長く、胚性幹細胞に見られるテロメアに匹敵する。どれもちょっと疑わしくなるほどすばらしい話だ。たった4つの遺伝子――O、K、S、Mという「山中因子」として知られるもので、この発見によって山中教授はノーベル賞を受賞した——のコピーを挿入するだけで、どうやら時間の経過による生殖細胞系列の損傷をなかったことにするような、分子レベルの徹底クリーニングプロセスが復活する。

いくつか注意点はある。たとえば、若いドナーから作られたiPS細胞と、高齢者のドナーから作られたiPS細胞を区別できるエピジェネティックな「影」がかすかにあるが、これはiPS細胞を数回分裂させれば薄れるようだ。ともあれ、たとえ詳細はいまだ解明中でも、多能性を誘発するプロセスによって細胞の老化プロセスを逆転することができそうだ。じつにワクワクするとはいえ、生物全体でそんなことができるのだろうか?

「クローンは早死にする」は本当か

最初の朗報は、第6章で紹介した——iPS細胞をマウスの胚に注入すれば完全に機能するマウスを生み出すことができる。これはiPS細胞が通常の胚細胞とまったく同じようにふるまうこと、そしてとくに、生まれたばかりのマウスが正常に機能しなくなったり、若くして死んでしまったりせず、iPS細胞が通常よりも早く老化していないことのかなり強固なエビデンスである。

また、クローン動物の寿命を調べてみてもいい。クローンヒツジのドリーは「母親」から作られたが、その方法は成体の細胞から核を取り出し、除核された未受精卵に注入するというものだった。ドリーの誕生をきっかけに、クローンの命や生活全般に関する憶測が飛びかった。若い卵子に移植されたとはいえ、老いたDNAから生まれた彼女は通常の生活や寿命を得られるのだろうか？

6年半後、答えは明らかになったようだった。ドリーは咳をしはじめ、その後のX線検査で肺にいくつもの腫瘍があることがわかって、安楽死させることとなった。たいてい9年かそれ以上生きるフィン・ドーセット種のヒツジにしては異例の短命だった。

ドリーは5歳のときに関節炎とも診断されていた。やはり異例なほど早い。そして1歳のときのテロメアの長さの測定では、ほかの若いヒツジたちと比べてテロメアが短いこともわかっていた。

これらのことから、科学者たちは、6歳の母親から細胞核を採取したことで、ドリーは生物学的なハンデを抱えて生まれ、それが最終的に早い年齢での老化と短命につながったのではないかと考えるようになった。[25]

しかし、その後の研究でこの推測は覆された。13頭のクローンヒツジ（そのうちの4頭はドリーと遺伝学的に同一の姉妹で、ドリーと同じ細胞からクローンとして生まれていた）を詳細に調べたところ、みな老年期に入ってもごくふつうに歳をとっていることがわかったのだ。

調査時点で7〜9歳だったヒツジたちは、徹底的な診察の結果、心血管の健康状態、血液検査の結果と関節の状態が同年代のクローンでないヒツジと同様だった。ドリーがたんに不運だった可能性もある。4歳時点で、肺がんを引き起こすことが知られている呼吸器系のウイルスにかかっており、そのウイルスはドリーの暮らしていたロスリン研究所のヒツジの群れに蔓延していた。これが腫瘍の原因になったというのは充分考えられる。つまり、ドリーの腫瘍は結局のところ早すぎる老化の兆候ではなかったというわけだ。ドリーの死亡時にわかっていたこの単純な説明を考えると、クローンは早死にするというエビデンスとして彼女の件がくり返し引用されるのはかなり奇妙に思われる。

マウスを用いた実験はさらに先を行っている。

まずクローンのマウスを作り、そのクローンマウスの細胞から核を取り出す。その核を卵細胞に入れてクローンのクローンを作り、それを何度もくり返すのだ。初期の研究では「世代」を重ねるごとに成功率は下がるように思われた。つまり、クローンのクローンを作るのは、「ふつう」のマウスのクローンを作るよりも単純にむずかしく、クローンのクローンのクローンを作るのはさらにむずかしいというわけだ。

このことを理解するための非常に綿密な実験では、最終的に6世代まで成功したが、たった１匹の生きた赤ちゃんマウスを誕生させるために、苛立たしい１０００回もの試みが必要だった。しかも育ての母であるマウスがすぐさま赤ちゃんマウスを食べてしまい、実験は終了した。[26] 細心の注意を払って１０００個の核を卵細胞に注入し、マウスの子宮にようやく無事に移植して妊娠期間を待ったのに、検査のひとつもできないまま、科学史の小さな一部を母マウスに食べられてしまったときの科学者の気持ちは想像を絶する。

しかし、それ以来クローン技術は著しく向上しており、世代ごとに効率が下がることはなくなっている。驚愕のマウスの共喰いを目撃した科学者当人が監督する研究グループは、２０１３年に論文を発表し、25世代にわたるクローニングのくり返しに成功したが、時間とともに難易度が明らかに上昇することはなかったと報告している。私たちにとって最重要なのは、何世代もあとに生まれたクローンが健康で通常の寿命を持っていることだ。ここでもまた、細胞のリプログラミングによる魔法が老化の時計を世代ごとにリセットしている（本書の執筆時点でもこの実験は続いており、43世代に到達している）。

不老不死クラゲの「戦略」はヒトに応用できるか

リプログラミングによる若返りの最後のエビデンスは、実験室ではなく海からもたらされた。チチュウカイベニクラゲというクラゲは、90本の触手を持つ約0・5センチの海洋生物で、「不老不死のクラゲ」としても知られている。[27]

その不老不死は2方向のライフサイクルによってもたらされている。まず成体のクラゲ（「メデューサ」期と呼ばれる）は、幼生期の「ポリプ」期に若返ることができる。これは細胞の脱分化プロセスによって起きるようだ。そしてポリプはふたたび成長し、また触手のあるメデューサとなり、生命累積ストレスが限界になるたびに、若返りのプロセスをくり返す。

この不死鳥クラゲが示しているのは、時間を巻き戻すために生物が見つけた方法は、子をなすだけではないということだ。時間を巻き戻すのは、老いた細胞でできた完全な成体でも可能なのだ。

このクラゲの戦略を私たち人間が採用するには明らかな問題がある。生きたヒトの体で大規模な細胞のリプログラミングをすれば、肺、心臓、肝臓や腎臓などの重要な器官すべての細胞で機能が失われて、多能性幹細胞になってしまうだろう。幹細胞は可能性という点ではパワフルかもしれないが、体じゅうに血液を送るといった実用的な役割という点では絶望的だ。手当たり次第に未分化細胞を生み出すうちに、致命的な臓器不全を起こしてすぐに死んでしまうだろう。臓器不全にならなかったとしても、奇形腫（多能性細胞によって形成される恐ろしい腫瘍）による全滅という別のリスクがある。生きている生物のなかにiPS細胞がたったひとつあるだけでも致命的になりうるのだから、それを意図的に全身に誘発してしまっては破滅まっしぐらだ。

これはたんなる悲観的な空論ではない。すでにマウスで試されており、まさにそのとおりの結果になったのだ。２０１３年と２０１４年に発表された生体内iPS細胞を作るふたつの実験は、複数のがんと臓器不全のためうまくいかなかった。

しかし数年後、より巧妙な手法によって大きな成功を収めた。[28] その手法では、マウスを遺伝子操作して、早期老化症と山中因子の遺伝子の追加コピーを細胞内に持たせた。その追加遺伝子は特定の薬剤を投与されたときのみスイッチがオンになるようにしておいて、マウスをふつうに発育させたのち、早期老化の兆候を示しはじめると薬剤を投与した。

薬を継続して投与した場合、哀れなマウスは数日で臓器不全に陥ってしまった。これは遺伝子を継続的にオンのままにしたので、事実上過去の実験をくり返していたのだ。しかし今回、科学者たちにはその先の計画があった。老化プロセスを少し巻き戻すはずの山中因子の活性化の「安全期間」を探っていたのだ。２日投与して５日投与しないというふうに薬の投与を減らすと、状況がずいぶんと変わった。このように周期的に山中因子を活性化した場合、心臓の機能が改善し、筋肉と膵臓の損傷からの回復が早まり、見た目も若くなったうえ、全体の寿命が30％延びたのだ。

これはまさに原理証明実験だった。すでに述べたように、早期老化を患ったマウスはこの種の研究の理想的なモデルとは言えない。通常の老化のゆるやかな混沌のなかで結果を出すより、このように破壊したものを修復するほうが容易な可能性があるからだ。それでもやはり、すばらしい結果である。10年ほどまえにまったく別の目的のために発見された一連の遺伝子を活性化させるという、無茶にも思われる治療は、老化のプロセスになんらかの重大な作用を与えるようだ。

この予備的実験結果に興奮した科学者たちの後続の研究によって、これまでわからなかった空白が解明されはじめている。すでにこのメカニズムはマウスにかぎったものでないことが明らかだ。培養皿のヒトの細胞でも、山中因子といくつかのほかの遺伝子を一時的に活性化すると、生物学的な時計が全体的に巻き戻されるが、重要な点として、細胞のアイデンティティは失われないことが示されている。[29] このプロセスは、エピジェネティック時計を数年分巻き戻し、ミトコンドリアを活性化し、オートファジーのレベルを上昇させるなどの効果があった。変わらなかったのはテロメアの長さだけだった。これは細胞がテロメラーゼ活性したiPS細胞にリプログラミングされていないという意味なので、じつはいいことなのかもしれない。

また、同じ研究によって、ヒトの体から取り出された筋幹細胞を一時的にリプログラミングしてマウスに注入すると、老化した筋肉の再生を助けることもわかった。一時的なリプログラミングが中年マウスの目のけがの治りをよくすることも示されている。[30]

現在では、中期的に生体マウスにリプログラミングを安全に運搬し活性化できることもわかっている。5カ月のマウスに山中因子のO、K、S（Mは含まれない）の遺伝子治療をおこなったところ、明らかな悪影響なしに1年以上生きた。リプログラミングに関しては非常に速いスピードで研究が進んでおり、本書が刊行されるころにはきっと新たな発見がいくつかあるだろう。

こうした結果は心強いが、まだ予備的なものなので、医師のところへ出向いてO、K、S、M

を処方してくださいと要求することはできない（ヒトにこれらの遺伝子を届ける方法はまだないため、医師に困惑顔をされるだけだろうが）。

これを治療につなげるには、多能性を誘発するときに実際に何がどういう順序で起きているのかを解明することがカギとなるだろう。培養皿での実験で、多段階のプロセスだというのはわかっている。[31] 最初の段階は高齢のエピジェネティックな形跡をこすり落とすことらしく、それがだいたい完了してから、細胞はちゃんとした成体細胞から幹細胞への脱分化の旅を始めるようだ。とはいえ、かならずしもこの順序で決まっているわけではない。エピジェネティック時計の逆転プロセスは脱分化のプロセスと同時に起きる可能性もあるし、細胞がエピジェネティックな大掃除を始めるまえに一気にiPS細胞になる必要があるのかもしれない。

幸運なのは、山中因子の多能性への道のりは、先ほど取り上げたマウスの原理実証実験にとって好都合の順序であるようだ。つまり、薬剤の投与2日分で老化時計を巻き戻すことができるが、そこで薬剤の投与を止めれば、細胞は充分に脱分化する時間がないので、さまざまな不快なかたちでマウスを殺してしまうことはない。

こうしたことがいっぺんに起きるのではなく、むしろ段階的に起きるということは、個々のプロセスがある程度独立しているせいかもしれない。つまり、細胞の種類に影響を与えずに、細胞の老化にだけ作用する遺伝子や薬剤を構想できる可能性がある。理想的なのは経口薬だろう。飲めば加齢に関する変化をすべてリセットできるが、本来の細胞には種類に関係なく干渉せず、体内でいい働きをする薬だ。

じつは、それと逆のことはすでに可能だ。「分化転換」あるいはダイレクトリプログラミングと呼ばれるプロセスで、生物学的な年齢を変えずに細胞のアイデンティティを変えるのだ。この手順はiPS細胞の生成に非常に似ているが、iPS細胞の段階をあいだに挟まず、異なる遺伝子の組み合わせによって、ある種類の体細胞を直接別の細胞に変える。[32] たとえば、皮膚細胞を直接ニューロンにするなどだ。

この手法は医学的には非常に有用で、医師はたくさんある1種類の細胞から、体内で必要とされている別の種類の細胞を作り出せる。iPS細胞を経由しないので、患者をがんのリスクにさらすこともない。

現在この手法で、糖尿病患者のための新しいインスリン生成細胞をほかの膵臓細胞から作り出す研究がおこなわれている。また、新しい心筋細胞や新しいニューロンを作り出す研究も進行中だ。これは有効な治療法となる可能性を秘めているが、老化治療という文脈でもっと興味深いのは、細胞の年齢を変えずに細胞のアイデンティティを変えられるという事実が、このふたつを別々に処理できるエビデンスになっていることだ。

これをヒトに応用するためのアイデアはいくつかあり、活発に研究されている。OKSMの効果を模倣するか、体内の分化細胞で休眠状態の遺伝子を目覚めさせる薬剤を見つけるのが古典的な手法だろう。これは実験室で発見された力を解き放つ典型的な方法であるだけでなく、私たちの細胞に非常に強力な遺伝子を注入する必要がないという大きな利点を持っている。薬の服用はいつでもやめられるが、遺伝子コードの変更を取り消すのははるかに困難だ。とくに懸念されるのが、c-Myc《シーミック》としても知られるOKSMのうちのMだが、その理由はこれががんで異常に活性化されることの多い「がん遺伝子」だからだ。実験室ではいくつかの「化学的に誘発されたリプログラミング」の手法が研究されており、遺伝子を挿入する必要なしに成体細胞からｉＰＳ細胞、神経幹細胞、ニューロンを作り出すことに成功している。[33] さらに研究が進み理解が深まれば、こうした化合物が老化防止薬になる可能性がある。

遺伝子治療のバリエーション

遺伝子治療のさまざまなバリエーションにも多くの関心が集まっている。ｃ－Ｍｙｃに対して慎重な人にとって、リプログラミングにｃ－Ｍｙｃが必要でないらしいというのは当然いい知らせだ。数段落前に述べたように、ＯＫＳだけでも機能するらしく、1年以上マウスで安全に使用されている。

研究者らはＯ、Ｋ、Ｓ、Ｍの効果を分離して、リプログラミングのどの段階でどれが活性化し、それぞれどんな働きをするのか特定し、さらに用いる遺伝子を減らせるかどうか明らかにしようとしている。また、培養皿で細胞のリプログラミングの効率を上げた追加の遺伝子を使うという、真逆のアプローチも研究されている。遺伝子のアルファベットのスープにＯＫＳＭＬＮ（ＬはＬＩＮ28、ＮはＮＡＮＯＧで、後者はアイルランドとスコットランドのケルト神話で「常若《とこわか》の国」を意味するティル・ナ・ノーグに由来し、胚性幹細胞に使用される遺伝子）というような組み合わせを加えて、動物でその効果の解明を進めているのだ。

ＯＫＳＭを完全に捨ててしまおうというケースさえある。ｉＰＳ細胞は発見以来、信仰対象のようなものになっていた。ｉＰＳ細胞のような、ほかのどんな細胞にもなれる神のごとき細胞を作り出すことが、幹細胞研究の不変の目標だったからだ。とはいえ、iPS細胞はかならずしももっとも有用な目標ではない。成体細胞で機能することが最終的に重要であることを考えれば、じつのところ細胞がこんなにも万能である必要はないのだ。もしかすると山中因子には頼らずに、細胞発達のそれほど初期段階でないところまで時計を巻き戻す新しい遺伝子を探すべきなのかもしれない。提案されているタイムポイントは、いわゆる胚・胎児移行期で、ヒトでは妊娠8週目あたりだ。[34] それ以前なら発達途中の赤ん坊の傷は完璧に治るが、それ以降だと傷の治りは不完全で、よく見る切り傷やすり傷のような傷痕が残る。生命のこの段階に時計を巻き戻せれば、誤って多能性まで行きすぎてがんや混乱を引き起こすリスクなしに（というのが、このアイデアの提唱者の期待）、細胞の再生力を向上できるかもしれない。

最後に、リプログラミングを模倣しようという考えから決別してしまうという選択肢もある。リプログラミングの最初の段階が、加齢によるエピジェネティックな変化の逆行であることを考えると、エピジェネティクスは、たんに私たちの年齢値を読み取る時計の文字盤ではなく、老化プロセスの背後にある原因メカニズムだという見方には説得力がある。だとすれば、もしかすると山中因子の黒魔術にはかかわらずに、エピジェネティクスを直接リプログラミングすることに集中すべきなのかもしれない。いまでは、DNAの複数の場所のエピジェネティック情報を同時に変更できるCRISPRの改良版があり、科学者たちは何百、何千という場所を編集する技術の開発に取り組んでいる。これは山中因子のOKSMの働きを力ずくで再現する精密な手法を考案できるということだ。

しかし、黒魔術的な手法にもかなりの魅力がある。自然界にもともと存在するツールによって細胞のエピジェネティックな状態を回復させられるとしたら、自分たちでそうするのに必要なものを正確に突き止める面倒なプロセスを回避できるかもしれないからだ。

多能性の誘発と分化転換の広範なプロセスのあいだに起きる、さまざまなエピジェネティックな変化やその他の変化をいかに解きほぐしていくかは、正確にはまだわからない。詳細を完全に解明するまでに何年もの困難な科学的労力を要するのはまちがいないが、こうした現象がほとんど偶然によって発見されてきたように思われることが、数世紀後ではなく数年か数十年のうちに治療法が見つかるかもしれないという希望を与えてくれる。

20種類ほどの因子からたった4つの因子に候補を絞って、世界初のiPS細胞を生み出した山中教授は、細胞の若さの泉を探していたわけではなく、細胞が好きなものに分化できる能力を復活させるものを具体的に探していた。幸運だったのは、彼のOKSM因子が両方の作用を持つらしいことだった。しかし、この予期せぬ成功がなければ、たった数種類の遺伝子のスイッチをオンにするだけで細胞の時計を巻き戻せるなどと、疑い深い科学者たちを説得するのは非常に困難だっただろう。これがうまくいくという事実は、エピジェネティック時計を巻き戻し、ミトコンドリアを活性化し、テロメアを伸ばすような力を持つ、具体的な遺伝子や薬剤を探す活力になる。山中因子はそのやり方を副作用のようなかたちで示したのだ。

こうしたリプログラミング因子を慎重に用いる治療や、その効果を模倣する巧妙な薬剤や治療法は、それほど遠い未来の話ではないかもしれない。もしかするとこれまでの章で述べてきたもっと単刀直入な治療法の一部よりも早く実現するかもしれない。リプログラミングの初期研究の結果が良好だったので、治療的なリプログラミングに対する関心が突如高まったことがその一因だ。一時的なリプログラミングを用いて老化時計を巻き戻すのは、生物老年学におけるもっとも心躍る考えのひとつだ。最初は完全に馬鹿げているように聞こえるだろうが、これまでのエビデンスを考えると、うまくいくかもしれない。

システム生物学

老化はおそろしく複雑なプロセスだが、それにもかかわらず、これまでの章で述べたように、老化治療の方法についてすぐれた考えがいくつもある。どの考えも少なくとも実験室での前例があり、そのほとんどは、理論や培養皿の細胞での実験にもとづいたたんなる推測的な治療法ではない。

もしそういった治療法のいくつか、ほとんど、あるいはすべてを予防医学として人々が利用できるようになれば、非常に大きな成果となる。老齢期の健康状態を著しく改善できるだろうし、老化の重要な要因や、異なるさまざまな現象の相互作用についての理解に大きく貢献するのはまちがいない。それはすばらしいことだが、それだけで老化を治療できるとは私は思わない。

本書をつうじて、老化にともなう変化の多くが相互に関連していることに気づいたと思う。たとえば、老化細胞は炎症を引き起こす細胞老化関連分泌現象（ＳＡＳＰ）のせいで広範囲に影響を及ぼし、シグナル伝達や免疫システム、がんのリスクに影響を与える。と同時に、別の場所で述べたように、細胞老化はテロメアの短小やＤＮＡ損傷や変異（これらは直接治療することも考えられる）などによって引き起こされる。

また幹細胞も、治療法として、シグナル伝達を使って老齢期の治療に利用できるものとして、さらに細胞リプログラミングの背後にある発想の源として、くり返し登場してきた。

そして慢性炎症は、細胞老化や免疫システムの老化などの原因と結果でもある。「老化の特徴」は、生物学的なネットワーク上の主要な交差点のようなものであり、チェックボックスのついた箇条書きというよりはロンドンの地下鉄路線図に似ている。すべての地下鉄のあらゆる駅を特定し、正確な路線図を確立するにはいくらか労力を要するだろう。

真の意味で老化を治療するには、もっと全体的な「システム生物学」の手法をとる必要がある。[35] 細胞や体は、一度にひとつずつ修正できるような単独の現象の集まりではなく、構成要素が互いに、さらには自身とからみ合ったネットワークを形成して、相互作用している複雑なシステムであることを理解しなければならない。

これまで述べてきたような治療法は、ある種の細胞を除去したり、加齢にともなって変化するものをより若いレベルに戻したりと、老化プロセスの特徴に個別に取り組んでいた。そういった治療法はたとえ全体として効果があったとしても、私たちの生物学的な別の側面に副作用を及ぼす可能性が非常に高い。セノリティクスは寿命を延ばすかもしれないが、それを目的とした第1世代の試みは、細胞除去にやや熱心になりすぎて、結果的に幹細胞の枯渇を引き起こす可能性がある。より多くの幹細胞を追加したり、テロメラーゼやシグナル伝達の変更やエピジェネティック・リプログラミングを利用して残っている幹細胞を数回多く分裂させたりして、枯渇を緩和できるかもしれないが、それによってミトコンドリアの調子が悪くなる可能性があるし、腎臓や脳に妙なことが起きるかもしれない。どの治療法にも意図しない結果がともなうのは、医師なら誰でも知っていることだ。

私たちはヒトの生物学的仕組みをリプログラミングすることを学ばなければならないだろう。ヒトのさまざまな生物学的要素の相互作用を理解するにつれて、いまより賢い介入方法が見えてくるだろう。私たちの生物学的仕組みには、個々の細胞内や、細胞集団内や集団間、細胞がのっている細胞外基質、免疫システム、脳や遺伝子や環境などでのさまざまな分子の相互作用がある。このシステムの一部をいじれば、ほかの部分にも波紋が広がる。こうした波紋が確実にシステム全体を安定させるようにしなければならない。直接的に標的設計された方法の成功だけに焦点を絞ってはならないのだ。

ヒトの生物学全体にアプローチしなければならないもうひとつの理由は、個々の人間がかなり異なるということだ。実験室のマウスはたいてい遺伝子学的に同一で、まったく同じ環境で育てられる。つまり、ふたりの人間よりも2匹のマウスのほうがはるかに加齢による変化の状態が似る。人間の場合、遺伝的性質、生活習慣、環境あるいはたんに運によって、たとえば、動脈に糖修飾されたコラーゲンのレベルは平均以下のまま、どのくらい肺のミトコンドリアの変異が生じたのかを測定するような、高度な手法が必要になる。それを踏まえたうえで、老化に関連した変化の個人差や、治療への反応、どんな副作用の影響をとくに受けやすいかなどに応じた治療を考案しなければならない。

細胞リプログラミング

細胞リプログラミングは、ほぼ偶然発見された非常に単純なものであるが、老化を治療するためのシステム的手法の片鱗だ。4つの山中因子が「因子」と呼ばれるのは、それらが「転写因子」、生物学用語で、その他多くの遺伝子のふるまいに影響を与える機能を持つ遺伝子だからだ。転写因子は工場の現場労働者ではなく、上層部の役員のようなもので、その発動は細胞の広範囲に影響を及ぼす。4つの転写因子を召喚することによって細胞のアイデンティティを完全にリセットできるのだから当然といえば当然だ。その結果、たった4つの遺伝子によって、細胞内に存在する生物学的回路だけを利用して、詳細がいまだ解明されていない途方もなく複雑なタスクがおこなわれるのだ。

山中因子は試行錯誤の結果発見されたが、この細胞の回路を理解できればより強力なかたちで回路を書き換えられるようになるだろう。もし細胞内の回路がどのようにシグナルを細胞間で送受信しているかを理解できれば、体全体に及ぼす変化の影響の解明に着手しつつ、リプログラミング技術はよりスマートになるだろう。こうした幅広い知見を、老化関連の変化がシステムに与える影響と一体化できれば、最大の効果と最小の副作用を持つ巧妙な治療法を開発できるはずだ。

おそらく、肝臓、心臓、腸で山中因子のふたつを活性化し、脳の数種類の細胞でまったく異なる3つの遺伝子の活性を抑制し、免疫システムに特定のタスクのためにカスタムメイドした新しい遺伝子を追加できたらいいかもしれない。もしかしたら将来、独自のプログラム可能論理を持った人工ＤＮＡの小さな小包を挿入して、ｙが高い細胞ではｘをし、そうでなければ別の何かのレベルに応じてｚとａをおこなうといったことができる可能性もある。

この種のプログラムは、環境やシグナル伝達、ほかの転写因子の働きによってどの遺伝子のスイッチをオンやオフにするか制御する転写因子を用いて、すでに細胞内で作動しているので、ありえない話ではない。私たち自身の手でそれをおこなう知識と高い技術を得るのは困難かもしれないが。

もし私たちがシステム生物学的な手法を本当に習得できるとしたら、ある種のプログラミング言語以外で複雑な治療法を記述するのは非常にむずかしいかもしれない。ふつうの叙述的な言語は、相互作用している膨大な数の動作主体間で発生するきわめて複雑な緊急現象を表現するようには設計されていないが、数学的言語は別だ。生物学の数学化がますます進めば、ことばでは単純にとらえられないそうした複雑性を記述し、予測する能力は高まるだろう。

コンピュータ生物学の時代へ

こうした結果を予測できるモデルが実現すれば、生物学は一変するだろう。初期研究はもはや培養皿や試験管内での実験や、センチュウやハエ、マウスなどの生体内での実験ではなく、コンピュータでおこなわれるようになる。コンピュータ内生体医学への最初の小さな一歩を私たちはすでに踏み出しており、高度なモデルやシミュレーションによって、いずれはあらゆる種類の理論を実験室での面倒な生物学よりもすばやく、再現可能な方法で検証できるようになり、いちばん期待の持てる治療法だけが、マウスやヒトによる時間と費用のかかる臨床試験で評価されることになるだろう。

そんなのは未来の話だと思われたとしたら、そのとおりだ。遺伝子のネットワークの細胞内での相互作用や体じゅうのシグナルの送信方法に関しては、まだわかりはじめたばかりなのだから。ヒトの生物学についての詳細な予測モデルを構築するには、まだまだ道のりは遠い。

とはいえ、潜在的なタイムスケールを大局的に把握するのは重要だ。初の使用可能な予測コンピュータモデルの登場は50年先かもしれないが、その基礎をいま固めるのがやはり重要なのだ。

それでも50年というのは現在生きている何十億人もの人に恩恵を与えるのに充分近い未来の話だし、すでに計画段階にあるいくつかの治療法が健康寿命を数年延ばすとしたらなおさらである。あらゆるヒト生物学の本格的なモデルはさらに先になるとはいえ、不完全ながら現在の医学の手法の上にそうしたモデルを構築し、改良するような最初の試みは意外に早く実現するかもしれない。

2012年、マイコプラズマ・ジェニタリウムという細菌をコンピュータでシミュレーションできるモデルが構築された。[36] マイコプラズマ・ジェニタリウムは性感染症の原因となる微生物であり、自己複製する世界最小の細菌としても知られている。この単細胞生物に含まれる遺伝子はわずか525(ヒトは約2万)なので、モデル構築できるほどシンプルな生物だが、そのモデルは既存の実験的観察を説明するだけでなく、一度も観察されたことのないふるまいを、当時の実験室で確認されるよりも早く予測することができた。コンピュータが生物学的システムをシミュレーションできるという原理を証明する、ささやかだが最初の一歩だ。

第3章で取り上げたセンチュウが、おそらく次のステップになるだろう。しかし、細菌のひとつの細胞からセンチュウの952個の細胞へ、そしてヒトの数十兆の細胞へと移行するのは、まちがいなく困難な挑戦になる。

単純なコンピュータ的手法やシステム医学的手法がヒトで使われている例がいくつかある。そのひとつはHIV治療だ。科学者は数学モデルを利用することで、HIVのライフサイクルの異なる段階がどれくらいのスピードで進行するか確立することができた。そして、このモデルによってウイルスの複製や変異のスピードが解明されると、複数の薬剤を同時に使うことで単一の治療に対してウイルスが急速に耐性を持つのを止められることが明らかになった。[37]

HIVの治療法はまだ見つかっていないものの、この知見から発展した現代の組み合わせ療法〔訳注：抗レトロウイルス療法〕によって、患者の体内のウイルスの数を充分少なく抑えることができ、患者はパートナーを感染させるリスクなしに避妊具なしで安全にセックスができるなど、比較的ふつうの生活を送れるようになった。

研究者が機械学習モデルを用いはじめた初期段階の例がほかにもある。既存の薬剤の新たな利用法を発見するため、薬剤が作用するタンパク質や薬剤の分子構造などを調べ、単独か組み合わせで使えそうなものを予測しようというのだ。最近の研究のひとつは、この手法を用いてコンピュータ・モデルに既知の食餌制限模倣薬の特徴を学習させ、似たような寿命延長効果を持っていそうなほかの薬剤を特定した。[38]

こうしたモデルの基礎となる技術は急速に成長している。まず必要なデータ類を収集する能力が信じられない速さで高まっている。生物学的データ収集の代表といえばゲノム解析だろう。ゲノム解析は急速に安価にもなっている。2001年、ヒトゲノム計画が完了した直後、ヒトのゲノム解析にかかる費用は約1億ドルだったが、2008年には100分の1の100万ドル、2019年には1000ドルを下まわるまでになった。[39]

ゲノム解析と関連技術は「オミックス」技術としても知られている。こうした技術は、何を探索するのかまえもって正確に決める必要がないので、「バイアス」がないと言われる。従来のように、あるプロセスにかかわっていると思われる単一の遺伝子を解読したり、特定のタンパク質の量を測定したりするのではなく、（遺伝学によって）ゲノム全体や、（プロテオミクスによって）ある細胞集団内のすべてのタンパク質を網羅的に調べられるようになっているのだ〔訳注：生物学の研究分野で-omicsという接尾辞がつく分野。遺伝子関連のゲノミクス（遺伝学）、転写因子関連のトランスクリプトミクス（転写学）、タンパク質関連のプロテオミクス、代謝関連のメタボロミクスなどがある〕。これによって予期しないものを発見できるチャンスや、細胞や生物が相互に関連した生物学的システムのふるまいを知る機会がはるかに増える。

また、こうしたデータ類を処理する能力も急拡大している。1960年代以降、インテル創業者のゴードン・ムーアが唱えた「ムーアの法則」で有名なように、コンピュータの能力は2年ごとに倍増してきた。[40] コンピュータの能力と比べるとそれほど順調な傾向ではなかったものの、コンピュータ・ストレージもさらに速いスピードで劇的な向上を見せている。

とはいえ、比較的近いうちに物理的限界にぶつかる可能性が高いため、これらの傾向が今後永遠に続くと推定するのは誤りだろう。この半世紀のコンピュータの処理能力の向上は、マイクロチップの部品を小さくすることで牽引されてきたが、物理法則の許す最小サイズに近づきつつある。しかし、アルゴリズムをもっと効率的にしたり、機械学習などの特定のタスクにマイクロチップを最適化したり、量子コンピューティングのような新たな技術を用いたりして、データ処理速度を向上させつづけることはできる。

過去の実績は将来の成功を保証しないとはいえ、こうした傾向を考えると、ヒト生物学の詳細なモデルを構築するのに必要な大量のデータとそれを処理するコンピュータ能力の両方を得られる可能性はかなり高いと思われる。この50年における進歩を考えれば、老化の治療に必要なシステム生物学が今後50年間以内に実現しないほうに賭けるのは愚かだろう。

示された「道」

細胞のリプログラミングという考えは魅力的だ。これについて考えていると、私たちはたんに信じられないほどラッキーで、山中教授のおかげで細胞生物学の隠しコマンドを手渡されたのかもしれないと思ったり、実験室で成功したように見えても実用的な治療に向けた開発は失敗ばかりという気がして、これも自然に弄ばれているだけの残酷なジョークなのだろうかと思ったり、私の心は激しく揺れ動く。

しかし、細胞のリプログラミングは本当の意味でのシステム生物学的手法とは言えなくても、私たちに道を示してくれる。老化に明白な役割を持たない一連の遺伝子に一見遠まわりの介入をすると、その組み合わせによって時間の矢印をかなり逆転できるという道を。

このリプログラミングの最初のバージョンが有用な治療法になるかどうかは別として、生体医学の取り組みそのものは、最終的にはリプログラミングとして表現するのがもっとも適切だと私は考えている。生物学的仕組みにおける無数の要素間の相互作用を数値化し、利用しながら、私たちの遺伝子がツールを持っていない場所では新しい機能を追加し、それらすべてをプログラム的な方法でおこなう必要があるだろう。そしてこのとてつもなく複雑なタスクを巨大なコンピュータ・モデルで支えるのだ（ちなみに、一部の技術未来主義者《テクノ・フューチャリスト》が、老化治療は生物学ではなく、コンピュータ能力や人工知能の進歩に集中したほうが実現できると考えるのはこのためだ。現実には、どちらも必要なのはほぼまちがいない。想像を超えるような強力なコンピュータ上で動く最先端の機械学習にも、モデルの基礎となる現実世界のデータが必要だからだ）。

ホメオスタシスの喪失

この動きの論理的な終着点は、徐々に「老化」を治療するという考えを捨て、あらゆるヒトの機能障害や病気を「恒常性《ホメオスタシス》の喪失」と見なすようになることだろう。ホメオスタシスとは、体温や血糖値からタンパク質の量、特定の種類の細胞の数まで、生命維持に必要な驚くほど狭いパラメータ内で生理機能のさまざまな側面を維持する無数のプロセスの総称だ。20代や30代の人はほぼ完璧なホメオスタシスの状態にあり、システムのバランスを崩して死に至る確率は年間1000人にひとり以下だ。生理機能のパラメータを青年期の状態に戻すことができれば、体の既存のホメオスタシスのシステムに頼って生きていけるようになる。

現在私たちが老化と呼んでいるプロセスは、非常にゆるやかにホメオスタシスを喪失することだ。それは、屋外の寒さで体温を維持するために震えはじめるといった緊急措置よりもはるかにゆるやかだ。

だが、老化のプロセスは、進化上、60歳や70歳になってまで体のバランスを維持する必要はなかったという事実を反映している。若いときにはほぼ平衡状態だったものが知覚できないほどゆっくりと崩れていくことで、私たちは体が衰弱したり、忘れっぽくなったり、病気にかかりやすくなったりする。

老化の最適な治療法は、ゆっくりとホメオスタシスを失っていくプロセスのネットワークをやんわりとつついて、安定した状態に戻るようながし、いまより何十年も長く安全で健康な状態を保つことだろう。秩序を取り戻すために巧妙なやり方でシステム全体に介入するのは、確実に未来の医学の最終形である。

老化のシステム生物学を解明するには、想像を超えるほど大量のデータ、巨大な計算能力、それらと協力して研究をする有能な計算生物学者が必要になる。過去、言語を数値表現に置き換えることで科学の全分野で革命が起きたように、データやコンピュータによる生物学の革命はまだ始まったばかりなのだ。

大胆な使命

人間の詳細な生物学モデルを構築できれば、生物学的な仕組みをリプログラミングして、ゆるやかな健康の悪化や時間にともなう死亡リスクの上昇を止められるようになるだろう。人間はついに「無視できる老化」、生物学的な不死、すなわち不老《エイジレス》に至る。そうして得られる治療法は、自然淘汰の怠慢による大きな環境的・人的コストと、何百万年ものあいだ、ほとんどの生き物にとって避けられない運命だった老齢期の痛みと苦しみに終止符を打つだろう。

これは大胆な使命だが、なしとげられないものではない。ヒトの生物学は非常に複雑だが、有限でもある。いつの日か、データと強力なコンピュータ・モデルによって、私たちが実行しているコードそのものを自分たちで編集できるようになるだろう。老化のリプログラミングは種としてのもっとも偉大な業績となる。これは、生物学者として、医師として、そして人類として、私たちみなで取り組む使命になるはずだ。

第3部

さらに長く生きる

第9章 治療法の探究

結局、老化治療はいつ実現するのか

老化の治療は、考えられるかぎりもっとも大きな規模で苦しみを軽減する、非常に重要な人道的目標だ。今後数世紀以内に人間が自滅したり、コンピュータ・シミュレーションされた脳に自分たちをアップロードしたりしないかぎり、何十億、いや何兆という人々に恩恵を与えることになる。とくに、老化治療が科学的に可能だとわかったいま、それを追求する価値はまちがいなくある。

だが、読者のみなさんは、どんなに利他的な人であれ、少なくともひとつ疑問に思っているはずだ——老化の治療は自分たちが生きているあいだに実現するのだろうか？　自分たちには間に合わなかったとしても、子供世代には？　老化の時代の終わりを前倒しするにはどうすればいいのか？

本書の最終部ではこうした疑問について考えよう。この先の2章で、健康に長生きするためのチャンスを得るためにあなたがいまできること、そして科学者、医師、政治や社会が集団としてのチャンスを最大化するためにすべきことについて述べていく。

治療への道のりは簡単ではない。それは実験室での研究結果から臨床医学への旅が困難だという苦い経験からわかっている。数多のすばらしくエレガントで確固としたアイデアが、実践してみると結局生物学的な悪夢になるのを何度も見てきた。寿命の長いマウスから得られた発見を薬剤や治療法につなげるのは、何年、あるいは何十年という時間と非常に多額の資金を要する試みだ。副作用や、マウスとヒトの思いがけないちがいや、その他のよくわからない理由で頓挫《とんざ》することも多い。

指標のひとつとなりうるのは、多額の資金と何十年という期間を費やしながら、治療法を見つけられていないがん研究だろう。「病変した細胞を体から取り除く」というゴールは充分シンプルに思われるが、その実現は非常に困難だ。

しかし、楽観的になれる理由はたくさんある。食餌制限、セノリティクス、テロメラーゼ、若いマウスに縫いつける方法など、マウスの健康寿命を延ばす根本的に異なる方法がいくつもあるからだ。それらは相互に関連しているから、メカニズム的に重複する部分は確実にあるものの、こうした多岐にわたるリストが、老化は避けられないとか、老化を遅らせたり逆転させたりする介入は実験室での不気味な奇行だとかいう、残された偏見をきっとぬぐい去ってくれる。

これらの広範囲に及ぶ技術は、老化にはかなりの柔軟性があり、それを遅らせるさまざまな方法があることを示している。ひとつに失敗しても、次のチャンスがたくさんあるということも。

つまり、これだけ多様な介入方法があるのに、どれひとつとしてヒトでまったく成功しないというのは、驚異的に運が悪くなければまずありえないのだ。

老化治療の「思わぬ副産物」

どの治療法にも副作用があるが、発見された治療法の意図しない結果のなかにはポジティブなものもある。

たとえば、セノリティクスは、老化細胞の除去が多様な生物学的プロセスに影響を与えるので、マウスの骨粗鬆症から肝疾患まで症状を改善する。第7章で紹介した、ミトコンドリアを標的とした抗酸化物質ＭｉｔｏＱは、テロメアの機能を改善するが、テロメラーゼの活性化がミトコンドリアの機能も改善することがわかっている。

また、前章ではＫｌｏｔｈｏ遺伝子とＦＧＦ21が予想外の負の相互作用を起こすことを述べたが、遺伝子のなかには喧嘩するのではなく相乗効果を発揮するものもある。

２０１３年、とりわけ注目に値する例がセンチュウで発見された。[1] ｄａｆ-２遺伝子の変異体を持っていると、通常のセンチュウの約2倍寿命が延びる。また、ｒｓｋｓ-１と呼ばれる別の遺伝子の変異体を持っていると、20％寿命が延びる。そしてこれら両方の遺伝子を変異させたセンチュウを作ると、通常のセンチュウよりも寿命がおよそ5倍延びたのだ。これは部分ごとの単純な総和をはるかに超える効果だ。老化の部分部分を治療すると、さまざまな形で機能が改善されるので、ｘという治療がｙというプロセスを若返らせ、それが今度は、そもそもｘの本来の標的ではなかったzという問題を軽減するという好循環が期待できる。

最後に、老化を治療することそのものが平均寿命の向上という好循環を生む。現在のところ、あなたの推定死亡日は1年生きるごとに数カ月先になっていくが、その大きな理由は、あなたが生物医科学の継続的な進歩の時代を生きているからだ。こうした数カ月の延長を得つづけることで、生物医学がさらに進歩する時間を稼ぎ、寿命がさらに数カ月延びる、というのが続いていく。

この効果がうまくいくのは前世代ですでに確認ずみだ。医療、公衆衛生、衛生状態の向上によって、1930年代の何百万人という子供は感染症で死なずに60代まで生き、彼らが生まれたときには想像すらされていなかった1990~2000年代の心疾患の新しい治療法の恩恵を受けた。この世代コーホートは、医学の進歩が彼らの生まれた年で止まっていた場合よりも、はるかに長生きだ。

もし老化プロセスに対抗する治療法を開発できれば、開発時に生きている人は少し長生きでき、次の老化防止薬の開発まで時間を稼げる。おまけに、こうした老化治療は、ほかの病気の治療法以上に平均寿命を大きく上昇させるだろう。がんを完全に治療できたとしても、平均寿命は数年しか延びないことはすでにわかっている。特定の種類のがんに対する効果的な治療法が新たに開発されても、集団全員がそのがんになるわけではないので、平均寿命の延びはずっと小さい。一方、老化治療は、心臓病、脳卒中や認知症だけでなく、あらゆるがんを遅らせることができるので、部分的な効果しかなかったとしても平均寿命をはるかに押し上げるだろう。

もし、平均寿命が1年ごとに1年上昇するような老化の治療法を開発し、提供しはじめれば、決定的瞬間が訪れる。平均して私たちの死期が、追いかけるのと同じ速さで未来に遠ざかっていくということだからだ。このイノベーションのペースを維持できれば、それがずっと先の未来にまで続くのも可能となり、事実上の老化治療となるかもしれない。この考え方はときに「寿命回避速度」と呼ばれる。

「時間を稼ぐ」という発想がなぜ大事なのか

平均寿命を1年ごとに1年延ばすことが、今日生きている人々にとって関係があるうちに実現可能かどうか予測するのは不可能だし、あなたが懐疑的だったとしても、ほとんどの科学者は責めないだろう。しかし、よりよい治療法を数多く開発するための時間を稼ぐための治療法を開発するという考え方は、平均寿命を大きく延ばすとか、いつか老化を完全に治療するという課題の本質を変える。

老化の「治療」ということばで私たちが思い描きがちなのは、体の老化を完全にストップさせるたったひとつの治療法だろう。これは現在の理解の状況を考えると、単純に不可能だ。前章で述べた完全なシステム生物学で老化を理解し、今日のヒト生物学を一から再構築する必要があるからだ。

そこまで賢くならずとも、老化の徴候をひとつずつ克服して推定余命を「ただ」延ばすことができれば、実際に治療法を開発できる。つねに老化の一歩先にいられるくらい賢ければいい。たとえあなたが全体のスケジュールに懐疑的なままでも、この手法が問題の複雑さを大幅に軽減し、医学革命の時期を劇的に早めるのは否定のしようがない。

いつ、どのように老化治療をなしとげるにしても、実現は次のようなかたちになるだろう。老化治療は時間とともに進化するさまざまな治療法のジグソーパズルであり、技術の連続で人々が歳をとらなくなったと気づくところまで、だんだんと平均寿命を延ばす。孤独な天才が突然のひらめきで見つける奇跡の特効薬ではないのだ。

歳をとらない《エイジレス》第1世代は、おそらく最初は自分たちの幸運に気づかない。100歳や150歳、あるいはその社会で「高齢」とされている年齢で死ぬだろうと思いながら歳を重ねるが、次々と出現する老化治療医学の進歩によって、彼らの葬式はどんどん未来へと押しやられていく。つねに次の進歩が最後で平均寿命はついに頭打ちになると思いながら、進歩のなかを生きていたら、いつ老化が治療できるようになったのかを特定するのは非常にむずかしい。だが、あとから振り返ると火を見るよりも明らかで、何世紀にも及ぶ平均寿命の統計を調べれば、人々がたんなる老齢では死ななくなった時点を突き止められるだろう。

つまり、あなたがとても長く生きたいのであれば、期待すべきことはこうだ。私たちの最初の世代の老化治療が数十年の時間を稼いで、システム医療がより繊細な治療法を提案できるようになるのを待ち、今度はシステム医療による老化治療法が改善されるまでの数十年の時間を稼ぐ。

これは決して馬鹿げた希望ではない。最初は老化プロセスそのものではなく、特定の疾患に利用される可能性が高いとはいえ、セノリティクスはほんの数年後には使えるようになるかもしれない。遺伝子や幹細胞などのより高度な治療は数十年という期間内で利用可能になるかもしれない。私たちの多くに関係があるくらいすぐの話だ。あれやこれやしながら、やがて私たちは平均寿命を毎年1年ずつ積み重ねていくようになる。唯一の疑問はいつそのときが来るか、そしてそのときまだ生きている可能性をいかに最大限に高められるかだ。

次の2章ではそういったことについて述べたい。まず、老化の科学がいかに健康に関する助言になるかを考察しつつ、できるだけ長生きするチャンスを高める方法について、次にこの生物医学の革命をできるかぎり早く実現するため、政治や社会がすべきことを考えていく。

アドバイスはすべてウィン・ウィンだ。最悪のシナリオでも、あなたはいまより長く健康に生き、まだ発明されていない治療法の恩恵を受け、子供たちか、その子供たちの老化が治る日を前倒しにする。最善のシナリオでは、今日生きている人々の一部が現在予想されるよりも健康で劇的に長生きする。

では、その実現方法をさっそく見ていこう。

第10章 いますぐすべき、寿命を延ばす方法

いますぐすべきこと

平均寿命に関して、遺伝子で説明できるのはほんのわずかなので、長生きできるかどうかはほとんど生活習慣と運にかかっている（運は本質的にどうにかするのは不可能だ）。しかし、生き方を選択して寿命を最大限延ばすための科学的な提案はたくさんある。

生活習慣の最適化による潜在的なボーナスは大きい。アメリカのヘルスケアの専門家10万人を調査した研究では、[1] 5つの健康的な行動（禁煙、健康的な体重、適度な飲酒、定期的な運動、よい食習慣）にもとづいて点数を与え、50歳で4～5の項目にチェックが入った人は、トータルの寿命においても、健康に生活できる年数においても、まったくチェックが入らない人より10年長く生きられると予想されることがわかった。がんの約40%、[2] そして心血管疾患のなんと80%は予防できると考えられる。[3] つまり、最適な生活習慣を続ければ、誰もががんや心臓の不具合をかな

り先送りできるかもしれないのだ。新しい老化防止薬を服用するかどうかの判断は、その都度複雑なエビデンスを吟味しなければならないのでむずかしいが、いまより少しだけ健康的に生きようとするのは簡単だ。

老化による疾患をたったひとつの原因のせいにするのがいかに困難かを忘れないことが重要だ。たとえば、体に特定のがんを引き起こす10個の変異が起きたとしよう。そのうち3つはアルコールによって生じ、ひとつは食べ物、6つは生きていれば避けられないランダムなDNA損傷によるものだ。さて、原因はよくない生活習慣のせいだろうか？　それとも不運だったから？　これはアガサ・クリスティの『オリエント急行殺人事件』のようなもので、個々のキャラクターに本当に責任があるとは言えない。健康的に生きれば、老化による体の不具合が起きる確率を下げられるが、完全にゼロにはできないのだ。

もっと楽観的な見方をするなら、よりよい生活習慣を持つことで、がんや心臓発作と診断された場合に、過度に反省して自身の粗探しをしてしまうことから解放される。それと同時に、生活習慣の改善は本当に役に立つので、私たちみなに力を与えてくれる。完全に手に負えないと思われるがんさえ、まったくの運まかせではないのだ。

また、これも重要なのだが、加齢にともなう体の変化は蓄積するので、どの健康アドバイスを始めるにしても遅すぎるということはない。もし生活習慣の変化が、がんの可能性を高めるDNAの変異の蓄積を遅らすとしたら、何歳で始めてもよい効果をもたらしてくれる。がん寸前の細胞があともうひとつだけ変異を必要とする状態にあるなら、そのたったひとつの変化を回避することが命を救うかもしれない。運動プログラムに関する研究がこれを裏づけている。運動は80代であっても健康を改善し、たいていもともと健康でない人がもっとも恩恵を受ける。[4]中国の古いことわざにあるように、木を植えるのにいちばんよかったのは20年前だが、次にいいのは今日だ。長生きするための助言のなかには驚くほど基本的なものもあるが、こうした助言にしたがうのはいつも簡単とはかぎらず、機会や意志の力も必要だということも言い添えておく。とはいえ、いまのあなたは以前よりも老化の生物学にくわしくなっているので、科学的な裏づけを知ることで、なじみのあるアドバイスもさらに説得力を持つはずだ。

1. 煙草を吸わない

喫煙はとんでもなく体に悪い。いまあなたが喫煙者で、それでも健康に長生きしたいと望むなら、まず始めにすべきことは禁煙だ。

一生煙草を吸う人は、推定余命が10年ほど短くなる。喫煙者は、いまを駆け抜けて早く死ぬのだと主張することもできない。[5]というのも、人生の終わりに非喫煙者と同じくらいの年数（つまり、その短い人生のかなりの期間）を不健康な状態ですごすことになるからだ。

肺がんの90％、肺疾患による死亡の約半数は喫煙が原因だ。煙草の攻撃の矢面に立つのは肺だが、喫煙が基本的に老化プロセス全体を加速させるというのはもっともな指摘である。

喫煙はまた、その他多くのがんのリスクを上昇させ、さらに心臓病、脳卒中、認知症など、老化のその他の疾患のリスクも上昇させるほか、皮膚を薄くし、しわや白髪や頭髪の脱毛など、見た目の老化をも引き起こす。

煙草の煙には、DNAに変異を起こさせる何百という有害な化学物質が含まれている。喫煙による変異は、それらが引き起こすがんのDNAに「変異シグネチャー」と呼ばれる特徴的な変異パターンを残す。[6] たとえば、喫煙者の肺粘膜ではCがAに変化した変異が多く見られる。こうした変異シグネチャーは、化学物質が血液中に吸収され、肺だけでなくはるかに多くの組織に影響を与えるので、喫煙者の全身の組織で見つかる。がんにより多くのサイコロを振らせるようなもので、第7章で述べたクローン増殖の連鎖の速度が増し、疾患リスクが上昇する。

喫煙が引き起こす慢性炎症は、関連する心血管疾患の増加の背後にあると考えられている。アテローム性動脈硬化プラークは死にかけの免疫細胞でおもに構成されるのを思い出してほしい。つまり、免疫システムを動揺させるとアテローム性動脈硬化プラークの形成が加速されるのだ。また喫煙は、煙に含まれる反応性の高い化学物質によって、細胞老化やテロメアの短縮、組織内でのAGE形成（終末糖化産物。糖がタンパク質と反応して形成される）の上昇も引き起こす。

いい知らせは、禁煙すればかなり急速にリスクを減らせるか、通常レベルに戻すことさえできるということだ。禁煙後、炎症は急速に治まり、心血管疾患のリスクも合わせて、煙草をやめたあとだいたい5年後には通常レベルになる。[7]

総合的に、禁煙は寿命を数年延ばすだろう。たとえ禁煙したのが60歳でも、推定余命は3年ほど延びるだろうし、30歳でやめれば推定余命はほぼ通常まで戻る。

2. 食べすぎない

食べ物が寿命に大きな影響を及ぼすのは驚きではない。大事なのは果物、野菜、全粒粉、ナッツ類を含むバランスのとれた食事で、健康寿命と寿命の両方をかなり延ばせる。[8]

正確にどんな組み合わせの食事が最適かを証明するのはきわめてむずかしく、結果的に激しい論争の的となっている。理想的な実験は、何千人もの人を無作為に選んで、数十年かけてさまざまな食べ物の量を相対的に変えていくというものだが、莫大な費用がかかるうえ、おそらく倫理的でない。つまり、観察にもとづく研究から判断するしかないのだ。しかも食習慣はその人の豊かさや社会的地位、健康への一般的関心や遺伝——これらすべても寿命に影響する——と結びついているため、因果関係をはっきりさせるのはとても困難である。

その結果、最良のアドバイスは現実的なものになる。さまざまな種類の食べ物をうまく組み合わせることだ。何かひとつに偏ってはいけない。糖分や脂肪分が多い食べ物や、加工食品の量には気をつける。そして酒をあまり飲みすぎないことだ。最近の「スーパーフード」と呼ばれるものをたくさん食べても、健康状態が一変することはほぼないが、健康的なバランスのいい食事を続ければ、健康状態は確実によくなる。

肉をたくさん食べる人なら、肉の摂取量を減らすのも効果的かもしれない。菜食主義を支持する観測証拠は示唆に富むが、完全ではない。[9] しかし、植物由来の食事が体にいいという生物学的メカニズムはいくつかある。果物や野菜を多く食べると、マイクロバイオームの多様性が向上する。[10] また、動物由来ではなく植物からタンパク質を摂取することは、一種の食餌制限の役割を果たす可能性がある。植物性タンパク質は、その構成物質であるアミノ酸の比率が異なり、動物性タンパク質よりも人間のニーズを満たさないのだが、アミノ酸を制限する一種の食餌制限になるため、皮肉にも私たちにいい働きをするかもしれないのだ。そして最後に、植物が自己防衛のために生成する微量の有毒化学物質は、実際のところ私たちにとって少し有害かもしれないが、それらを除去したり、引き起こされた損傷を修復したりする活動のほうが勝るくらい少量であれば、体全体としては健康になる。[11] ちょっとしたストレスがストレス反応を誘発し、実際に体を健康にするという概念は「ホルミシス」と呼ばれ、これはほかの生活習慣アドバイスにもあてはまるかもしれない。

しかし、食習慣と寿命に関しては重要な発見がひとつある。余分な脂肪は体によくないというエビデンスが大量に存在するのだ。[12] 少し太り気味なのは長期的な健康にとっていいという研究結果もあるが、その結果もまた観察研究によるものであり、対立する複雑な要素の影響を免れない。たとえば、低体重の人は、とりわけ高齢期の場合、病気によって体重が落ちてしまっていることが多い。また体重は、健康に大きな影響を与える社会経済的状況と複雑に関連している。こうした体重に関する研究でたいてい使われるボディ・マス・インデックス（ＢＭＩ）も測定基準としては単純すぎるなど、体重に関する問題はこみ入っている。

とはいえ、全体としては、少し体重を落とすと、ほとんどの人は高齢期の多くの病気のリスクをいっせいに下げられるようだ。ＢＭＩに指標的な限界があるとはいえ、異なる数値の人の平均寿命を調査してみると、いくらか有利な条件が見えてくる。ＢＭＩは、体重（キログラム）を身長（メートル）の2乗で割ったものだ。「通常範囲」はたいてい18・5〜25とされている。BMI値が25を超える場合は適正体重オーバーの「肥満（1度）」で、推定余命が2〜3年短くなるかもしれない。30を超えると「肥満（2度）」とされ、さらに寿命が数年短くなる。それを超える過体重の場合、寿命を10年縮める可能性がある。[13]

適正体重を超えていると、健康寿命はさらに短くなるかもしれない。心臓病や糖尿病のリスクが高いので、晩年を不健康な状態で過ごす可能性が高いのだ。実際、肥満の人はあまり長生きしない傾向にあるだけでなく、その短い寿命にもかかわらず医療費がはるかに多くかかっている。[14]これらのことが、過体重は避けたほうがいいと示している。

過体重が長年続くと、基本的に老化が早くなる。脂肪は、私たちが想像するような、受け身のエネルギー貯蔵庫ではない。正確には脂肪組織と呼ばれ、脂質を蓄えることが仕事である脂肪細胞で構成されている。どこに脂肪組織があるかで影響は大きく異なる。「皮下」脂肪は皮膚の真下にあり（つかめる）、「内臓」脂肪は体内の臓器と臓器のあいだの空間深くに蓄積する（ぜったいにつかまないように）。これら2種類の脂肪のうちでは、内臓脂肪のほうが炎症を引き起こす分子を放出し慢性炎症に拍車をかけるので、はるかにたちが悪いようだ。[15]実際のところは脂肪細胞自体が過剰な炎症の原因ではなく、脂肪細胞のあいだに存在する免疫細胞が原因なのかもしれないが、老化する体にとってその区別はそれほど重要でない。

このプロセスにおける内臓脂肪の重要性が、腰や尻に脂肪がつく「洋ナシ型」よりも、腹に脂肪がつく「リンゴ型」のほうが悪い理由だ。丸っこい「ビール腹」は、腹部の臓器のあいだに脂肪がつき、内側の深いところから腹をふくらませている、いわば炎症性の内臓脂肪のせいだ。対照的に、脚や腰、尻につく脂肪は、安全に皮下に蓄えられた皮下脂肪がほとんどだ。閉経前の女性は尻に脂肪がつきやすく、男性は腹につきやすいものの、当然個人差があるし、両方につくこともちろんある。

体測値にもとづく単純な統計が、内臓脂肪（とその周囲）に対する状況証拠を示している。BMIに欠陥があるため、疫学的論文では現在、老化関連の不健康に関する最良の予測因子となるような、ほかのさまざまな測定方法や比率の戦いがくり広げられている。その最有力候補はウエスト身長比で、ウエストを測りそれを身長で割る。単位は両方同じであればなんでもいい。この通常範囲は0・4から0・5だが、それより少し低くなる人もいる。また、50歳以上であれば、通常範囲はやや緩和されるので、少し上の0・6程度でも病気になるリスクはそれほど上がらないと考えていいだろう。

BMIに対するもっとも有名な反論は、筋肉は脂肪よりも高密度であるというものだろう。つまり、とくに筋骨隆々の人は、太っていないのに結果的にBMI値が少し過体重になってしまう（ほとんどの人にとって残念なことに、この言い訳を使うにはかなり筋肉モリモリでなくてはならない）。

BMIのもうひとつの欠点は、皮下脂肪と内臓脂肪を区別していない点だ。BMIにとっては、余分な脂肪が皮膚の下にあっても、内臓のまわりにあっても関係ないため、健康予測の精度が低くなる。この点をウェスト身長比は改善している。[16] ウエストまわりはどれだけ体の内部に脂肪をためこんでいるかと関係しているからだ。したがって、心臓発作や糖尿病の発症の可能性を予測するには、BMIよりもウエスト身長比のほうがすぐれていることを示した研究もいくつかある。

過体重はまた、糖尿病のリスクにもなり、それが老化に関する多くの問題を悪化させる。糖尿病の人は、体重を落として血糖値を下げることでこうした問題をコントロールできるかもしれないというエビデンスがある。そして落とした体重をなんとかキープできれば、糖尿病で悪化する多くの病気のリスクを劇的に減らせるかもしれない[17]。

糖類を控えると、体内の糖化タンパク質の量を減らせるので健康にいいというエビデンスもある[18]。これに関しては、ある種の糖がほかの種類の糖よりもよくない可能性がある。たとえば、試験管内のフルクトース（果糖）はタンパク質と反応しやすく、食べた場合も、糖化をより強力に促進しうる。

もうひとつはもっと推測にもとづく提案になるが、もしかしたら食事でＡＧＥ（タンパク質が糖と反応したときに形成される終末糖化産物）を控える価値はあるかもしれない。タンパク質のＡＧＥの形成にかかわる化学的な仕組みはまだはっきりしないが、出来合いの食事から摂取したＡＧＥがコラーゲンやその他のタンパク質と結びついて問題を引き起こす可能性はある。そこで、ＡＧＥ化を促進する高温調理の食べ物（揚げものやローストされたものなど）は避け、なまで食べたり、茹《ゆ》でたり煮込んだりしたものを食べるほうがいい。とはいえ、ＡＧＥはどこにでもあり、しかもおいしいので、食事でＡＧＥｓを避けるのはかなりむずかしい[19]。

すでに食事に気を配り、運動をして健康的な体重を維持している場合、さらに踏みこむべきか迷うかもしれない。第３章で人間の食餌制限についてまた触れると予告したが、まずは私たちの進化的な親戚であるアカゲザルで試みられた食餌制限の結果を吟味してみよう。１９８７年と89年に、アメリカ国立老化研究所（ＮＩＡ）とウィスコンシン大学マディソン校で、合計２００頭弱のアカゲザルを対象とする実験がおこなわれた。[20]

まずは食餌制限に関する朗報だ。どちらの研究でも、通常の食事を与えたサルは21年間病気をせずに生きたが、食餌制限の集団は病気なしにさらに5年長く生きた。単純にサルの1年が人間の2〜3年に相当すると仮定して、この結果を人間に置き換えると、老化に関連する病気から10年は解放されるということだ。しかし、寿命に関する結果はもっと複雑だ。ウィスコンシン大学のアカゲザルは明らかに食餌制限のプラス効果を示し、対照群の平均寿命が25年だったのに対し、カロリーを計算した集団は29歳近くまで生きた。これも単純に人間に換算すれば、10年近く長生きだ。しかし対照的に、NIAのアカゲザルは、食餌制限群であれ対照群であれ、統計的に区別できない寿命だった。[21]

おそらく、この残念な結果に対するもっとも単純な説明は、サル（や人間）のような寿命の長い動物には、食餌制限が一定のレベルを超えると効果が減じるというものだろう。この理論でいくと、一度基本的に健康な食習慣を身につけたなら、それ以上食べるものを制限しても得るものは少ない。ウィスコンシン大学のサルの餌は、タンパク質、糖質、油分とビタミンからなるペレットで、比較的脂質と糖質が多く、食餌制限をしていないサルはそれを好きなだけ食べていた。ペレットが脂と砂糖をたくさん含んでいておいしかったために食べすぎて、問題が悪化し、食餌制限群との差がはっきりと表れたと思われる。対照的に、NIAのサルは、豆、穀物、魚を混ぜたものを食べており、食物繊維が多く、脂質や糖質は少なかったので、対照群にとっても健康的な食習慣になったと考えられる。

したがって、サル全体の食生活は、不健康なウィスコンシン大学の対照群から、ほぼ中間のウィスコンシン大学食餌制限群とＮＩＡ対照群を経由して、もっとも健康的であると同時にいちばん制限されていたＮＩＡの食餌制限群に至る、質のちがいがあった。この論理でいくと、食べ物の過剰摂取、すなわちハンバーガーや甘ったるいソフトドリンクの食べ放題・飲み放題に相当するサルから、より控えめな食事に移行するのは有益だ。しかし、ＮＩＡの食餌制限群のようにさらに食事量を減らすのは、すでに栄養豊富な食べ物を適量食べているなら、寿命を延ばす効果はほとんどない。とはいえ、ＮＩＡのサルたちは、それでも5年余計に無病期間を得た。結果的に長生きにはならないとしても、飛びつきたくなる成果だろう。

食餌制限の強気な支持者は、これらの研究には欠陥があり、食餌制限の潜在的な利益を低く評価していると主張しており、ふたつの実験の技術的なちがいが何年もの激論に油を注いでいる。[22] しかし、結果の解釈がむずかしいという事実そのものが、人間のような動物では大きな効果を見込めない証拠だ。もし食餌制限がセンチュウやラットで見られたように寿命を2倍近く延ばすとしたら、ふたつの実験の条件が完璧に同じでないからといって、著しい効果が霞《かす》むことはないはずだ。

人間を対象とした研究もおこなわれている。[23] その結果、食餌制限は体重を大きく減らし、健康指標（血圧、コレステロール、炎症レベルなど）を改善するが、これまでの研究は寿命を調べるには短すぎるため、寿命への影響はわかっていない。

人間におけるもうひとつの食餌制限のエビデンスは観察にもとづいている。歴史をつうじて、個人、社会、宗教は、選択や必要に応じてさまざまな食事法を実践してきた。

よく引用される例は、日本の熱帯の島、沖縄に住む人々の並はずれた長寿である。[24] これは栄養豊富だが低カロリーの食文化によると考えられているが、断定はできない。沖縄特有のその他の文化的、遺伝的要素が影響を与えている可能性があるからだ。しかも、その効力もそれほど劇的ではない。ほかの地域の日本人と比べて、沖縄の人々はたった1年ほど長生きという程度で、確実に3桁の寿命を叩き出すわけではない。その効力もゆるやかに失われつつあり、それは沖縄の人々の食習慣がだんだんと西洋化しているためと考えられる（沖縄の人々の「並はずれた」長寿は、実際に長寿の効果が働いているのではなく、出生届データや不正な年金受給などの杜撰な記録管理の結果という説もある。[25] やはり、現実世界の人間は複雑で、議論すべきことはたくさんあるというわけだ）。

食餌制限には副作用もある。風邪にかかった食餌制限マウスは、通常の食事を与えられたマウスよりも死ぬことが多い。[26] 最適な栄養をとっていたとしても、食事量を減らすのは免疫システムにはよくないようだ。

人間では、ある臨床試験で数名の参加者が貧血（赤血球や酸素を運ぶヘモグロビン不足のため器官の酸素が足りなくなる状態）や骨密度の著しい低下のため中止を余儀なくされた。[27] 食餌制限実践者からは、寒さを感じやすくなった、イライラしやすくなった、性欲が減ったという報告もある。食餌制限マウスは、感染症にかからないよう慎重に管理された、清潔で落ち着いた実験室の環境では長生きするかもしれないが、人間はあちこち出歩いて行動する生き物なので、老化関連の病気のリスクが少し下がっても、しょっちゅう足を骨折したり、インフルエンザにかかって若くして死んだりしたら意味がない。

何を食べるかと同じくらい、いつ食べるかも影響する。[28]「5：2ダイエット」のような最近人気の「間欠的断食」は、数日おきに食べる量を大幅に減らすか、まったく何も食べないというものだ。たとえば5：2ダイエットは、1週間のうち連続しない2日間は摂取カロリーを600カロリーまで減らし、残りの5日間はふつうに食べることを提案している。「隔日断食」はさらに踏みこみ、1日おきに低カロリーにするか、食べないようにする。「定期的断食」は月に1度から年に1度、連続して5日以上食べない。そして「時間制限つき断食」は、食事をだいたい1日の6〜12時間の範囲に収める。

こうした異なる食餌制限のバリエーションのエビデンスを得るのは、食餌制限全般について解明するよりも実験データが少ないため、さらにむずかしい。断食をしていないときはふつうに食べてよく、継続的ではなく一時的な空腹にだけ耐えればいいので続けやすい、というのがこれらの背後にある実践的な考えだ。理論的な話をすると、断食が「従来の」食餌制限と同じメカニズムで作用するのか、それとも微妙に異なるものなのか、それによって期待できる効果は同等なのか異なるのか、いま盛んに議論されているところだ。

結局、こうした厳格な食事法に取り組むべきか？

短くて腹立たしい答えは、長年の実験にもかかわらず単純に「わからない」である。まるで答えの近くで焦らされているような感じだ。

食餌制限について知れば知るほど、なんらかの最適な食事法が存在し、発見されるのを待っているような気がして、その気持ちを払拭するのがどんどんむずかしくなる。

一時的なダイエットや「スーパーフード」の人気が衰えないのは、私たちと食事との関係が親密でアンビバレントであり、体に取りこむものは健康と寿命に大きな影響を与えうるという直感が強いことを反映している。食べ物は私たちの多くにとって、感情に訴え、興味をそそる話題だ。

実用的な観点からは、食餌制限も断食もとても単純で安価な方法だ。いますぐ始められるし、実践するのにコストがかかるどころか、毎週の買い物が減るので節約になるかもしれない。

しかし、免疫機能や骨密度が低下したり、寒がりになったり、イライラしやすくなるような食事法はあまりお薦めできない。もし食餌制限や断食などを試してみたいなら、まずはかかりつけの医師によく相談して、副作用の可能性を観察するなんらかの仕組みを整えておくといいだろう。食餌制限や食事の最適化一般に関しては、全容が解明されてもすでに遅すぎる事態になっていると私は思う。何をいつ食べるかにはあまりに多くの変数があり、完全に解明されるより先に老化治療が可能になって、食生活の詳細はあまり重要でなくなるはずだからだ。

大事なのは、つかみどころのない、もしかしたら存在しない完璧を追い求めて、全体像を見失わないこと、食事の最適化にとらわれすぎないことだ。エビデンスが複雑だからといって、あきらめてケーキを好きなだけ食べていいわけではない。もしあなたがすでにたいていの人より痩せているのでないかぎり、体重を減らせばきっといい効果が期待できる。食べるものを選ぶ個人としても、導入すべき政策を選ぶ社会としても、肥満を防止することに目を向けるべきだ。過体重の人をBMIの普通体重に移行する手助けをすることは、すでに健康な人を食餌制限に参加させるよりも簡単で、明らかに有益である。

つまり、バランスのとれた食事を心がけ、食べすぎないようにする。食事に関する議論はまちがいなくいつまでも続くだろうが、重要な発見はバラエティに富んだ食事がいいということ、そして肥満は文字どおり老化を早めるのでよくないということだ。

3. 少し体を動かす

運動は健康にいい。[29] そして無理な量をこなす必要はない。というのは、1日に運動する時間が1分増えるごとに、あるいは動いていない時間が1分減るごとに、死亡リスクが減少することが研究で示されているからだ。

運動はまた、何十もの病気のリスクを減らすことでも知られている。その病気のなかには、もはやあなたもスラスラ言えるであろう最重要の老化関連の病気も含まれている。

運動は認知機能の低下や認知症の予防にもなる。どうやら、最初のささやかな段階がもっとも重要で、時間や激しさが増すにつれて効果は徐々に減るようだ。毎日5～10分歩いてみるという小さなことから始めれば、健康へのボーナスになるし、時間がたつにつれて、もう少しやってみようという気にもなりやすい。

もし完全に座りがちなライフスタイルを送っているなら、1日30分、体を軽く動かすだけでも死亡率を14％減らすことができる。[30] 1日10～15分の中程度の運動はさらに効果があり、あらゆる原因の死亡リスクをおよそ半減させる。1日30分の運動はさらに少し効果を増す。それ以上の運動の効果はよくわかっていない。[31] ほとんどの研究で、効果が横ばいになるということが示されており、もしかすると死亡リスクがわずかに上昇するかもしれないとのことだが、充分に大量の運動をする人がほとんどいないため、統計的に確かな結論を出すのは困難なのだ。

いずれにせよ、何もしないよりリスクが高まる運動量というものはないので、それを座りっぱなしのライフスタイルの言い訳にすることはできないが、すでに毎日1時間ランニングをしているのであれば、それを90分にしてもメリットがあるとは考えにくい。

オリンピック選手が一般人に比べて死亡率が低いという研究結果はあるが、これが運動量によるのかははっきりしない。[32]

まずこの場合、因果関係が逆の可能性がある。つまり、オリンピック選手は、平均的な人よりも体が頑丈なので、過酷なトレーニング方法に耐えられ、あれほどハイレベルな競い合いができるのかもしれない。

次に、まったく異なるメカニズムが働いている可能性もある。たとえば、チェスのチャンピオンもトップアスリートと同じくらい長生きする。[33]同様に、ノーベル賞受賞者も、ノミネートされるものの受賞しない高名な科学者より1~2年長生きする傾向にある。[34]こうした研究は興味深く、称賛そのものが健康にいいということも示唆していて、オリンピック選手の長寿の背景には極端な体力しかないという単純な考えを揺るがしている。

私たちふつうの人間にとって、メリットがあるのは有酸素運動だけではない。筋力トレーニングも、高齢による筋肉量と筋力の低下を予防するのに役立つ。30歳をすぎると、10年ごとに筋肉量の約5%、筋力の約10%を失う。[35]そして70歳をすぎるとその喪失速度は2倍以上になる。この加齢による筋肉量と筋力の低下は専門用語で「サルコペニア」と呼ばれ、研究によって、筋力トレーニングで大幅に回復できることが明らかになっている。

例のごとく、始めるのに遅すぎるということはない。運動プログラムが90代の健康状態を改善することも明らかになっており、2カ月の筋力トレーニングで90代の人の筋力がほぼ倍増し、歩く速度が50%速くなった。[36]

運動をすると、体の代謝や血行、骨や脳と筋肉をつなぐ神経にまでたくさんの変化が起きる。運動はテロメアの長さを伸ばし、筋肉の老化細胞の数を減らし、「衛星細胞」（筋肉を再生する幹細胞）の数を増やし、体じゅうのその他の幹細胞を活性化する。運動をする筋肉は座りっぱなしの筋肉よりも状態のいいミトコンドリアを多く含んでいる。運動によって、老化したコラーゲンの破壊と再生をうながし、硬く糖化した繊維を新しい繊維に置き換えられるかもしれない。

また、運動には炎症を減らす効果もある。私たちの筋肉は体内最大の器官であり、筋肉が分泌するシグナル伝達物質の量は膨大だ。運動しない筋肉は炎症を促進する傾向があるが、活動的な筋肉はその逆をするというわけだ。さらに、運動をすると脂肪（すでに見たとおり、脂肪も炎症促進分子を分泌する）が燃やされるので、間接的に抗炎症作用が得られる。

運動の効果は非常に幅広く、全身に及ぶので、運動が薬なら誰もが手に入れようと並ぶだろうと医師がジョークを言うほどだ。残念ながら、運動は1粒の錠剤を飲むより大変だし、忙しいライフスタイルではいつも簡単とはいかない。しかし、最初は小さなことであっても、一歩を踏み出す価値は確実にある。

4. 夜は7~8時間の睡眠をとる

毎晩7~8時間の良質な睡眠をとるのが健康にはおそらく最適と思われるが、睡眠はとても扱いにくい研究分野なので断言はできない。[37] 大規模なシステマティックレビューによると、それ以下の睡眠時間は死亡確率の上昇と相関しており、あまり知られてはいないが、8時間以上の睡眠は睡眠が少なすぎるよりもはるかに死亡リスクが上昇するようだ。

見きわめがむずかしいのは、この比較的強固な発見が因果関係を含んでいるかどうかだ。夜11時間眠る人は、好んでそうしているのか、それともたくさん眠らなければならない根本的な健康上の問題があるのか？　夜4時間眠る人の寿命が短いのは、休息が足りないからなのか、それともストレスが多い生活が健康に影響を与え、同時に睡眠時間を減らしているからなのか？

科学の名のもとに何十年にもわたって睡眠時間を人に強制することはできないが、この疑問に対するもっとも適切な答えは、おそらく睡眠と長寿を結びつける生物学的メカニズムを特定することだろう。エビデンスが増えているヒントのひとつは第5章で紹介した。眠っているあいだ、私たちの脳は大掃除のチャンスを得る[38]。その大掃除にはアルツハイマー病に関係している有害なアミロイドを洗い流すことも含まれている。これは映画やドラマなどの一気見を切り上げて、少し寝る時間を増やすいい動機になるだろう。

睡眠もまた、老化の問題を悪化させるフィードバック・プロセスのひとつかもしれない。高齢者は睡眠の質が悪くなりがちだが、健康な高齢者は睡眠リズムが安定している。老化によって睡眠の質が悪くなるとしたら、それが今度は健康を悪化させ、悪循環になりかねない。たとえば、白内障になる過程にはタンパク質修飾による目の水晶体の混濁や変色がある[39]。白内障はブルーライトを吸収しやすく、周囲の世界がやや暖色系をまとったように見える。現在では、私たちの目が光レベル、とくにブルーライトレベルを概日リズムの原動力として利用していることがわかっている。コンピュータやスマートフォンに、スクリーンを暗くしてオレンジ系の色を増やす「ナイトモード」があるのはこの論理にもとづく。日中の明るいブルーライトは「いまは起きている時間」だと脳に伝えるので、夕方にブルーライトの露出を減らすのは私たちの睡眠パターンにとって有益なのだ。

タンパク質の劣化によって水晶体がオレンジに変色した高齢者は、時間にかかわらずブルーライトへの露出が自然と減るため、この微妙な生理的合図が損なわれている。白内障の手術後は、睡眠の質が向上する傾向がある。黄色く濁った水晶体を取り除くことで、視力を回復するだけでなく、概日リズムへのブルーライトによる合図も回復するのだ。

エビデンスはいまだ完璧ではないものの、良質な睡眠は健康的に寿命を延ばし、爽やかな副作用として快適な朝を迎えられるようになるかもしれない。

5. 予防接種を受け、手を洗う

予防接種は、人類が人生での死亡率を低下させてきたきわめて重要な方法のひとつであり、予防接種を受けることは自分自身だけでなく、まわりの人も守ることにつながる。予防接種は、予防する感染症がなんであれ、その病気で死なずに長生きできるだけでなく、生涯にわたる炎症の負担を減らすので、老化を遅らせることもできる。

子供時代に必要な予防接種をすべて受けた大人が必要とする、もっとも一般的な予防接種は、季節性インフルエンザに対するものだ。多くの国では毎年「流行期」があり、たいてい冬の数カ月続くが、その長さや深刻さはインフルエンザの種類に左右されるため、毎年大きく異なる可能性がある。

高齢者であれば、インフルエンザの予防接種を受ける価値は充分ある。65歳以上の人は18〜64歳の人と比べ、インフルエンザで入院する可能性が10倍高く、死亡する可能性は20倍近い。インフルエンザによる直接の死亡数を数えるだけでは、おそらくその本当の影響、とりわけ高齢者への影響を過小評価することになる。心臓発作、脳卒中、糖尿病などによる死亡数もインフルエンザの流行期にピークに達し、インフルエンザがその引き金となっているエビデンスがあるからだ。[40]

年齢とともに予防接種の効果は薄れるとはいえ、インフルエンザのリスクは非常に怖いので、予防接種は受けたほうがいい。インフルエンザワクチンは充分有効と考えられており、研究のために高齢患者の一部に意図的に予防接種をしないのは倫理的に問題があるため、正確なリスクの数字を出すのは困難だ。

若い成人であっても、インフルエンザの予防接種は安価で、熱や筋肉痛やひどいだるさで1週間寝込むことを充分予防するのだから、受けると判断するのはたやすい。ワクチンの副作用も軽微で、軽いインフルエンザのような症状を引き起こしたり、注射をした場所が少し痛んだりする程度だ。炎症の軽減、高齢の親戚や周囲のワクチンを受けられない人を守るためなど、何歳であっても予防接種を受けるべき理由があるのだ。

感染症にかからないよう、基本的な対策をとることも大事だ。定期的にしっかり手を洗うこと、充分に調理すること、体調が悪いときには仕事を休むことなどだ。仕事を休むことは、同僚の健康寿命を改善するだけでなく、病気を人に移すのを阻止できるので、大きな影響を及ぼしうる。もちろん、基本的なウイルス予防対策と感染の連鎖を未然に防ぐことの重要性を示すのに、新型コロナウイルスのパンデミック以上にふさわしい例はないだろう。

老化全般を遅らせるためにも、感染症は避ける価値があるかもしれない。感染症対策の歴史的進歩により、若いうちから予防接種などで体を守ることで、平均寿命が間接的に延びたことが確認されているのだ。感染症にかかることが少なかった子供は、成長後もがんや心臓病などのリスクにさらされにくい[41]。その理由として、感染症の負担が減ることで炎症の蓄積の負担が軽減され、生涯をつうじて老化プロセスがゆるやかになるという仮説がある。

また、感染症が一見無関係に思われる病気の直接の原因になることもある。子宮頸がんや口腔がんなどを引き起こす、ヒト・パピローマウイルス（ＨＰＶ）などは、関連性が非常に明確だ。ＨＰＶに対しては、感染症そのものがとりわけ不快というよりも、おもにがんのリスクを低減するために、現在では広くワクチンが接種されている。もうひとつの例は、胃潰瘍やかなりの部分の胃がんを引き起こす細菌、ヘリコバクター・ピロリだ。高齢になると動脈をつまらせるプラークや、認知症患者の脳で細菌やウイルスが発見されたという報告もある。こうした微生物が症状を引き起こしているのか、症状をいっそう悪化させているのか、偶然にすぎないのか、あるいはたんなる無害な第三者なのかどうかはいまだ不明である。

要するに、感染症を予防するために合理的な措置をとることは、罹病という目のまえの不幸を避ける以上の価値があるのだ。

6. 歯を大切にする

おそらく歯科医に耳にタコができるほど言われてきただろう。フッ素入りの歯磨き粉で1日2回歯を磨きなさい、フロスや歯間ブラシを使って歯と歯のあいだまできれいにしなさい、甘いお菓子やソフトドリンクは避けるように、と。

あなたは知らないかもしれないが、歯科医の助言が影響を与えるのは、あなたの笑顔と将来の歯科医療費だけではない。寿命と、さらには認知症のリスクにさえ関連しうるのだ。

そのことは、1980～90年代におこなわれた一連の研究（観察研究の問題点を説明するのにぴったりの例）によって初めて明らかになった。疫学者たちは、虫歯や歯茎に問題を抱える人は、歳をとるにつれて心臓病を発症しやすいことに気がついた。これは相関が因果関係を意味しない典型例のように思われる。一部の人は時間やお金がなくて食事や運動、歯の手入れに気を配れないのかもしれないし、あるいはそもそも健康意識一般がそれほど高くない人々が不健康なものを食べ、そのあと面倒で歯を磨かないのかもしれない。

こうした説明から考えられるのは、口内の衛生状態の悪さと心臓の問題はいっしょに現れうるものの、どちらも他方の問題を引き起こしているのではなく、たとえば貧困のような、測定されていない第3の因子によって引き起こされているのではないか、ということだ。

しかし、こうした交絡因子を統計学者が補正してもなお、この相関は維持されるように思われた。ある研究で、1日2回歯磨きをする人は、1回の人と比べて心臓発作のリスクが低く、1回歯磨きをする人は、定期的に歯磨きをしない人よりもリスクが低いことがわかったのだ。[42]また、C反応性タンパク（高齢者ではたいていわずかに上昇し、血液検査で炎症を示す）についても同様の関連が示され、頻繁に歯磨きをする人は血中内のC反応性タンパクのレベルが低かった。これは、何かをすることを増やすと（たいてい臨床試験でより多くの薬を服用すること）効果が大きくなる「用量反応」関係を示唆しており、口内の衛生状態の悪さが心臓発作を引き起こす証明にはならないものの、信憑性を高める。また、たとえ歯科医が心配するレベルの歯周病ではないとしても、口のなかの細菌の種類が糖尿病リスクと推定余命に影響を与えることも示されている。[43]

ここで推定される生物学的関連性は、慢性炎症だ。口内で慢性的な歯周病や虫歯などを引き起こす細菌との戦いが続くと、たとえ低レベルであってもつねに炎症分子が分泌されつづける。これは、もはやおなじみのくり返しになるが、基本的に老化プロセスを早める。第5章で、歯周病とアルツハイマー病の関連性について、歯周病の原因となる細菌がアミロイドプラークで発見されているという報告を取り上げた。こうした理論はいまだ証明されてはいないものの、歯を清潔に保つ理由にはなるだろう。

7. 日焼け止めを塗る

第4章で肌の老化は日光への暴露と密接に関連していると述べた。日光にさらされた肌は、しわになりやすく、老化と関連づけられるシミや変色を生じるリスクがあり、美容面でよくないだけでなく、皮膚がんに変化する危険性が非常に高い。2年に1度日焼けするだけでも、発がんリスクは高まる。[44]

こうした現象はすべて太陽光に含まれる紫外線が原因だ。紫外線は、タンパク質やＤＮＡなどの分子を結びつけている化学結合をバラバラにするのに充分なエネルギーを持っている。ＤＮＡの損傷は、きちんと修復されなければ変異を生じ、細胞をがん化させる危険性がある。皮膚にハリをもたせているコラーゲンやエラスチンなどのタンパク質の損傷は、年齢とともに肌を硬くするかもしれない。

結果として、紫外線が肌に届かないようブロックすると、日光による老化効果を防止できる。そのためには、太陽が高いあいだは外出を控えたり、露出部分を服で覆ったり、紫外線を吸収する日焼け止めを塗るなどの方法がある。「アンチエイジング」を謳うクリームは無数にあるが、もっとも科学的証拠に裏づけられているのは日焼け止めだ。

8. 心拍数と血圧を観察する

生活面のあらゆるものを数値化するアプリや機器がますます増えているが、おそらくもっとも価値があるのは、小さな自動血圧測定カフだろう。心拍数と血圧を測定することによって、心血管の健康状態についてかなりの洞察が得られる。心臓病、脳卒中、血管性認知症が死亡や障害のよくある原因であることを考えると、あなたの健康全体に関する大きな洞察である。

心臓が鼓動するたび、血液が大動脈へ送り出される。循環系の構造は木のようだ。大動脈は木の幹であり、どんどん細くなっていく血管は枝や小枝で、体の隅々へと血液を送っている。

血圧計のモニターには、１２０と80という具合に数字がふたつ表される（血圧は水銀柱ミリメートルというやや古風な単位で計測される）。まず、大きいほうの数字は収縮期血圧（最高血圧）と呼ばれ、心臓が鼓動して、心臓から体じゅうに広がる圧力波を計測している。もう片方の小さい数字は拡張期血圧（最低血圧）で、脈拍のあいだに血管にかかる最小圧力を測定している。

内壁がやわらかく弾力のある動脈は心臓の圧力波の力を吸収できるため、心臓から離れた細い血管では圧力波は小さくなる。糖化、コラーゲンやエラスチンの減少、アテローム性動脈硬化プラーク、ＴＴＲアミロイドやその他のプロセスによって血管が細く硬くなると、柔軟性を失った動脈は衝撃波を全力で伝達する。これと同じプロセスで血管はもろくなり、最終地点の細く小さな血管は非常にデリケートになる。これらのデリケートな細い血管を、毎日ずっと毎分60〜１００回、あまりに強い圧力で殴りつづければやがて破裂してしまう。

血管が破裂して起きるもっとも深刻で突然の副作用は、脳の中型血管に影響を与えて、出血性脳卒中を引き起こす場合だ。そうなると、脳の破裂した部分から先の血管に血は流れず、出血した血が脳内にたまってしまい、数分以内に近くの脳細胞が酸素不足のため死んでしまう。また、小さな血管が破裂する可能性もあり、これにはすぐには気づかないかもしれないが、小さな出来事が時間をかけてたくさん積み重なることで、血管性認知症の原因になりうる。

高血圧はまた、血液を濾過する腎臓の繊細な構造にダメージを与えるので、網膜血管の拡張や破裂を引き起こしたり、骨の強度を下げたりといった予期せぬ影響を及ぼすことがある。

高血圧（症）は静かな殺し屋《サイレントキラー》だ。世界じゅうで25歳以上の40％近くが高血圧を患っているが、高血圧を感じ取るのは不可能だし、すぐにわかる自覚症状もない[45]。

だからこそ血圧計が必要なのだ。血圧計カフをつけて座り、リラックスして数回深呼吸してから測定し、記録をつければ、時間とともに自身の傾向を観察できる。１２０／80を下まわっていれば、血圧は正常と考えられる。だいたい１１５／75から、それぞれ20／10ずつ高くなるごとに心臓病や脳卒中による死亡リスクが約２倍になる。[46]つまり、血圧が１３５／85であればリスクは２倍、１５５／95であれば４倍というわけだ。

血圧がふだんから１２０／80を超えているなら、食事を改善したり、もう少し運動してみたりする価値はあるかもしれない。こうした単純な介入は血圧を下げるすばらしい方法だ。しかし、もし血圧がいつも１４０／90以上で、それをまだ医師に伝えていないなら、診察予約をとって相談し、投薬治療を考えたほうがいい。[47]

家庭での血圧測定は非常に重要だ。なぜなら医師がおこなうと多くの人は血圧の値が著しく高くなってしまうからだ――この現象は「白衣高血圧」として知られている。

また、心拍数もチェックする価値はある。ほとんどの自動血圧計には血圧を測ると同時に心拍数の数値を表示する機能もついている。「安静時の心拍数」は１分間で60～１００回が目安だが、健康な人であればそれより少し低くてもいいだろう。第４章で述べたように、安静時の心拍数が毎分60回ではなく１００回だと、死亡リスクは約２倍になる。

興味深いことに、この死亡リスク約２倍というのは、心臓病だけでなくあらゆる原因による死亡リスクだ。[48]また、安静時の心拍数が高いこととがんのリスクの上昇にも相関が認められる。体重を減らし、運動量を増やすと、速い心拍を健康的な速度に落とすことができるだろう。

9. サプリメントにわずらわされない

特定のビタミン欠乏症で治療のためにサプリメントを必要としているのでないかぎり、市場で販売されているさまざまなビタミン剤の使用を裏づける証拠はない。第7章で述べたように、およそ30万人を対象とした臨床試験のレビューによると、ビタミンのサプリメントは死亡リスクに対して効果がないか、ベータカロテンやビタミンEの場合のように、わずかにリスクを上昇させることがわかっている。

このような非常に不利な総括と何十年もの臨床試験の失敗が結論を要約しているのにもかかわらず、抗酸化物質の神話は根強いままだ。サプリは依然として一般市民のあいだで人気があり、アメリカの成人の半数近くが定期的に服用している。[49] ビタミンということばには健康的な響きがあるし、錠剤をひとつ飲むのは食事を改善したり、運動を習慣化したりするよりも簡単だ。しかし、サプリメントに金を使うより、野菜やランニングシューズを買うほうがはるかにいい。

10. 長寿薬にわずらわされない――いまのところは

もし健康に問題を抱えているなら、投薬治療は文字どおりあなたを生かしつづける。特定の治療法のコストと利益を医師といっしょに判断するのが最善であるのはまちがいない。しかし、歳相応に総合的に健康な人にとっては、健康寿命を延ばす薬はまだ存在しない。

毎日低容量のアスピリンを服用するべきだと提案されることがある。アスピリンは炎症を軽減し心臓発作や脳卒中の確率を減らすので、理論的にはいくらか抗老化作用があるかもしれない。だが、残念ながら、アスピリンには胃の出血のリスクという副作用がともなう。[50]つまり、心臓発作のリスクが高くなければ、毎日アスピリンを飲んでバランスをとる価値はない。しかも、発作が心配な場合でさえ、医療関係者のあいだではコストが利益を上まわるかどうか意見が分かれる。

老化プロセスを遅らせる薬の最有力候補は、糖尿病治療薬のメトホルミンだろう。これは第5章で述べた一種の食餌制限模倣薬だ。これまでのエビデンスは期待が持てるものの、アメリカでおこなわれている大規模臨床試験で今後数年以内に明確な答えが出そうなので、それまで待つのがいちばんいいだろう（この臨床試験については次章で詳述する）。

もうひとつ注目したいアイデアは、第8章で述べたコレステロール値の根本的な減少だ。おそらくもっとも期待できるのは、ＰＣＳＫ９阻害剤だ。これまでのエビデンスは、血中のコレステロール値が現在の標準よりはるかに低いレベルでも健康は維持できることを示唆しており、もしＰＣＳＫ９阻害薬が長期的に安全だと証明されれば、こうした薬（あるいはそれに続くであろう「コレステロール・ワクチン」の遺伝子治療）を試す価値はあるかもしれない。[51]しかし、本当の安全性を確立するためにはさらなる研究、とりわけコレステロール値の上昇した人々での研究が必要である。

これまでの章で述べてきたアイデアのいくつかが実現するにつれて、さまざまな年齢の多くの人が、ある治療法を受ける価値があるかどうか、現在のエビデンスの重みから見きわめようと熱心に注目するようになるだろう。そこで不可欠なのは、充分な情報とともに判断を下せるような仕組みを作ることだ。この点も次章で述べる。

11. 女性になる

最後に、ほぼまちがいなくいちばん参考にならないアドバイスを。女性に生まれると平均寿命が5年ほど延びる。[52] 男性には、煙草を多く吸うとか、飲酒や冒険しがちな行動があるとか、男女間の職業のちがいなど、女性より寿命が短くなる原因となるさまざまな社会的要素がある。しかし、性別による寿命のちがいに関する生物学的な説明もいくつかある。[53]

おそらく学校の生物学の授業で、ヒトには2本の「性染色体」があり、女性は通常XX、男性はXYを持つと習ったのを憶えているだろう。とはいえ、この命名法では、Y染色体がX染色体の3分の1の大きさしかないずんぐりした小さなもので、含まれる遺伝子も非常に少ないことはわからない。つまり、1本しかないX染色体の遺伝子のひとつに問題があった場合、男性には遺伝子の「バックアップ」のコピーがないのだ。

色覚異常が男性に多いのはこれが理由だ。色覚に不可欠なふたつの遺伝子はX染色体に保管されている。OPN1LWあるいはOPN1MWは赤色光と緑色光を感知するタンパク質を担っている。男性でこれらの遺伝子の片方に問題がある場合、Y染色体は差を補うことができず、結果的に赤と緑を区別できなくなる。

老化の速度に関しては、遺伝子のバックアップがない影響はわずかだが、動物界では、どちらの性別であれ、一致しない性染色体を持っていると寿命が短くなる傾向があることが観察されている。[54] たとえば鳥類では、オスはＺＺ染色体を持ち、メスはＺＷ染色体を持っているが、オスのほうが長生きする傾向がある。

また、ミトコンドリアは母親から受け継ぐという特殊な性質を持っているため、寿命の差にひと役買っているのではないかという推測もある。[55] あなたの体のミトコンドリアはすべて、あなたになった卵子のなかの数十万個のミトコンドリアの子孫であり、つまりごく一部のＤＮＡ（ミトコンドリアＤＮＡ）は両親の混合ではなく、母親側からもたらされているのだ。

進化という観点から見ると、これは非常に奇妙だ。たとえば、ミトコンドリアＤＮＡに突然変異が生じ、大きな生殖的利点を得た男性は、その利点を持ったミトコンドリアＤＮＡを子孫に受け継ぐことができないが、女性に似たようなミトコンドリアの突然変異が生じた場合は多くの娘たちに、さらにその娘たちに受け継がれていくことが可能になる。このミトコンドリア遺伝の非対称性のため、ミトコンドリアの進化は男性への影響をそれほど考慮することなく、女性のほうを改善させ、それが結果的に男性と比べて女性の体力がわずかに向上するというミトコンドリアの特性のばらつきにつながったのかもしれない。

最後に、性ホルモンも関係しているようだ。第６章で宦官と「知的障害者施設」の去勢された男性入所者が同時代の人々よりも長生きしたと述べたが、宦官の場合にはかなり有意な差がある。宦官のデータを信じるとすれば、その並はずれた長寿は、男性には女性よりも長生きする生物学的な頑健性がある一方、男性ホルモンが私たちを殺そうと企んでいることを示している（おそらく、テストステロンは若いときの生殖の成功率を上げるので、男性の寿命が短いのは、性に特化した拮抗的多面発現性があるからかもしれない)。

男性の不遇をわずかながら相殺《そうさい》する知らせのひとつは、女性は長生きするが、奇妙なことに平均して不健康に長生きする傾向にあるということだ。[56] この現象の規模や、そもそもこの現象が存在するのかについてはいまも論争があるものの、もっとも説得力のあるデータは百寿者からもたらされる。[57] ある調査で、100歳以上の女性の数は4対1の割合で男性を上まわっていたが、百寿者の男性の37%は調査対象の14の老化関連疾患のいずれをも患っておらず、女性の百寿者でこれらに罹病していないのはわずか21%だった。[58]

女性に生まれるというのは人口の約半数にとってはまったく無意味なアドバイスだが、これまであげたほかのアドバイスも多くの人にとってむずかしかったり、不可能だったりする。たとえば、健康に問題を抱えていれば(高齢によって引き起こされるものも含む)、思うようには運動ができないだろうし、家計や時間の制約で食事の質をよくするのがむずかしい人もいるだろう。都市計画によっては徒歩や自転車での通勤といった健康的な活動が困難になるなど、さまざまなことが考えられる。予防は治療よりもよく、始めるのに遅すぎるということは決してないとはいえ、なかにはすでに高齢で健康状態がよくない人もいるだろう。

最後に、こうしたアドバイスは、確実に誰もが円熟した高齢期を健康な状態で迎えられることを保証するものではない。健康的な食生活をしてきたマラソン選手が50代で死んだとして、統計的には不健康な生活を送っていた人よりましだといわれても、ほとんど慰めにはならない。

こうした理由から、健康に関する助言をするのは非常に重要ではあるが、みなが長生きし、健康的に生きるために、生物老年学ができることははるかにたくさんある。

最終章では、個人が健康的に生きるのを超えて、みなが健康に長生きする方法――政治がすべきこと、研究がいかに変化すべきか、そして私たち全員が市民として、有権者として、生物老年学を利用してみなが長生きするためにどう取り組むべきか――を述べよう。

第11章 科学から医学へ

支援の必要性

老化の治療はたんなる科学的な問題ではない。生物老年学の飛躍的進歩を可能にし、研究から一般社会に普及させるためには、政治、政策、規制の転換が必要になるだろう。

影響の大きさを考えると、できるだけ多くの人がこうした治療から恩恵を受けられるように、できるだけ早く行動する大きな倫理的動機がある。

今日生きている私たちの多くにとっては、個人的動機もある。中年より若く、幸運にも充分健康で、あらゆる方法で自分を大切にしているなら、長生きのおもな決定要因は老化に取り組む医学の進歩になる。

これが何を意味するか？　老化研究には科学的発見だけでなく、支援が必要だということだ。この章では、医学革命の可能性を人々に伝えることから、政策や研究方法の変更まで、変化が必要なものについて見ていく。

まずそのための前提条件として、生物老年学における最近の結果の重要性について、科学者や医師から政治家や一般市民まで、あらゆる人々のあいだで広く理解されることが必要だ。

これこそ私が本書を執筆した理由である。生物老年学の最近の発展について実際に知るまでは、老化を治療するなんてSFの話だと思われるからだ。つまり、生物老年学はたいてい最初から退けられ、メディアでは将来性のある現実というよりは珍奇なものとして取り上げられ、政策立案者にはおしなべて無視されているのが現状だ。

いまこの分野の話題性は高まっているものの、科学者が実験室で実際に老化を遅らせ、もしかしたら逆行させることもできるかもしれないという考えは、いまだに一般的な認識として浸透していない。

２０１３年の調査では、老化治療についてほとんど聞いたことがない、あるいはまったく聞いたことがないというアメリカ人は90％だった[1]。それから現在までのあいだに状況が少しも改善されていないとは思わないが、私たちの努力はかなり低い地点からごく最近始まったものだということを示している。

これに関しては科学者にも非がある。生物老年学は歴史的に見てもまだ小さな分野なので、生物学者のあいだでさえその認知度は驚くほど低いからだ。

老化は生物学におけるもっとも普遍的で重要なプロセスであるにもかかわらず、大学の学部の講義や教科書でほんの少し触れられるだけだ。老化の重要性に気づかないまま、研修中の科学者はがん研究やウイルス学などその他の分野で博士号を取る。彼らが自分の研究室を持つときには、それまでの期間に老化について学んでいたとしても、自分の専門分野や既存分野での折り紙つきの実績からはずれるインセンティブはほとんどない[2]。つまり、学部生に講義をする人や熱心な博士課程の学生を受け入れる人がほとんどおらず、悪循環を作っているのだ。このように研究分野の規模が小さいということは、自分にかける呪いになりうる。

したがって、最初のステップはこれまで述べてきた驚くべき発見の認知度を上げることだ。老化は治療を試みることができる、試みるべきものだという理解が広まらなければ、必要なその他の政策変更のひとつとして実現できない。そしてこれは、政治家や科学者に話したり、あるいは友人や家族に話したりと、私たち誰もが参加できることだ。

また、老化治療（あるいは老化の完全な治癒）がもたらす倫理的な問題についても取り組む必要がある。たとえ老化治療が科学的に可能だと理解されても、多くの人がその道徳的、社会的結果を心配するあまり、抗老化医療の研究に対して懐疑的か否定的だ。環境問題や不平等を悪化させるかもしれないとか、寿命が長くなることによって人生が退屈になるのではとか、人々が（想像を超えて）長生きするようになったら年金をどう支払えばいいのかなど、懸念はさまざまだ。

これまで述べてきたように、老化を扱う医療は、病気や体の衰弱、認知機能の低下を予防し、老年期の人々の健康と尊厳、自立を守ることで、人間の苦しみを大幅に軽減する可能性がある。老化治療に対するあらゆる道徳的反論は、こうした大きな苦しみと死という負担と、老化の莫大な経済的コストよりも重要なものでなければ、決定的とはいえない。多くの反対意見を考慮してきたが、どれもこの高いハードルをクリアするどころか近づいてさえいないと私は思うし、老化治療で健康寿命が延びることは倫理的に大きなプラスとなるだろう。

しかし、この点に関してはとうてい数段落ではカバーできない。複雑な議論を大まかな一般論で言いくるめるのではなく、詳細に論じることが重要だ。本書はもちろん科学に焦点を当てており、この章では科学を実際的な治療法につなげるために必要な政策について論じるが、現実の老化防止薬の幅広い倫理的および政策結果についてのくわしい議論に関しては、自由に閲覧できる章をオンラインで用意したので、ageless.link/ethicsをご参照いただきたい。

生物老年学は圧倒的に「コスパ」がいい

次のステップは、生物老年学にはもっと多くの資金が必要ということだ。現在、老化に関する研究は、私たちの健康に与えうる影響に比べて大幅に資金が不足している。潜在的な影響の大きさのわりに資金不足の科学分野はまちがいなくたくさんあるが、それでも老化研究はほかの分野と比較してもひどい状況だ。

アメリカは、老化研究に特化した政府の資金提供組織がある点で異例だ（異例であることももちろん問題だが）。国立老化研究所（ＮＩＡ）の２０２０年の予算は35億ドルだった。[3] これは国立がん研究所に割り当てられた64億ドルの予算の約半分で、親組織である国立衛生研究所（ＮＩＨ）の予算の10％未満だ。アメリカにおける死亡数の85％の原因は老化だが、健康研究資金の８・５％しか受けられていない——老化が引き起こす病気に関する研究と比較して、はるかに少ない。

それとまったく対照的に、アメリカは毎年４兆ドルを医療費に支出しており、その大部分は老齢期の慢性疾患に費やされている。ＮＩＡの予算はアメリカの医療費の支出の０・１％未満だ。老化治療の研究によって、予防的治療をおこなえば医療システムのコストを削減できることを考えると、老齢期の病気や障害による莫大な人的コストを考慮する以前に、これは経済的な観点からいっても正気ではない。

別の問題は、「老化」という名目の資金がしばしば老化そのものではなく、老化による病気の研究に利用されている点だ。ＮＩＡはじつは国立アルツハイマー研究所《ナショナル・インスティテュート・フォー・アルツハイマーズ》の略じゃないのか、というのは生物老年学者の仲間内でのジョークだ。[4] ＮＩＡの神経科学部門が35億ドルの予算の半分以上を占めているからである。一方、生物老年学部門の予算は10%。しかも、「生物老年学」は老化のメカニズムに関する基礎研究に焦点を当てており、治療法の開発をおもな研究目的としていない。基礎研究は非常に重要で、そこでの発見がより実際的な研究を支えるが、知見を実際の老化治療につなげるための政府からの資金額は、おそらくアメリカの医療費の１万分の１程度だろう。

この点はアメリカだけの問題ではない。老化は世界の病気、障害、死亡の原因のトップであるにもかかわらず、世界の国々が老化研究に費やす額は気が重くなるほど少ない。生物老年学は、老化を治療する新しい方法を探し、すでにあるアイデアを治療につなげるため、より多くの資金を喉から手が出るほど必要としている。

政治家は老化研究への資金提供を「コスト」ではなく「投資」と考えるべきだ。老化治療の利益を計算したある取り組みによると、老化を遅らせて寿命と健康寿命が5年延びると、１８０兆ドルの価値があるという。[5] 科学と経済への恩恵も大きいだろう。そして、真剣に老化医療への投資を考える政府にとっては、文字どおり生きている人すべてがターゲット市場だ。世界最大の産業となることが約束されている業界の最前線に立つことになるだろう。

科学は安いものだ。たとえ私たち「全員」が手に入れるのが、それぞれ数年の健康寿命の延びだとしても、生物老年学の飛躍的進歩にはその小さめの値札に見合う価値がある。もし「老化の特徴」すべてに100億ドル（なんらかの大きな進歩をもたらすには充分だろう）投資しても、総額で1000億ドルしかかからず、アメリカの年間医療費支出の2・5％だ。数年のプロジェクトにして複数の国がかかわれば、こうした投資はきっと可能だし、それによって老化に対する大きな進展があれば、感染症に対する目覚ましい進歩をしのぐ人類最大の偉業となる。

この重要な研究分野への投資を増やすよう政府に働きかける必要がある。政治がもっと合理的なら、簡単にできるはずなのだ。さまざまな方法で政治家や有権者に訴える人が多くなればなるほど、成功する見込みは大きくなる。

生物老年学における最大の障壁はまちがいなく資金の問題だが、成功の確率を最大化するために重要な具体案もある——科学的結果をもっとすばやく利用して患者に届けられるようにする政策の変更だ。

国の承認

最初の問題は、本書の「はじめに」でも述べたが、特定の疾患でない「老化」を治療する医薬品は現在の状況では規制当局に承認されないという点だ。

ただ、短期的にこれが進歩の障害となることはない。「老化の特徴」を遅らせたり巻き戻したりすることは、それらが引き起こす病気に影響を与えるので、まずそうした疾患に対する治療法について規制当局の承認を求めることができるからだ。

たとえば、すでに見たように、セノリティクスは目や肺の疾患でのヒト臨床試験がおこなわれており、幹細胞治療は老化そのものではなくパーキンソン病で臨床試験がおこなわれている。

しかし、いったんそうした治療法が特定の疾患で認められたなら、最終目標は、人々が病気になるまえにそうした治療法を予防的に利用できるように展開することだ。科学者たちはすでにその実現に向けた基礎作りをしている。

規制当局の袋小路は、生物老年学者のニル・バルジライ博士率いる科学者チームによって破られた。彼はまったく革命的でない薬、メトホルミンの革命的な臨床試験をおこなっている。メトホルミンは糖尿病の治療に用いられ、世界でもっとも広く使用されている医薬品のひとつで、アメリカでは年間約８０００万件の処方箋が出されている。１９５８年にイギリスで初めて承認されて以来、この薬には長い実績がある。この平凡な分子は非常に安全で効果的な糖尿病治療薬であるだけでなく、予期せぬプラスの副作用のために服用する人が増えているようだ。

特筆すべきは、メトホルミン治療を受けている糖尿病患者と、スルホニルウレアと呼ばれる別の系統の一般的な糖尿病治療薬を服用している患者と、年齢と性別は同じだがどちらの薬物も服用していない非糖尿病の「対照」群患者との比較だ。[6] メトホルミン治療の糖尿病患者は、スルホニルウレア治療の患者より長生きだっただけでなく、わずかな差で糖尿病でない人たちにも勝った——糖尿病を患っていない患者は彼らより健康で、肥満も少なかったにもかかわらずだ。

また、メトホルミンは糖尿病の治療にしか使用されていないのに、がん、心臓病、認知症のリスクを下げるというヒントもある。

　このように老化関連の病気や死亡リスクが一律に下がるのは、この糖尿病治療薬が老化プロセスそのものに根本的で大きな影響を与えている可能性を示している。

　残念ながら、前章で述べた食事や運動の研究のように、このメトホルミンの作用も、これまでのところすべて観察実験で確認されたものだ。だからたとえば、よく管理されている糖尿病患者は、メトホルミンの処方以外のなんらかの理由によって、老化のその他の疾患に対して抵抗力が強い可能性もある。もしかすると彼らは医療システムとコンタクトを頻繁にとっており、問題を早期発見して治療を受けられているのかもしれない。いま必要なのは、絶対的な基準となる「無作為化」試験である。そこではメトホルミンを与えるかどうかを、糖尿病の有無に関係なくランダムに選ぶ。

　それこそが「ＴＡＭＥ（メトホルミンによる老化の標的化）臨床試験」の目的で、65～80歳のボランティア３０００人を集め、この薬が本当に老化防止薬なのかどうかをテストする予定だ。[7] １５００人がメトホルミンを服用し、残りの１５００人は偽薬《プラセボ》を服用する。５年ほどのち、臨床試験のメトホルミン治療群が、がん、心臓病、認知症などの老化関連疾患のうちいずれかを対照群よりも遅く発症したかどうかで試験の成功が判断される。

　ＴＡＭＥを支えるチームは、驚天動地の結果を期待してはいない。もしメトホルミンにヒトの寿命を何十年も延ばす力があったとしたら、薬が広く利用されているのだから、すでに明らかになっているはずだ。

しかし、メトホルミンが真価を発揮するのは、副作用がほとんどない点だ。半世紀以上の処方から、この薬が深刻な問題を引き起こすことはほとんどないとわかっている。リスク回避的な規制当局を説得して、健康な人々への投薬の許可を得ようとするなら、「まず害を与えない」〔訳注：医師の職業倫理として書かれた「ヒポクラテスの誓い」から〕のが鉄則だ。メトホルミンが老化そのものを防止する試験の最初の薬として選ばれたのは、まさにこの薬が実用的であり無難だからだ。車にたとえるなら、メトホルミンは、レーストラックを疾走してトラックから逸脱しかねないスーパーカーではなく、ピカイチの安全性の記録を持つファミリー向けのＳＵＶなのだ。

メトホルミンのもうひとつの利点は、非常に古い薬であるため特許がすでに切れているところだ。つまり、ジェネリック薬を安価に製造することができるので、臨床試験のコストを減らせるうえ、効果が証明された場合には、広く普及させるのに向いている。

たとえこの臨床試験が失敗に終わり、メトホルミンが偽薬と変わらないと証明されても、アメリカ食品医薬品局（ＦＤＡ）と密接に連携して培われたＴＡＭＥの手法は、将来の治験に利用できる規制当局への交渉モデルを提供するはずだ。老化治療の最初の大規模なヒト臨床試験があいまいな結果に終わり、生物老年学初の現実世界の臨床試験の成功が大々的に報道される機会が失われるとしたら非常に残念だが、このモデルは科学者や製薬会社が次世代の老化治療の承認を求める際の前例となるだろう。

臨床試験の課題

老化治療のほかの問題は、臨床試験に長い時間がかかり、それがまた臨床試験を高額にしていることだ。メトホルミンは非常に安価で、用量や安全性について多くのことがすでにわかっているため後期臨床試験にそのまま入れたが、それでもTAMEの費用は7000万ドルだ。

一方で、この値札を強調するのは少しケチな気もする。臨床試験で老化をわずかでも遅らせられるメトホルミンの効果が示されたなら、この初期費用は何千倍にもなって返ってくるだろうからだ。

しかし他方、この金額は学術研究者にはまったく手が届かず、製薬会社にとってさえ高額であり、コストの制約がいかに老化治療の開発を困難にしているかを物語っている。後期臨床試験にかかる費用は、あらゆる種類の治療法にとって問題だが、老化防止薬を健康な人に投与するとなると、とりわけ大きな問題になる。

たとえば、腫瘍を数週間以内に縮小できる新しい抗がん剤ができて、長期的試験で再発なしの5年後の生存率を調査するとしよう。5年というのは残念ながら、臨床試験に参加した患者が死亡するのに充分な時間だ。しかし老化防止薬を投与された比較的健康な60代のコーホートの大部分は、治療効果の有無に関係なく5年後も生きているだろう。

これは彼らにとっては当然いい知らせだが、新しい特効薬の効果を数値化したい統計学者にとっては悪い知らせだ。もし、老化防止薬を健康な30代や40代の人に投与しようとすれば、問題はさらに深刻になる。明らかに別の手法が必要だ。

「老化のバイオマーカー」を導入する

幸運にも、科学的な解決方法がある。老化の「バイオマーカー」を利用するのだ。その人のある時点における生物学的年齢を教えてくれる単純なテストだ。第４章でその一種である「エピジェネティック時計」が登場した。これはＤＮＡの化学的フラッグを利用して年齢（と死亡確率）を推定するものだが、ぞっとするほど正確だ。

最初のエピジェネティック時計は、いまやさまざまな研究で何度も検証されており、じつのところ、あまりに堅固と証明されているため、ＤＮＡのメチル化とまったく無関係の研究をしている研究所が、患者のエピジェネティック年齢を瞬時に集計して記録された年齢と照合し、データ入力の誤りを発見するのに使っているほどだ。[8]

また、実年齢の予測方法としては精度が劣るが（考えてみれば、これは必要ない。出生届というはるかにシンプルな技術で推定できるから）、今後どれくらい生きられるか、がんや心臓病などを発症するまであとどれくらいかを決定するのにすぐれた、新たなエピジェネティック時計が複数ある。

２０１８年に開発された新バージョンのエピジェネティック時計は、オリジナルよりも死亡の予測がはるかに正確だ。[9] しかも、がん、アルツハイマー病、さらには将来いくつの病気を同時に患う可能性があるかなどの予測もできる。最初のエピジェネティック時計とちがい、この新バージョンは患者の喫煙歴や、現在煙草を吸っているかどうかも検知でき、喫煙が本人の肺に非常に悪いだけでなく、世界的に老化を促進しているという、また別の決定的な証拠にもなっている。

老化のバイオマーカー候補はほかにもたくさんある。握力や片足立ちができるかどうか、[10]肺活量や認知機能テスト、視力や聴力測定などの身体検査から、血液検査や脳画像検査、あるいはマイクロバイオームの分析のような科学的な響きのあるものまで、さまざまだ。また、混合検査もある。上記のいくつかあるいはすべてを組み合わせて、ある人の本当の生物学的年齢のベストな推定をするのだ。

おそらくもっとも意外で、なおかつ納得の老化のバイオマーカーは「外見」だろう。年齢を重ねてもハリやつやのある顔を維持している人をうらやむのには、虚栄心以外の理由があるらしい。見た目が若いというのは、どうやら生物学的に若いことを意味しているようだ。

２００９年の調査では、顔写真からその人の年齢を推測するよう評価者に頼んだ。[11]その推測を集計して平均した「見た目年齢」を算出したところ、実際の年齢を考慮したあとでさえ、死亡率の正確な予測になることがわかった。

次のステップはこの独特かつ手間のかかる作業を人工知能を使って自動化することだ。[12]これは人間のふつうの写真と、顔の形の３次元マップを使うことである程度の成功を収めている。この自動化作業をマウスでおこなっているチームもあり、画像認識アルゴリズムを使って写真からマウスの生物学的年齢を推測している。[13]この技術を用いれば、マウスに対する抗老化介入をビフォー・アフターの写真だけで評価できるようになるかもしれない。ヒトよりもマウスのほうが研究が簡単で安価だとはいえ、マウスの利用はやはり生物医学研究ではもっとも高価な手法のひとつなので、これもまた老化治療のコストを削減し重要な実験のスピードを上げる一助となるだろう。

このように生物学的年齢、あるいは老化のバイオマーカーの測定は非常に有用だ。患者に薬を渡して10年放置するのではなく、数カ月後に再診して生物学的時計に変化があるかどうか確認できる。もし生物学的時計の進みがゆるやかになっていたり、よりよいことに巻き戻っていたりすれば、何年も待って生きている人を確認しなくても、可能性を推測できる。バイオマーカーの別の大きな利点は、ただ誰が死んだかではなく、臨床試験に参加しているあらゆるヒトやマウスがデータを提供できるという点だ。それによって統計的な効率がよくなり、少ない参加者で高度な研究をおこなうことができる。

もっとも重要な疑問は、こうしたバイオマーカーは死亡や病気のリスクの予測に有効だが、抗老化介入の成功によってその変化を遅くしたり逆行させたりできるかどうかだ。

できるというエビデンスが蓄積しつつある。第6章で紹介したホルモン治療で胸腺を若返らせる臨床試験では、被験者のエピジェネティック年齢も同時に低下していた。齧歯類のエピジェネティック時計は、食餌制限、ラパマイシンによる治療、寿命を延ばす遺伝子を持つマウスで遅くなる。[14] たとえば、食餌制限22カ月のマウスの生物学的年齢はわずか13カ月で、食餌制限から期待される老化の遅延がエピジェネティックに表れていた。

同様の結果がアカゲザルでも示されており、食餌制限を受けていたサルたちのエピジェネティック年齢は、好きなだけ食べていたサルよりも7年若かった。[15] どのバイオマーカーがどんな状況下で最高の力を発揮するのかについては、まだまだ研究が必要だが、こうした研究結果は期待の持てるスタートだ。

もし現在のエピジェネティック時計と同じくらい正確なバイオマーカーが、老化治療によって有意に後退したとしたら、正確性においてTAME臨床試験（3000人の患者と5年の期間と数千万ドルの費用を要する）と同等の研究が、理論的には、数百人の患者と2年の期間、そしておそらく数百万ドルで完了できることになる。[16] これは同じ結果を得るための格安の方法とも、同じ初期費用で何十という治療法（そして複数の治療法の組み合わせ）を試験する機会とも見ることができるだろう。

したがって、有効なバイオマーカーの探究がとりわけ重要な生物老年学のサブフィールドとなっている。老化にはいくつもの根本原因があり、それぞれに治療法の候補が複数あるから、それらを手ばやく安価にテストできるようなものはなんであれ非常にありがたい。老化のバイオマーカーは、幅広い分野を迅速に発展させ、より多くの命をより早く守るのに役立つ可能性を持つ技術なのだ。

高齢者は「老いた若者」ではない

また、臨床試験をおこなうときに、老化治療における最重要の患者、つまり高齢者を除外するのをやめることも不可欠だ。現在、新しい治療法の臨床試験では、たとえ高齢者がおもに利用する可能性が高くても、彼らを対象にすることはほとんどない。[17] 高齢者はさまざまな面で「複雑すぎる」のだ。

科学的な見地からは、結果を混乱させかねない健康問題を数多く抱えた人ではなく、関心のある疾患のみを有する患者で新しい薬をテストしたいのは山々だ。

また、高齢者はそうした健康問題のため、複数の異なる薬を飲んでいることが多く、これも試験したい治療法の邪魔になるかもしれない。若い人で臨床試験をおこなえば、物事は単純なので結果を解釈しやすくなる。

さらに、商業的な動機もある。若く健康な人を対象に臨床試験をおこなえば、はっきりした結果が出やすいので、治療法の承認につながるのだ。

そして最後に、高齢者を臨床試験に参加させる場合、タクシーを手配したり、自宅を訪問したりして、移動能力が低下した人を助けるような、単純だが重要な方法があるが、こういったことには費用がかかり、試験をおこなう側にとって都合が悪いためほとんど実施されていない。

その結果、薬が高齢者に効くかどうか充分な根拠が得られない場合が多い。一般的な薬物療法の一部のガイドラインは、高齢者で一度もテストされたことがなく、最悪の場合、大きくまちがっている可能性がある。たいてい意図的ではないにせよ、臨床試験で決まった手順のように高齢者を除外することには、早急に配慮が求められる。医師たちはこれを何十年にもわたって訴えつづけているが、現実はなかなか追いついてこない。小児科医がよく口にする「子供はたんなる小さな大人ではない」という考え方は、高齢者医療にも当てはまる。高齢者はたんなる老いた若者ではないのだ。

同じ問題がマウス研究で起きている。[18] 疾患の「マウスモデル」は、すでに述べたようにしばしば不完全な類似体であり、とりわけ責任が重い。たとえば、アルツハイマー病のマウスモデルは、アミロイド前駆体タンパク質の遺伝子のコピーを余計に持っているかもしれないが、ヒトの大部分の患者と異なり、中年期かさらに若いときに、アミロイド沈着と認知機能障害を発症する可能性がある。これはマウスが、アミロイドが多いこと以外は比較的健康だからで、アミロイドの影響を指摘するにはいいかもしれないが、人間の認知症の現実的なモデルとしてはそれほどよくない。

老いたマウスを実験に用いるのは、人間の患者のときと同様に物事を複雑にする。しかも成長期の1~2年はマウスの世話をしなければならないという平凡な理由で、余計に費用と時間がかかる。しかし、マウスモデルではつつがなく効果のあった薬の多くがヒトでの成功に結びついていないというのはよく知られている。もし高齢の患者でおもに見られる病気の薬を開発しているのに、効果がうまく表れないのであれば、これが数多くある理由のひとつかもしれない。マウスでの研究が、高価なヒトでの臨床試験の先駆けであることを考えると、高齢マウスにもっと先行投資をして、その過程で早期に失敗作を見つければ、最終的には薬剤開発のコストを下げられるかもしれない。

積極的な取り組みもおこなわれている。たとえば、ワクチン研究のなかには、それをもっとも必要としている高齢者にとくに焦点を当てて始められたものがある。強力な「アジュバント」(ワクチンといっしょに投与して免疫システムを高める物質)を含むワクチンや、たんに疲労した免疫細胞を刺激して活発化させる有効成分を多く含むワクチンは、どちらも高齢者で効果が高いことが示されている。1日のなかでワクチンを打つタイミングによって効果にちがいがあることもいくつかの研究でわかった。たとえば、インフルエンザワクチンは午前中に接種すると免疫反応が高まることがある。[19] 年齢とともに変化する免疫システムの理解にもとづいて高度な発想を探究する価値はあり、それらが高齢のマウスやヒトでテストされることが不可欠なのは明白だ。

実際に高齢のマウスやヒトでのテストだけでなく、高齢者と若者のちがいをもっとくわしく理解するための研究も必要だ。たとえば、年齢とともに老化細胞の数が増えるのはわかっているものの、その正確な数や個人差、体の部位ごとの数などについてはほとんどわかっていない。老化細胞は特定の人や器官を苦しめるのか、場所によって影響の大きさは異なるのか、それによってセノリティクスの開発は影響を受けるのか、もっとも影響を受けている場所を最初のターゲットにするのか……。

現在、セノリティック治療に盛んな動きがあることで、これらの重要な疑問にようやく答えが見つかりつつあるが、ここに至るまで長い時間がかかった。老化細胞が初めて発見されたのは1960年代だが、それが老いていく生物に与える影響を確認するために、マウスでの老化細胞除去が試みられたのは2000年代後半になってからだ（ちなみに、この先駆的研究でさえ、資金不足のアメリカ国立衛生研究所［NIH］から資金を得ようとして断られたのち、ほかの助成金の残金によってまかなわれた。この研究結果が2011年に発表されたあとは、助成金申請が通りやすくなった）。しかもこうした類の研究は介入性のものなので、資金調達が比較的簡単なのだ。つまり、単純に老化細胞を数えるために資金を集めるのはもっとむずかしい[20]。

老化とともに何がどの程度変化するのかを理解するため、こうした種類の研究がもっと必要になるだろう。

別の例は変異だ。変異は、通常の老化組織よりもがんにおいてはるかに大規模に研究されてきた。がんは通常の組織から発生するのに、だ。たんに老いているだけの非がん性組織のDNA解析なしには、がんと、より広範囲な老化プロセスに影響を与えうる重要な発見を見逃す危険性がある。

同様の定量的調査は、「老化の特徴」すべて――エピジェネティックな変化、タンパク質の量と変化、細胞の数、ミトコンドリア、シグナル伝達のレベルなど――でおこなう必要がある。短期的には、定量的調査によって老化に対する最初の治療に役立つ情報が得られるだろう。

また、こうしたプロセスの定量化は、新薬が直接的目標を達成したかどうかの指標となるバイオマーカーを提供してくれる。たとえば、有意な数の変異ミトコンドリアを除去したか、あるいは老化関連のシグナル伝達のバランスを有意に変化させたか、などだ。長期的には、この種のデータは老化する体のモデル構築に必要な、システム生物学モデルに不可欠となるだろう。

老化治療のリスクバランス

最後に、老化治療の効果を示すエビデンスが積み重なるにつれて起きることに、私たち自身が備える必要がある。

個人としては、現在は生きがいを感じる時代だ。老化を遅らせる治療の知識が急速に深まるにつれ、リスクと利益を充分検討して新治療を受けるかどうか決められるようになるのはいつなのかと、誰しも思うだろう。

医学研究の現在のパラダイムは、予防原則にもとづいている。つまり、製薬会社や規制当局は新しい治療法が一般的に普及するまえに、完全に安全であることを確認するために多大な労力を払っている。

これは理にかなった注意深さに思えるが、何もしないことがときに何かをする以上に大きなリスクをともなうという事実を無視している。たとえその何かが100％安全でないとしてもだ。

このリスクのバランスという問題がとりわけ顕著になるのが、老化治療なのだ。最終的には、人々が体調を崩すよりもまえに、おそらく人口の大部分で予防的に展開されるのが望ましい。

私たち全員で、この新たな医療のパラダイムの舵取りを助ける必要がある。現在の医療とは大きく異なる計算が必要になってくるからだ。

あなたは自分の老化を遅らせるために40代から薬を飲みはじめてもいいと思うだろうか？　それが正しい判断だと思えるまでにどのくらいのエビデンスが必要だろう？

なんの病気にもかかっていないのに、生涯に及ぶ影響をしっかりと知らないまま治療コースを決めるのは、規制当局にとっても個人にとっても同じくらい悩ましい。

しかし、同じくらい明らかなのは、より早く行動することで何十億人の命を守ったり、生活を向上させたりする可能性があるのに、決定的な答えがいくつも出るまで50年の治験の結果を待つ余裕はないということだ。

同時に、ペテン師を寄せつけないようにすることも必要だ。抗老化医療にはすでに、根拠のない治療法や万能薬を謳って不老不死を売ったり、驚くべきことに動物の睾丸を移植したりと、偽医者が跋扈《ばっこ》してきた歴史がある。素人には、治療法のエビデンスを見きわめることも、ある治療法の化学的、生物学的な主張内容が真実かどうかを知ることもむずかしい。お金を無駄にして傷つくことがないようにするには、賢明な規制当局としっかりとした情報公開が必要だ。

また、手続きの標準化の方法や、こうした治療法をすでに個人で実験的に使用している人からデータ収集する方法を真剣に考えなければならない。

ちょっとインターネットで検索すれば、アンチエイジング効果を期待して投機的にメトホルミンを飲んでいる集団が見つかる。おそらく彼らは糖尿病でないにもかかわらず、医師に頼んで処方してもらっているのだろう。一方で、バイオテクノロジー企業のCEOがコロンビアの病院に行って、未検証、未規制のテロメラーゼ遺伝子治療を受けている例もある。[21]

この手の実験に対する欲求は明らかに大きい。そこになんらかの専門的な監視があれば、こうした個人的な臨床試験を参加者にとってもっと安全に、私たちみなにとってもっと有用にできるだろう。

どうせ個人が勝手にやってしまうとしたら、そうした実験が細分化され、個人に特化されて管理されていないのはじつにもったいない。結果がわからずじまいになるかもしれないし、たとえわかっても、実用的な手順に無限のバリエーションがあっては、本当に治療法が長生きに貢献したのかどうかはっきりしないことになる。

従来の厳密な臨床試験の一部でも導入して、参加者が内容に偽りのない同じ薬剤を同じ分量使うようにすれば、こうした自己実験も安全になるだけでなく、どういった介入に効果があるか、あるいはないのかを、一般化できる知見として提供できるだろう。

実際にこれを導入するのは、リスクと不確実性を非常に慎重に評価して伝える必要があるので、困難だろう。しかし、65歳ですでにいくらか不確実な治療法を考えているのなら、私だったらこういうことに協力したい。少し長く健康で生きられる可能性があるだけでなく、自分のささやかな賭けが次の世代に役立つ老化の理解に貢献するのだから。

未来の世代につなぐ

明らかに生物老年学の成功は科学だけではなしえない。必要不可欠な前提条件は、老化研究がもっと注目を集めることと、より多くの資金を集めることだ。政策と規制面でのハードルをクリアしなければならず、おそらく何よりも重要なのは、生物老年学が、科学者、政策立案者、一般市民のあいだで幅広く理解され議論されるように、主流の分野になることだろう。

本書を読んで、いまこそ使命を帯びた医学の壮大な計画《ムーンショット》を実行すべきときだと納得してもらえたらうれしい。大規模な資金提供を受け、老化プロセスに介入する国際的な研究プログラムを前進させるときだ。そのうえで人間の健康を改善する革新的な方法がちっとも見つからなかったら、不可解なほど不運だが、それでもより大きな見返りがある可能性はある。

たとえ私たちが充分な運に恵まれず、老化のない最初の世代の人間になれなかったとしても、より長く健康な人生は、私たちや未来の世代に非常に大きな利益をもたらす。

日々、老化の治療法を向上させることで、毎日10万人の命を救うことができる。

それが科学的に可能であることはわかっている。

この時代の決定的な人道的難問への取り組みは、私たちの手にかかっているのだ。

謝辞

本書の構想は、ほぼ10年前、博士課程の最終段階で生物老年学の存在を知ったときから私が大事に温めてきたものだ。出版を可能にしてくれたかたがた全員に感謝したい。彼らの協力を得て、私が現代でもっとも重要と考える科学的概念の内容を正しく紹介できていることを祈る。

まず、本書の基礎となる研究や実験をおこなってきた何世代もの研究者たち、この短い生物老年学のツアーで具体的に名前をあげることができなかった過去と現在の科学者たちに感謝しなければならない。別掲の参考文献に示された名前もあるが、もちろんほかにも大勢いる。いまも続く科学界の歴史的な努力がなければ、本書で報告した胸躍るような研究成果はなかったし、私たちが医学史上きわめて重要なこの時期を生きることもなかっただろう。

貴重な時間を惜しみなく割いて、私の（多くは素人くさい）質問に辛抱強く答え、本書の草稿を読んでくれた科学者をはじめとする皆さんには頭が下がる思いだ。順不同で名前をあげていく。

最初に、この上なくすばらしい研究者たちと話し合うことができたのは、たいへんな名誉だった。みな私の視野を広げ、文献から得た知識に命を与え、ときにはその知識を自身の最先端の研究結果で覆してくれた。ニック・レーン、デズモンド・トービン、ジョン・ハウズリー、ジョアン・ペドロ・デ・マガリャンイス、アダム・ロルト、メリンダ・デュア、グレアム・ルビー、マイク・フィルポット、オーブリー・デ・グレイ、リンダ・パートリッジ、デイビッド・ジェムズ、セバスチャン・アギアール、ジム・メロン、ジュディス・キャンピシ、ウルフ・ライク、アンダース・サンドバーグ、ありがとう。

第2に、草稿の一部を読んでコメントを寄せてくれた人々に感謝したい。彼らの思慮深いレビューで、本書の内容は大いに改善された。ジョナサン・スラック、ハンナ・リッチー、ロバート・J・シュムクラー・リース、マリア・ブラスコ、ありがとう。

第3に、私と話し、草稿を読んでコメントする気力を見いだしてくれた人たちにも特別な謝意を捧げる。ハンナ・ウォルターズ、アンナ・プーチュ、アレハンドロ・オカンポ、ジョナサン・クラーク、イニゴ・マルティンコレナ、エイドリアン・リストン、リチャード・ファラガー、ニル・バルジライ、イリーナ・コンボイとマイク・コンボイ、ディダク・カルモナ＝グティエレス、ジョアン・パソス、ミシェル・リンターマン、ありがとう。

ここに名前はないが、私のメッセージに答えたり、直接話したりして、私が文献から得た情報についてくわしく説明してくれた多くの人々にも感謝したい。生物学者や歴史学者、医師や保険数理士といったかたたちが、私のきわめて細かい統計学的な質問や、ごく些末な質問に答えてくれた（たとえば、ラパマイシンのもとになる細菌がイースター島のあの有名な石像の下で見つかったという説は事実かどうか調べてもらったり（並々ならぬ苦労の末、結論は出なかった）とか、ある実験で最後のセンチュウが死んだ日はいつかという10年前のデータを掘り出してもらったりした（第3章を参照））。

そしてもちろん、本書の草稿全体を読んでくれた親切な3人に感謝する。友人のトム・フラー、マヤ・エバンス、そしてとくに新鮮な目と生物学的な洞察で最終段階の原稿を改善してくれた生物老年学者のリン・コックス、本当にありがとう。

事実にもとづく本の執筆は決してひとりではできない。こうした人々全員のおかげで、本書はより正確で興味深くなり、完成度が高まった。もし誤りや見落としがあれば、すべて私の責任である。

私を客員研究員として雇いつづけ、本書がよって立つ科学文献の閲覧を可能にしてくれたフランシス・クリック研究所にも謝意を述べたい。とくに物理学者に生物学の研究をするチャンスを与えてくれたニック・ラスコムと、本書の執筆に不可欠な土台を与えてくれた生物情報学・計算生物学研究室に感謝する。

私の3人の編集者、アレクシス・カーシュバウム、クリスティン・プオプロ、ジャスミン・ホーシーにもじつにお世話になった。彼らは私の執筆能力を信じ、読んだばかりの最初の草稿に隠れていた本の完成形を見いだし、編集作業全体をとても楽しくしてくれた。

私の著作権エージェント、クリス・ウェルビラブと、エイトケン・アレクサンダーのチームのすばらしい働きがなければ、本書が日の目を見ることはなかった。彼らは発案から出版に至るまで、本書をすぐれた技能で導いてくれた。校正、植字、美しいカバーデザイン、マーケティング、その他あらゆることを手がけてくれたイギリスとアメリカの出版社、ブルームズベリーとダブルデイにも心から感謝する。

最後に私の妻、トラン・ニューエンに感謝したい。何時間もの議論と、無数の草稿へのコメントによって、また、かけがえのない身内の医学の専門家として、本書のあらゆる部分の作成を手伝ってくれた。彼女のかつての患者たちが病気で苦労した話の数々は、書きつづけることの重要性を毎日思い出させてくれた。

訳者あとがき

読んで楽しく、考え抜かれている……もしスティール氏が主張するように「カメは老いずに歳をとる」のなら、人間も「生物学的な不死」をマスターして老いなくなるのでは？　……私たちはみな、根本的に異なる未来に備えたほうがよさそうだ。

——ウォール・ストリート・ジャーナル紙

野心的で精力的な1冊……われわれを老いさせる生物学的な要素と、それらに対処する新たな手法を驚くべき手際でまとめている……ビル・ブライソンの活力と科学者の専門知識でスティールが執筆した本書は、ビッグデータと人間生物学が出会う、この圧倒されるようなすばらしい時代の課題を理解させてくれる。

——インディペンデント紙

英米でベストセラーになり世界14カ国で刊行が決定している話題の科学書、*Ageless: The New Science of Getting Older Without Getting Old*の邦訳をお届けする。

タイトルから想像できるように、「不老」に関する最新の科学的知見を、一般読者にも理解しやすくまとめた本である。「不老」と聞くと、それだけで眉に唾《つば》をつけたくなるかたもおられよう。しかし、本書は不老を「歳をとっても死亡率が上がらない」状態と定義し、ゾウガメやクジラが体現しているその状態を人間にももたらせないかということを、さまざまな研究結果や生物学的な理論にもとづいて考察していく。この学問分野はいま「生物老年学《バイオジェロントロジー》」と呼ばれ、新発見が続いて活況を呈《てい》しているのだ。

私たちは老化を当たりまえのこととして受け入れている。だから社会全体としてこの問題に真剣に取り組んでおらず、老化にともなういろいろな病気に対症療法をほどこしているだけだ。やがてその病気のどれかが重篤になって死亡する。だが、老化そのものを治療できるとしたら？老化の個別の現象に対処するだけでなく、将来的には老化プロセス自体を治療することも不可能ではないというのが、著者の一貫した主張だ。

とはいえ、いきなり老化防止の特効薬が出現すると言っているのではない。本書では過去の研究成果に立脚しつつ、「老化の特徴」を、ＤＮＡの損傷、テロメアの短縮、老化細胞の蓄積などの10項目にまとめ、そのそれぞれについて現在科学的にわかっていることを説明していく。そして第２部では、除去、再生、修繕、リプログラミングという老化治療の４つの側面について解説する。分野や手法によって進展に差はあるが（まさに「時間とともに進化するさまざまな治療法のジクソーパズル」だ）、それらがやがて老化プロセスそのものの治療に結びつくだろうと本書は言う。

続く第３部では、老化治療の今後の展望を、社会的、政治的な観点も含めてさらに考察する。老化は人口の高齢化が進むにつれて、数十年後にはかならず世界的な問題になるが、その治療法の開発と普及には、政治、政策、規制などの転換が必要だ。そのための意識改革として、この分野での数々の研究や発見の認知度を高め、老化は治療可能だという考えを広めなければならない。本書はその強力な一歩になるだろう。

ちなみに、私たち一人ひとりが長生きするための科学的なアドバイスも11項目あげられている。なかには今日から実行できるものもあるので、お急ぎのかたはそこだけでも読んでみてはいかがだろうか。

著者のアンドリュー・スティールは、オックスフォード大学で物理学博士号を取得後、今日最重要の科学的課題と考える老化の研究のために、専門分野を計算生物学に切り替えた。科学者、サイエンス・ライターとして、ガーディアン紙やテレグラフ紙、ウォール・ストリート・ジャーナル紙に寄稿するほか、プレゼンターとして、BBCやディスカバリー社の番組にもたびたび出演している。サイエンスチャンネルの科学番組『インポシブル・エンジニアリング』ではレギュラーのレポーターを務める。

彼はまた、イギリス最先端の生物医学研究拠点、フランシス・クリック研究所で機械学習を用いてDNAを解析し、患者の診療記録から心臓発作を予見する研究もおこなった。科学への資金調達のために草の根活動組織を立ち上げたり、大学で講義をしたり、ハマースミス・アポロ劇場でスタンダップコメディまでこなすなど、活動の幅はじつに広い。興味があるかたは、さまざまな科学のトピックを取り上げた本人のユーチューブのチャンネル（https://www.youtube.com/DrAndrewSteele）もご覧いただきたい。もちろん不老をテーマとする動画もある。

そんな著者だから当然といえば当然だが、生物老年学の最新情報を非常にわかりやすく紹介している。随所にユーモアも感じられ、こみ入った内容を楽しく読ませるところは、ポピュラーサイエンスの書籍のお手本と言っていい。個人的には、まだ解明されていない問題について無理な理由づけや推論をせず、シンプルに「わからない」と書いているところに好感を持った。口はばったい言い方をすれば、わからないことから始めるのが科学だと思うからだ。生物老年学のような、これから大きく発展していくような分野であればなおさらである。そういう態度によって、不老の研究がどこまで進み、どういう課題があるのかが明確に伝わる。読者諸氏にも、現在進行形の研究分野の醍醐味を味わっていただけるのではないかと思う。

本書の翻訳は、まえがき～第2章を依田、第3章～第6章を草次、第7章～第11章を田中が担当し、最終的に依田が取りまとめた。おもな訳語やこの分野の情報については、『ＬＩＦＥＳＰＡＮ（ライフスパン）老いなき世界』（デビッド・Ａ・シンクレア著、梶山あゆみ訳、東洋経済新報社）に学ぶところが多かった。この場を借りてお礼申し上げたい。

２０２２年10月

依田卓巳

restriction and rapamycin treatment', *Genome Biol.* 18, 57 (2017). DOI: 10.1186/s13059-017-1186-2 ageless.link/9sgahr

15 Shinji Maegawa et al., 'Caloric restriction delays age-related methylation drift', *Nat. Commun.* 8, 539 (2017). DOI: 10.1038/s41467-017-00607-3 ageless.link/migjww

16 Josh Mitteldorf, 'The mother of all clinical trials', part I (2018) ageless.link/s9p3fs

17 Antonio Cherubini et al., 'Fighting against age discrimination in clinical trials', *J. Am. Geriatr. Soc.* 58, 1791–6 (2010). DOI: 10.1111/j.1532-5415.2010.03032.x ageless.link/io4zwa

18 Kennedy et al., 2014 ageless.link/hnoqys

19 Joanna E. Long et al., 'Morning vaccination enhances antibody response over afternoon vaccination: a cluster-randomised trial', *Vaccine* 34, 2679–85 (2016). DOI: 10.1016/j.vaccine.2016.04.032 ageless.link/77mqxq

20老化細胞に関するあるレビューによると、研究が少ないのは「そうした研究の有用性をこの分野の研究者が認識していないのではなく、むしろその種の研究が、匿名の無情な評者のことばを借りるなら『退屈で記述的な作業』と思われているからだ」。
Richard G. A. Faragher et al., 'Senescence in the aging process', *F1000Res.* 6, 1219 (2017). DOI: 10.12688/f1000research.10903.1 ageless.link/q6yvhy

21 Nicola Davis and Dara Mohammadi, 'Can this woman cure ageing with gene therapy?', *Guardian* (24 July 2016) ageless.link/m4u9yb
本書を読んで納得し、研究費用を増やしてほしいと政治家に嘆願したり、生物老年学の研究支援機関に寄付を送ったりして、生物老年学の発展に協力したいと思われた読者は、こちらを参考にしていただきたい。ageless.link/help

第11章

このレビューは生物老年学の可能性を実現するために必要な科学的な変化と政策転換のいくつかを調べ、老化関連の変化について別の分類も紹介している。その名も「老化の柱」！
Brian K. Kennedy et al., 'Geroscience: Linking aging to chronic disease', *Cell* 159, 709–13 (2014). DOI: 10.1016/j.cell.2014.10.039 ageless.link/hnoqys

1 'Living to 120 and beyond: Americans' views on aging, medical advances and radical life extension' (Pew Research Center, 2013) ageless.link/jrmgc3

2 この論文は、科学者の研究発表を観察することで、時間とともにその研究関心の変遷を追い、分野が大きく変わるのはまれであることを明らかにしている。
Tao Jia, Dashun Wang and Boleslaw K. Szymanski, 'Quantifying patterns of research-interest evolution', *Nature Human Behaviour* 1, 0078 (2017). DOI: 10.1038/s41562-017-0078 ageless.link/yo7zw3

3 この段落以降の数字は国立老化研究所（NIA）、国立衛生研究所（NIH）、国立がん研究所（NCI）、メディケア・メディケイド・サービス・センター（CMS）からの情報をもとに作成されており、こちらで閲覧可能である。ageless.link/7679wa

4 この愉快で苛立たしげなコメントは、レナード・ヘイフリック（「ヘイフリック限界」の当人。生物老年学のパイオニアであり、NIA評議会の創設メンバーでもある）によるもので、これが引き起こしている怒りの最高の例だ。
Leonard Hayflick, 'Comment on "We have a budget for FY 2019!" ' (2018) ageless.link/9p6cw3

5 Andrew J. Scott, Martin Ellison and David A. Sinclair, 'The economic value of targeting aging', *Nat. Aging* 32 (2021). DOI: 10.1038///s43587-021-00080-0 ageless. link/ctacos

6 これはメトホルミンとスルホニルウレアとどちらも服用していない健康な人を比較した最初の研究。
C. A. Bannister et al., 'Can people with type 2 diabetes live longer than those without? A comparison of mortality in people initiated with metformin or sulphonylurea monotherapy and matched, non-diabetic controls', *Diabetes Obes. Metab.* 16, 1165–73 (2014). DOI: 10.1111/dom.12354 ageless.link/oxih3v
ニル・バルジライによるこの論文はメトホルミンのエビデンスをまとめ、その抗老化効果を指摘している。Nir Barzilai et al., 'Metformin as a tool to target aging', *Cell Metab.* 23, 1060–65 (2016). DOI: 10.1016/j.cmet.2016.05.011 ageless.link/yv7ssx

7 この講演の最後でバルジライがTAME臨床試験について論じている。
Barzilai, 2017 ageless.link/awkcqw

8 Steve Horvath and Kenneth Raj, 'DNA methylation-based biomarkers and the epigenetic clock theory of ageing', *Nat. Rev. Genet.* 19. 371–84 (2018). DOI: 10.1038/s41576-018-0004-3 ageless.link/jyhwdv

9 Ake T. Lu et al., 'DNA methylation GrimAge strongly predicts lifespan and healthspan', *Aging* 11, 303– 27 (2019). DOI: 10.18632/aging.101684 ageless.link/ijx34n

10 より科学的な響きにしようと、医師らはこれを「片脚立位バランステスト」と呼んだりする。

11 Kaare Christensen et al., 'Perceived age as clinically useful biomarker of ageing: cohort study', *BMJ* 339, b5262 (2009). DOI: 10.1136/bmj.b5262 ageless.link/c7bbfy

12 Weiyang Chen et al., 'Three- dimensional human facial morphologies as robust aging markers', *Cell Res.* 25, 574–87 (2015). DOI: 10.1038/cr.2015.36 ageless.link/4h3ivk

13 Alex Zhavoronkov and Polina Mamoshina, 'Deep aging clocks: the emergence of AI-based biomarkers of aging and longevity', *Trends Pharmacol. Sci.* 40, 546–9 (2019). DOI: 10.1016/j.tips.2019.05.004 ageless.link/uvip6c

14 Tina Wang et al., 'Epigenetic aging signatures in mice livers are slowed by dwarfism, calorie

human life-spans', *Science* 305, 1736–9 (2004). DOI: 10.1126/science.1092556 ageless.link/uiaa3d
42 Cesar de Oliveira, Richard Watt and Mark Hamer, 'Toothbrushing, inflammation, and risk of cardiovascular disease: results from Scottish Health Survey', *BMJ* 340, c2451 (2010). DOI: 10.1136/bmj.c2451 ageless.link/4igja4
43 Chung-Jung Chiu, Min-Lee Chang and Allen Taylor, 'Associations between periodontal microbiota and death rates', *Sci. Rep.* 6, 35428 (2016). DOI: 10.1038/srep35428 ageless.link/st9goi
44 Leslie K. Dennis et al., 'Sunburns and risk of cutaneous melanoma: does age matter? A comprehensive meta-analysis', *Ann. Epidemiol.* 18, 614–27 (2008). DOI: 10.1016/j.annepidem.2008.04.006 ageless.link/yd4jxa
45 'Raised blood pressure' (World Health Organization Global Health Observatory, 2015) ageless.link/bzteab
46 Sarah Lewington et al., 'Age-specific relevance of usual blood pressure to vascular mortality: a meta-analysis of individual data for one million adults in 61 prospective studies', *Lancet* 360, 1903–13 (2002). DOI: 10.1016/s0140-6736(02)11911-8 ageless.link/tknbz6
47 High blood pressure (hypertension)' (NHS, 2019) ageless.link/jy364p
'New ACC/AHA high blood pressure guidelines lower definition of hypertension' (American College of Cardiology, 2017) ageless.link/mtpxoi
48 Aune et al., 2017 ageless.link/9hukvg
49 Elizabeth D. Kantor et al., 'Trends in dietary supplement use among US adults from 1999–2012', *JAMA* 316, 1464–74 (2016). DOI: 10.1001/jama.2016.14403 ageless.link/sbmuq9
50 Donna K. Arnett et al., '2019 ACC/AHA guideline on the primary prevention of cardiovascular disease: A report of the American College of Cardiology/American Heart Association task force on clinical practice guidelines', *J. Am. Coll. Cardiol.* 74, e177–e232 (2019). DOI: 10.1016/j.jacc.2019.03.010 ageless.link/ttziau
51 Charles Faselis et al., 'Is very low LDL-C harmful?', *Curr. Pharm. Des.* 24, 3658–64 (2018). DOI: 10.2174/1381612824666181008110643 ageless.link/7uqaqe
52 WHO GBDにもとづく計算。算出方法については、ageless.link/tv7grcを参照。
53 Steven N. Austad and Kathleen E. Fischer, 'Sex differences in lifespan', *Cell Metab.* 23, 1022–33 (2016). DOI: 10.1016/j.cmet.2016.05.019 ageless.link/xonwam
54 Zoe A. Xirocostas, Susan E. Everingham and Angela T. Moles, 'The sex with the reduced sex chromosome dies earlier: A comparison across the tree of life', *Biol. Lett.* 16, 20190867 (2020). DOI: 10.1098/rsbl.2019.0867 ageless.link/vvqsmi
55 M. Florencia Camus, David J. Clancy and Damian K. Dowling, 'Mitochondria, maternal inheritance, and male aging', *Curr. Biol.* 22, 1717–21 (2012). DOI: 10.1016/j.cub.2012.07.018 ageless.link/jedc3a
56 Susan C. Alberts et al., *The Male- Female Health-Survival Paradox: A Comparative Perspective on Sex Differences in Aging and Mortality* (National Academies Press (US), 2014) ageless.link/gkjfgw
57 これは仮説に反するデータの一例だ。第1章で述べたように、健康寿命を予測するのは全体の平均寿命を予測するよりはるかに複雑である。
Healthy life expectancy (HALE): Data by country (World Health Organization Global Health Observatory, 2018) ageless.link/mbznxr
58 Nisha C. Hazra et al., 'Differences in health at age 100 according to sex: population-based cohort study of centenarians using electronic health records', *J. Am. Geriatr. Soc.* 63, 1331–7 (2015). DOI: 10.1111/jgs.13484 ageless.link/bkzvue

Feasibility and effects on predictors of health span and longevity', *J. Gerontol. A Biol. Sci. Med. Sci.* 70, 1097–104 (2015). DOI: 10.1093/gerona/glv057 ageless.link/ci3m6v

28 以下は間欠的断食の効果を主張し、試してみたい人にやり方を提唱している刺激的な総論。
Rafael de Cabo and Mark P. Mattson, 'Effects of intermittent fasting on health, aging, and disease', *N. Engl. J. Med.* 381, 2541–51 (2019). DOI: 10.1056/NEJMra1905136 ageless.link/3pgwep

29 運動が体にいいというのがどれほど確かか、次の論文を参照されたい。これはたんなるシステマティック・レビュー（あるテーマに関する過去のすべての研究を調査し、まとめたもの）ではなく、運動は体にいいことを示すシステマティック・レビューのシステマティック・レビューである。
Darren E. R. Warburton and Shannon S. D. Bredin, 'Health benefits of physical activity: A systematic review of current systematic reviews', *Curr. Opin. Cardiol.* 32, 541–56 (2017). DOI: 10.1097/HCO.0000000000000437 ageless.link/9mef3o

30 Erika Rees-Punia et al., 'Mortality risk reductions for replacing sedentary time with physical activities', *Am. J. Prev. Med.* 56, 736–41 (2019). DOI: 10.1016/j.amepre.2018.12.006 ageless.link/xrfogk

31 Ulf Ekelund et al., 'Dose- response associations between accelerometry measured physical activity and sedentary time and all cause mortality: Systematic review and harmonised meta-analysis', *BMJ* 366, l4570 (2019). DOI: 10.1136/bmj.l4570 ageless.link/7khsm6

32 Taro Takeuchi et al., 'Mortality of Japanese Olympic athletes: 1952–2017 cohort study', *BMJ Open Sport Exerc. Med.* 5, e000653 (2019). DOI: 10.1136/bmjsem-2019-000653 ageless.link/qkghkf

33 An Tran-Duy, David C. Smerdon and Philip M. Clarke, 'Longevity of outstanding sporting achievers: mind versus muscle ', *PLoS One* 13, e0196938 (2018). DOI: 10.1371/journal.pone.0196938 ageless.link/xsw9i7

34 Matthew D. Rablen and Andrew J. Oswald, 'Mortality and immortality: the Nobel Prize as an experiment into the effect of status upon longevity', *J. Health Econ.* 27, 1462–71 (2008). DOI: 10.1016/j.jhealeco.2008.06.001 ageless.link/fbjyns

35 W. Kyle Mitchell et al., 'Sarcopenia, dynapenia, and the impact of advancing age on human skeletal muscle size and strength; a quantitative review', *Front. Physiol.* 3, 260 (2012). DOI: 10.3389/fphys.2012.00260 ageless.link/agabb4

36 Eduardo L. Cadore et al., 'Multicomponent exercises including muscle power training enhance muscle mass, power output, and functional outcomes in institutionalized frail nonagenarians', *Age* 36, 773–85 (2014). DOI: 10.1007/s11357-013-9586-z ageless.link/3bcah6

37 Xiaoli Shen, Yili Wu and Dongfeng Zhang, 'Nighttime sleep duration, 24-hour sleep duration and risk of all-cause mortality among adults: A meta- analysis of prospective cohort studies', *Sci. Rep.* 6, 21480 (2016). DOI: 10.1038/srep21480 ageless.link/mnz6j3

38 Ehsan Shokri- Kojori et al., 'β-amyloid accumulation in the human brain after one night of sleep deprivation', *Proc. Natl. Acad. Sci. U. S. A.* 115, 4483–8 (2018). DOI: 10.1073/pnas.1721694115 ageless.link/ixiidn

39 Line Kessel et al., 'Sleep disturbances are related to decreased transmission of blue light to the retina caused by lens yellowing', *Sleep* 34, 1215–19 (2011). DOI: 10.5665/SLEEP.1242 ageless.link/eaykuc

40 Alejandra Pera et al., 'Immunosenescence: Implications for response to infection and vaccination in older people ', *Maturitas* 82, 50–55 (2015). DOI: 10.1016/j.maturitas.2015.05.004 ageless.link/jg7nsn

41 Caleb E. Finch and Eileen M. Crimmins, 'Inflammatory exposure and historical changes in

Neuromolecular Med. 10, 236–46 (2008). DOI: 10.1007/s12017-008-8037-y ageless.link/6u6wox
12 Dagfinn Aune et al., 'BMI and all cause mortality: Systematic review and non-linear dose-response meta-analysis of 230 cohort studies with 3.74 million deaths among 30.3 million participants', *BMJ* 353, i2156 (2016). DOI: 10.1136/bmj.i2156 ageless.link/b4nzgu
13 次の論文の考察部分は、体重が寿命におよぼす影響についてさまざまな研究を要約している。
Steven A. Grover et al., 'Years of life lost and healthy life-years lost from diabetes and cardiovascular disease in overweight and obese people: a modelling study', *Lancet Diabetes Endocrinol* 3, 114–22 (2015). DOI: 10.1016/S2213-8587(14)70229-3 ageless.link/dsg3py
14 Eric A. Finkelstein et al., 'The lifetime medical cost burden of overweight and obesity: implications for obesity prevention', *Obesity* 16, 1843–8 (2008). DOI: 10.1038/oby.2008.290 ageless.link/9aqtvu
15 炎症と脂肪の科学に関する読みやすい要約として次を参照。
'Taking aim at belly fat' (Harvard Health, 2010) ageless.link/e6do9f
より専門的な総評は次を参照。
Volatiana Rakotoarivelo et al., 'Inflammatory cytokine profiles in visceral and subcutaneous adipose tissues of obese patients undergoing bariatric surgery reveal lack of correlation with obesity or diabetes', *EBioMedicine* 30, 237–47 (2018). DOI: 10.1016/j.ebiom.2018.03.004 ageless.link/67vyza
16 Márcia Mara Corrêa et al., 'Performance of the waist-to-height ratio in identifying obesity and predicting non-communicable diseases in the elderly population: A systematic literature review', *Arch. Gerontol. Geriatr.* 65, 174–82 (2016). DOI: 10.1016/j.archger.2016.03.021 ageless.link/kn7b97
17 'Does weight loss cure type 2 diabetes?' (British Heart Foundation, 2017) ageless.link/94ty9p
18 Manuela Aragno and Raffaella Mastrocola, 'Dietary sugars and endogenous formation of advanced glycation endproducts: Emerging mechanisms of disease', *Nutrients* 9 (2017). DOI: 10.3390/nu9040385 ageless.link/xbx6zn
19 Jaime Uribarri et al., 'Advanced glycation end products in foods and a practical guide to their reduction in the diet', *J. Am. Diet. Assoc.* 110, 911–16.e12 (2010). DOI: 10.1016/j.jada.2010.03.018 ageless.link/qxtoer
Extance, 2018 ageless.link/ep3o7t
20 両者のちがいに関する詳細な研究についての読みやすい記事として以下を参照：
Gifford, 2012 ageless.link/kcc4qs
21 Mattison et al., 2017 ageless.link/jnaqjv
22 一例として、CRソサエティ・インターナショナルの理事マイケル・レイによるサルやほかの霊長類での証拠を用いて食餌制限には効果があると指摘した非常に詳細な記事。
Michael Rae, 'CR in nonhuman primates: A muddle for monkeys, men, and mimetics' (SENS Research Foundation, 2013) ageless.link/794i74
23 Kraus et al., 2019 ageless.link/t6tm4m
24 Natalia S. Gavrilova and Leonid A. Gavrilov, 'Comments on dietary restriction, Okinawa diet and longevity', *Gerontology* 58, 221–3 (2012). DOI: 10.1159/000329894 ageless.link/jkkwhw
25 Saul Justin Newman, 'Supercentenarian and remarkable age records exhibit patterns indicative of clerical errors and pension fraud', *bioRxiv* (2020). DOI: 10.1101/704080//ageless.link/bgkndf
26 Elizabeth M. Gardner, 'Caloric restriction decreases survival of aged mice in response to primary influenza infection', *J. Gerontol. A Biol. Sci. Med. Sci.* 60, 688–94 (2005). DOI: 10.1093/gerona/60.6.688 ageless.link/vw6q4r
27 Eric Ravussin et al., 'A 2-year randomized controlled trial of human caloric restriction:

transition markers: repression of COX7A1 in embryonic and cancer cells', *Oncotarget* 9, 7796–811 (2018). DOI: 10.18632/oncotarget.23748 ageless.link/zc6zye

35 医療のためのシステム生物学という考えについて簡単に紹介しているのは以下。
Rolf Apweiler et al., 'Whither systems medicine?', *Exp. Mol. Med.* 50, e453 (2018). DOI: 10.1038/emm.2017.290 ageless.link/vfusyd

36 Jonathan R. Karr et al., 'A whole-cell computational model predicts phenotype from genotype', *Cell* 150, 389–401 (2012). DOI: 10.1016/j.cell.2012.05.044 ageless.link/cecsmo

37 A. S. Perelson et al., 'HIV-1 dynamics in vivo: Virion clearance rate, infected cell life-span, and viral generation time', *Science* 271, 1582–6 (1996). DOI: 10.1126/science.271.5255.1582 ageless.link/ub43sm

38 Diogo G. Barardo et al., 'Machine learning for predicting lifespan-extending chemical compounds', *Aging* 9, 1721–37 (2017). DOI: 10.18632/aging.101264 ageless.link/z67qqd

39 The cost of sequencing a human genome (National Human Genome Research Institute, 2019) ageless.link/79qfqn

40 Max Roser and Hannah Ritchie, 'Technological progress', *Our World in Data* (2013) ageless.link/capdvn

第9章

1 Di Chen et al., 'Germline signaling mediates the synergistically prolonged longevity produced by double mutations in *daf-2* and *rsks-1* in *C. elegans*', *Cell Rep.* 5, 1600–1610 (2013). DOI: 10.1016/j.celrep.2013.11.018 ageless.link/qhwo37

第10章

1 Yanping Li et al., 'Healthy lifestyle and life expectancy free of cancer, cardiovascular disease, and type 2 diabetes: Prospective cohort study', *BMJ* 368, l6669 (2020). DOI: 10.1136/bmj.l6669 ageless.link/3i3g3w

2 Statistics on preventable cancers (Cancer Research UK, 2015) ageless.link/jtbsb9

3 Cardiovascular disease data and statistics (World Health Organization, 2020) ageless.link/p3tz36

4 Gaëlle Deley et al., 'Physical and psychological effectiveness of cardiac rehabilitation: age is not a limiting factor!', *Can. J. Cardiol.* 35, 1353–8 (2019). DOI: 10.1016/j.cjca.2019.05.038 ageless.link/r6dzqn

5 Jha, 2009 ageless.link/fjnhnq

6 Yoshida et al., 2020 ageless.link/7yisot

7 Virginia Reichert et al., 'A pilot study to examine the effects of smoking cessation on serum markers of inflammation in women at risk for cardiovascular disease', *Chest* 136, 212–19 (2009). DOI: 10.1378/chest.08-2288 ageless.link/hdjg9s

8 Lukas Schwingshackl et al., 'Food groups and risk of all-cause mortality: A systematic review and meta-analysis of prospective studies', *Am. J. Clin. Nutr.* 105, 1462–73 (2017). DOI: 10.3945/ajcn.117.153148 ageless.link/4bfurj

9 Monica Dinu et al., 'Vegetarian, vegan diets and multiple health outcomes: A systematic review with meta-analysis of observational studies', *Crit. Rev. Food Sci. Nutr.* 57, 3640–49 (2017). DOI: 10.1080/10408398.2016.1138447 ageless.link/6htpi3

10 Society for Applied Microbiology, 2019 ageless.link/enkq6q

11 Tae Gen Son, Simonetta Camandola and Mark P. Mattson, 'Hormetic dietary phytochemicals',

humans will be next', *Chemical & Engineering News* (2019) ageless.link/bcbupu
18 Marianne Abifadel et al., 'Living the PCSK9 adventure: From the identification of a new gene in familial hypercholesterolemia towards a potential new class of anticholesterol drugs', *Curr. Atheroscler. Rep.* 16, 439 (2014). DOI: 10.1007/s11883-014-0439-8 ageless.link/gtc9jy
19 Ian Sample, 'One-off injection may drastically reduce heart attack risk', *Guardian* (10 May 2019) ageless.link/byd76y
20 Alexis C. Komor et al., 'Programmable editing of a target base in genomic DNA without double-stranded DNA cleavage', *Nature* 533, 420–24 (2016). DOI: 10.1038/nature17946 ageless.link/xmk79n
21 この記事は技術の最先端にいる科学者を特集し、エピジェネティック・リプログラミングに関するテーマを掘り下げている。
Usha Lee McFarling, 'The creator of the pig-human chimera keeps proving other scientists wrong', *STAT* (2017) ageless.link/uw74fk
22 Jieun Lee et al., 'Induced pluripotency and spontaneous reversal of cellular aging in supercentenarian donor cells', *Biochem. Biophys. Res. Commun.* (in press, 2020). DOI: 10.1016/j.bbrc.2020.02.092 ageless.link/rpwt3z
23 Francesco Ravaioli et al., 'Age-related epigenetic derangement upon reprogramming and differentiation of cells from the elderly', *Genes* 9, 39 (2018). DOI: 10.3390/genes9010039 ageless.link/3i4jtt
24 Burcu Yener Ilce, Umut Cagin and Acelya Yilmazer, 'Cellular reprogramming: a new way to understand aging mechanisms', *Wiley Interdiscip. Rev. Dev. Biol.* 7, e308 (2018). DOI: 10.1002/wdev.308 ageless.link/6ewuqx
25 Kevin Sinclair, 'Dolly's "sisters" show cloned animals don't grow old before their time', *The Conversation* (2016) ageless.link/xdyba3
José Cibelli, 'More lessons from Dolly the sheep: is a clone really born at age zero?', *The Conversation* (2017) ageless.link/hgwufq
26 Sayaka Wakayama et al., 'Successful serial recloning in the mouse over multiple generations', *Cell Stem Cell* 12, 293–7 (2013). DOI: 10.1016/j.stem.2013.01.005 ageless.link/kxyfii
27 Nathaniel Rich, 'Can a jellyfish unlock the secret of immortality?', *New York Times* (28 November 2012) ageless.link/7zcdy4
28 Alejandro Ocampo et al., 'In vivo amelioration of age-associated hallmarks by partial reprogramming', *Cell* 167, 1719–733.e12 (2016). DOI: 10.1016/j.cell.2016.11.052 ageless.link/cssud4
29 Tapash Jay Sarkar et al., 'Transient non-integrative expression of nuclear reprogramming factors promotes multifaceted amelioration of aging in human cells', *Nat. Commun.* 11, 1545 (2020). DOI: 10.1038/s41467-020-15174-3 ageless.link/96ac3p
30 Yuancheng Lu et al., 'Reprogramming to recover youthful epigenetic information and restore vision', *Nature* 588, 124-129 (2020). DOI: 10.1038///os41586-020-2975-4 ageless.link/7zv3rh
31 Nelly Olova et al., 'Partial reprogramming induces a steady decline in epigenetic age before loss of somatic identity', *Aging Cell* 18, e12877 (2019). DOI: 10.1111/acel.12877 ageless.link/yo3wwk
32 Deepak Srivastava and Natalie DeWitt, 'In vivo cellular reprogramming: the next generation', *Cell* 166, 1386–96 (2016). DOI: 10.1016/j.cell.2016.08.055 ageless.link/xor74i
33 Dhruba Biswas and Peng Jiang, 'Chemically induced reprogramming of somatic cells to pluripotent stem cells and neural cells', *Int. J. Mol. Sci.* 17, 226 (2016). DOI: 10.3390/ijms17020226 ageless.link/7nhpma
34 Michael D. West et al., 'Use of deep neural network ensembles to identify embryonic – fetal

第8章

1 老化の遺伝学に関するすぐれた総説としては以下がある。
David Melzer, Luke C. Pilling and Luigi Ferrucci, 'The genetics of human ageing', *Nat. Rev. Genet.* 21, 88–101 (2019). DOI: 10.1038/s41576-019-0183-6 ageless.link/t9dut3

2 A. M. Herskind et al., 'The heritability of human longevity: A population- based study of 2872 Danish twin pairs born 1870–1900', *Hum. Genet.* 97, 319–23 (1996). DOI: 10.1007/BF02185763 ageless.link/ijjnnc

3 J. Graham Ruby et al., 'Estimates of the heritability of human longevity are substantially inflated due to assortative mating', *Genetics* 210, 1109- 24 (2018). DOI: 10.1534/genetics.118.301613 ageless.link/p6mjpn

4 Swapnil N. Rajpathak et al., 'Lifestyle factors of people with exceptional longevity', *J. Am. Geriatr. Soc.* 59, 1509–12 (2011). DOI: 10.1111/j.1532-5415.2011.03498.x ageless.link/hw9are
百寿者の遺伝学とライフスタイルについての研究の短い概要がこの講演の前半で語られている。
Nir Barzilai, 'Can we grow older without growing sicker?' (TEDMED, YouTube, 2017) ageless.link/hza3fp

5 Stacy L. Andersen et al., 'Health span approximates life span among many supercentenarians: Compression of morbidity at the approximate limit of life span', *J. Gerontol. A Biol. Sci. Med. Sci.* 67, 395–405 (2012). DOI: 10.1093/gerona/glr223 ageless.link/cmzaqo

6 Thomas T. Perls, 'Male centenarians: How and why are they different from their female counterparts?', *J. Am. Geriatr. Soc.* 65, 1904–6 (2017). DOI: 10.1111/jgs.14978 ageless.link/a46hmo

7 Rajpathak et al., 2011 ageless.link/hw9are

8 APOE変異体（とくにめずらしい*E2*遺伝子変異体）のリスク推定をアップデートした最近の研究のすぐれた要約は以下。'Rare luck: Two copies of *ApoE2* shield against Alzheimer's', *Alzforum* (2019) ageless.link/yfr6ac

9 Cynthia J. Kenyon, 'The genetics of ageing', *Nature* 464, 504–12 (2010). DOI: 10.1038/nature08980 ageless.link/grpyr3

10 Karen Weintraub, 'Gene variant in Amish a clue to better aging', *Genetic Engineering and Biotechnology News* (2018) ageless.link/q3qprd

11 Sadiya S. Khan et al., 'A null mutation in *SERPINE1* protects against biological aging in humans', *Science Advances* 3, eaao1617 (2017). DOI: 10.1126/sciadv.aao1617 ageless.link/qsekck

12 Sharon Begley, 'She was destined to get early Alzheimer's, but didn't', *STAT* (2019) ageless.link/hjynuk

13 Jong-Ok Pyo et al., 'Overexpression of Atg5 in mice activates autophagy and extends lifespan', *Nat. Commun.* 4, 2300 (2013). DOI: 10.1038/ncomms3300 ageless.link/cyd9r9

14 Yuan Zhang et al., 'The starvation hormone, fibroblast growth factor-21, extends lifespan in mice ', *Elife* 1, e00065 (2012). DOI: 10.7554/eLife.00065 ageless.link/oqp3yy

15 Joshua Levine et al., 'OR22-6 reversal of diet induced metabolic syndrome in mice with an orally active small molecule inhibitor of PAI-1', *J. Endocr. Soc.* 3 (2019). DOI: 10.1210/js.2019-OR22-6 ageless.link/cvbbnm

16 Noah Davidsohn et al., 'A single combination gene therapy treats multiple age-related diseases', *Proc. Natl. Acad. Sci. U.S.A.* 47, 23505–11 (2019). DOI: 10.1073/pnas.1910073116 ageless.link/7n97sc

17 Ryan Cross, 'An "anti-aging" gene therapy trial in dogs begins, and rejuvenate bio hopes

66 Leonard Nunney, 'Size matters: Height, cell number and a person's risk of cancer', *Proc. Biol. Sci.* 285 (2018). DOI: 10.1098/rspb.2018.1743 ageless.link/iasikc
67 Emelie Benyi et al., 'Adult height is associated with risk of cancer and mortality in 5.5 million Swedish women and men', *J. Epidemiol. Community Health* 73, 730–36 (2019). DOI: 10.1136/jech-2018-211040 ageless.link/aobtr4
68 Michael Sulak et al., '*TP53* copy number expansion is associated with the evolution of increased body size and an enhanced DNA damage response in elephants', *Elife* 5, e11994 (2016). DOI: 10.7554/eLife.11994 ageless.link/u4uzsy
69 Michael Keane et al., 'Insights into the evolution of longevity from the bowhead whale genome ', *Cell Rep.* 10, 112–22 (2015). DOI: 10.1016/j.celrep.2014.12.008 ageless.link/yc3ucj
70 日焼けしていない皮膚との比較には尻の皮膚が使われることが多く、しばしば全裸で日光浴をする人はおそらく研究対象になりにくい。
71 Iñigo Martincorena et al., 'High burden and pervasive positive selection of somatic mutations in normal human skin', *Science* 348, 880–86 (2015). DOI: 10.1126/science.aaa6806 ageless.link/r33c9h
72 Kenichi Yoshida et al., 'Tobacco smoking and somatic mutations in human bronchial epithelium', *Nature* 578, 266–72 (2020). DOI: 10.1038/s41586-020-1961-1 ageless.link/dyefiz
73 その他の99%のDNAは、かつては「ジャンクDNA」として知られていたが、いまではこれが誤った呼び名で、適切なタンパク質が適切なタイミングで作られるようにするといったさまざまなプロセスに関連していることがわかっている。しかし、ほとんどの場合、その正確なDNA配列はタンパク質をコードしている領域ほど重要ではなく、奇妙な変異もそれほど問題にはならない。
74 私が続けてあげた特徴は「がんの特徴」の要約で、「老化の特徴」にインスピレーションを与えた有名な論文だ。オリジナルの「がんの特徴」は2000年に発表され、以下はそのアップデート：
Douglas Hanahan and Robert A. Weinberg, 'Hallmarks of cancer: the next generation', *Cell* 144, 646–74 (2011). DOI: 10.1016/j.cell.2011.02.013 ageless.link/ut79vk
75 英国王立がん研究基金は、がんのリスク、死亡数などすばらしい統計的情報を管理している。統計はおもにイギリスに特化したものだが、豊かな世界の国々では数字は似たようなものだ。
Lifetime risk of cancer (Cancer Research UK, 2015) ageless.link/yqazjf
76 Martincorena et al., 2015 ageless.link/r33c9h
77 Iñigo Martincorena et al., 'Somatic mutant clones colonize the human esophagus with age', *Science* 362, 911–17 (2018). DOI: 10.1126/science.aau3879 ageless.link/9okjc3
78 正確にいえば、DNMT3AはDNAのメチル化を変化させる役割を持ち（よって名前がDNAメチルトランスフェレーゼ3アルファの略）、DNAのメチル化は遺伝子のスイッチのオン・オフに関与しているのを憶えているだろう。DNMT3Aの欠如によるメチル化の変化で幹細胞がより多く生成されることになる。その機能については次でくわしく論じられている。
Grant A. Challen et al., 'Dnmt3a is essential for hematopoietic stem cell differentiation', *Nat. Genet.* 44, 23–31 (2011). DOI: 10.1038/ng.1009 ageless.link/ccese6
79 Siddhartha Jaiswal et al., 'Age-related clonal hematopoiesis associated with adverse outcomes', *N. Engl. J. Med.* 371, 2488–98 (2014). DOI: 10.1056/NEJMoa1408617 ageless.link/ouoyxi
80 Moritz Gerstung et al., 'The evolutionary history of 2,658 cancers', *Nature* 578, 122–8 (2020). DOI: 10.1038/s41586-019-1907-7 ageless.link/9rgj7s
81 David Fernandez-Antoran et al., 'Outcompeting *p53*-mutant cells in the normal esophagus by redox manipulation', *Cell Stem Cell* 25, 329–41 (2019). DOI: 10.1016/j.stem.2019.06.011 ageless.link/xarw3i

DOI: 10.1161/HYPERTENSIONAHA.117.10787 ageless.link/cmtudh

52 Huajun Jin et al., 'Mitochondria-targeted antioxidants for treatment of Parkinson's disease: preclinical and clinical outcomes', *Biochim. Biophys. Acta* 1842, 1282–94 (2014). DOI: 10.1016/j.bbadis.2013.09.007 ageless.link/qstzg4

53 Victorelli and Passos, 2017 ageless.link/rb3hdo

54 Dongryeol Ryu et al., 'Urolithin A induces mitophagy and prolongs lifespan in *C. elegans* and increases muscle function in rodents', *Nat. Med.* 22, 879–88 (2016). DOI: 10.1038/nm.4132 ageless.link/6aknqr

55 Zhuo Gong et al., 'Urolithin A attenuates memory impairment and neuroinflammation in APP/ PS1 mice', *J. Neuroinflammation* 16, 62 (2019). DOI: 10.1186/ s12974-019-1450-3 ageless.link/a7whwj

56 Pénélope A. Andreux et al., 'The mitophagy activator urolithin A is safe and induces a molecular signature of improved mitochondrial and cellular health in humans', *Nature Metabolism* 1, 595–603 (2019). DOI: 10.1038/s42255-019-0073-4 ageless.link/qvjn9c

57 Evandro F. Fang et al., 'NAD+ in aging: molecular mechanisms and translational implications', *Trends Mol. Med.* 23, 899–916 (2017). DOI: 10.1016/j.molmed.2017.08.001 ageless.link/g9fw7e

58 D. P. Gearing and P. Nagley, 'Yeast mitochondrial ATPase subunit 8, normally a mitochondrial gene product, expressed in vitro and imported back into the organelle', *EMBO J.* 5, 3651–5 (1986) ageless.link/w6en34

59 Yong Zhang et al., 'The progress of gene therapy for Leber's optic hereditary neuropathy', *Curr. Gene Ther.* 17, 320–26 (2017). DOI: 10.2174/1566523218666171129204926 ageless.link/inirfc

60 Amutha Boominathan et al., 'Stable nuclear expression of ATP8 and ATP6 genes rescues a mtDNA complex V null mutant', *Nucleic Acids Res.* 44, 9342–57 (2016). DOI: 10.1093/nar/gkw756 ageless.link/nqcgrj

61 Caitlin J. Lewis et al., 'Codon optimization is an essential parameter for the efficient allotopic expression of mtDNA genes', *Redox Biol.* 30, 101429 (2020). DOI: 10.1016/j.redox.2020.101429 ageless.link/kpmpte

62 進化がミトコンドリアの遺伝子を核に移動させなかったさまざまな理由が次の論文で説明されている。言及しなかった考えのひとつは、ミトコンドリア内に維持されているタンパク質の「疎水性」（水と接触するとほどけやすい性質）が高すぎて、水で満たされた細胞内での構築や細胞からミトコンドリアへの移動が、構造を破壊せずには不可能かもしれないということだ。「地方分権政府」の比喩は、厳密には「レドックス調節のための共局在化」（CoRR）と呼ばれており、それに関しても論じられている。

Iain G. Johnston and Ben P. Williams, 'Evolutionary inference across eukaryotes identifies specific pressures favoring mitochondrial gene retention', *Cell Syst.* 2, 101–11 (2016). DOI: 10.1016/j.cels.2016.01.013 ageless.link/4i66ik

63 たとえば、ミトコンドリアにおけるTGAという３文字の遺伝子配列の意味は、「アミノ酸トリプトファンを加える」だが、第３章でTGAはDNA言語で「読み込み終了」という意味だったことを憶えているかもしれない。これはかなり根本的な障害で、タンパク質が途中で構築されなくなり、機能的に使い物にならなくなる。

64 Kowald and Kirkwood, 2018 ageless.link/s9qfqu

65 このセクションで取り上げているように、老化におけるクローン増殖の重要性を指摘する短いが読みやすい総論は以下。

Inigo Martincorena, 'Somatic mutation and clonal expansions in human tissues', *Genome Med.* 11, 35 (2019). DOI: 10.1186/s13073-019-0648-4 ageless.link/gg3ix4

tissues by old blood', *Nat. Commun.* 7, 13363 (2016). DOI: 10.1038/ncomms13363 ageless.link/kcavhd
36 比較として、平均的なヒトの血液は約51でマウスの数千倍だが、これは基本的にヒトとマウスの体重差と比例している。
37 Hanadie Yousef et al., 'Systemic attenuation of the TGF-β pathway by a single drug simultaneously rejuvenates hippocampal neurogenesis and myogenesis in the same old mammal', *Oncotarget* 6, 11959–78 (2015). DOI: 10.18632/oncotarget.3851 ageless.link/aonk34
38 Christian Elabd et al., 'Oxytocin is an age-specific circulating hormone that is necessary for muscle maintenance and regeneration', *Nat. Commun.* 5, 4082 (2014). DOI: 10.1038/ncomms5082 ageless.link/cdmifq
39 Manisha Sinha et al., 'Restoring systemic GDF11 levels reverses age-related dysfunction in mouse skeletal muscle ', *Science* 344, 649–52 (2014). DOI: 10.1126/science.1251152 ageless.link/fr9etf
40 Yousef et al., 2015 ageless.link/aonk34
41 Melod Mehdipour et al., 'Rejuvenation of brain, liver and muscle by simultaneous pharmacological modulation of two signaling determinants, that change in opposite directions with age' , *Aging* 11, 5628–45 (2019). DOI: 10.18632/aging.102148 ageless.link/n9nfvg
42 Yalin Zhang et al., 'Hypothalamic stem cells control ageing speed partly through exosomal miRNAs', *Nature* 548, 52–57 (2017). DOI: 10.1038/nature23282 ageless.link/bu3kdh
43 この論文は、根本原因としてミトコンドリアの変異に焦点を当て、老化におけるミトコンドリアに関する総括として参考になる。James B. Stewart and Patrick F. Chinnery, 'The dynamics of mitochondrial DNA heteroplasmy: implications for human health and disease', *Nat. Rev. Genet.* 16, 530–42 (2015). DOI: 10.1038/nrg3966 ageless.link/epiywo
44 Goran Bjelakovic et al., 'Antioxidant supplements for prevention of mortality in healthy participants and patients with various diseases', *Cochrane Database Syst. Rev.* CD007176 (2012). DOI: 10.1002/14651858.CD007176.pub2 ageless.link/guchwk
45 Samuel E. Schriner et al., 'Extension of murine life span by overexpression of catalase targeted to mitochondria', *Science* 308, 1909–11 (2005). DOI: 10.1126/science.1106653 ageless.link/nwcpsg
46 Xuang Ge et al., 'Mitochondrial catalase suppresses naturally occurring lung cancer in old mice', *Pathobiol. Aging Age Relat. Dis.* 5, 28776 (2015). DOI: 10.3402/pba.v5.28776 ageless.link/fqtqeq
47 Dao-Fu Dai et al., 'Overexpression of catalase targeted to mitochondria attenuates murine cardiac aging', *Circulation* 119, 2789–97 (2009). DOI: 10.1161/CIRCULATIONAHA.108.822403 ageless.link/voxv4s
48 Peizhong Mao et al., 'Mitochondria-targeted catalase reduces abnormal APP processing, amyloid β production and BACE1 in a mouse model of Alzheimer's disease: Implications for neuroprotection and lifespan extension', *Hum. Mol. Genet.* 21, 2973–90 (2012). DOI: 10.1093/hmg/dds128 ageless.link/divufs
49 Alisa Umanskaya et al., 'Genetically enhancing mitochondrial antioxidant activity improves muscle function in aging', *Proc. Natl. Acad. Sci. U. S. A.* 111, 15250– 55 (2014). DOI: 10.1073/pnas.1412754111 ageless.link/eh3aty
50 Edward J. Gane et al., 'The mitochondria-targeted anti- oxidant mitoquinone decreases liver damage in a phase II study of hepatitis C patients: mitoquinone and liver damage', *Liver Int.* 30, 1019–26 (2010). DOI: 10.1111/j.1478-3231.2010.02250.x ageless. link/cshjfw
51 Matthew J. Rossman et al., 'Chronic supplementation with a mitochondrial antioxidant (MitoQ) improves vascular function in healthy older adults', *Hypertension* 71, 1056–63 (2018).

Historical perspective and methodological considerations for studies of aging and longevity', *Aging Cell* 12, 525–30 (2013). DOI: 10.1111/acel.12065 ageless.link/cjhjti

19 Clive M. McCay et al., 'Parabiosis between old and young rats', *Gerontologia* 1, 7–17 (1957) ageless.link/gmtdab

20 B. B. Kamrin, 'Local and systemic cariogenic effects of refined dextrose solution fed to one animal in parabiosis', *J. Dent. Res.* 33, 824–9 (1954). DOI: 10.1177/00220345540330061001 ageless.link/f6gxif

21 McCay et al., 1957 ageless.link/gmtdab

22 Frederic C. Ludwig and Robert M. Elashoff, 'Mortality in syngeneic rat parabionts of different chronological age', *Trans. N. Y. Acad. Sci.* 34, 582–7 (1972). DOI: 10.1111/j.2164-0947.1972.tb02712.x ageless.link/igskpz

23 Irina M. Conboy et al., 'Rejuvenation of aged progenitor cells by exposure to a young systemic environment', *Nature* 433, 760–64 (2005). DOI: 10.1038/nature03260 ageless.link/67itru

24 緑色蛍光タンパク質（GFP）の遺伝子は1990年代に初めてクラゲから単離された。以来、この遺伝子と、mCherry、T-SapphireやNeptuneなどの愉快な名前がつけられたほかの色で光るように組み替えられた遺伝子は、生物学とは切り離せないツールとなっている。顕微鏡で見るこれらの独特の輝きによって、基本的に同じに見えるふたつの細胞がどちらのマウス由来なのか見分けるような非常に複雑な実験が、信じられないほど簡単になる。

25 Lida Katsimpardi et al., 'Vascular and neurogenic rejuvenation of the aging mouse brain by young systemic factors', *Science* 344, 630–34 (2014). DOI: 10.1126/science.1251141 ageless.link/eb6qyi

26 Julia M. Ruckh et al., 'Rejuvenation of regeneration in the aging central nervous system', *Cell Stem Cell* 10, 96–103 (2012). DOI: 10.1016/j.stem.2011.11.019 ageless.link/7x7w6k

27 Francesco S. Loffredo et al., 'Growth differentiation factor 11 is a circulating factor that reverses age-related cardiac hypertrophy', *Cell* 153, 828– 39 (2013). DOI: 10.1016/j.cell.2013.04.015 ageless.link/9qbpim

28 Myung Ryool Park, 'Clinical trial to evaluate the potential efficacy and safety of human umbilical cord blood and plasma' (ClinicalTrials.gov identifier NCT02418013, 2015) ageless.link/rp7apo

29 Sharon J. Sha et al., 'Safety, tolerability, and feasibility of young plasma infusion in the plasma for Alzheimer symptom amelioration study: A randomized clinical trial', *JAMA Neurol.* 76, 35–40 (2019). DOI: 10.1001/jamaneurol.2018.3288 ageless.link/d33ozp

30 Zoë Corbyn, 'Could "young" blood stop us getting old?', *Guardian* (2 February 2020) ageless.link/mv4fhr

31〈ペイパル〉の共同設立者で億万長者のベンチャー・キャピタリスト、ピーター・ティールがこの方法に興味があるという噂は、風刺的なコメディードラマ『シリコンバレー』でアンチエイジングの輸血についてのストーリーが展開されるまでになった。

32 Jeff Bercovici, 'Peter Thiel is very, very interested in young people's blood', *Inc.* (2016) ageless.link/wmadgf

33 Dmytro Shytikov et al., 'Aged mice repeatedly injected with plasma from young mice: A survival study', *Biores. Open Access* 3, 226–32 (2014). DOI: 10.1089/biores.2014.0043 ageless.link/4vrkko

34 Anding Liu et al., 'Young plasma reverses age-dependent alterations in hepatic function through the restoration of autophagy', *Aging Cell* 17 (2018). DOI: 10.1111/acel.12708 ageless.link/sbjw6a

35 Justin Rebo et al., 'A single heterochronic blood exchange reveals rapid inhibition of multiple

3 〈ジェロン〉への皮膚細胞の提供についてのヘイフリックのインタビューがYouTubeで視聴できる。関連部分は動画の37分あたりから。
'Back to immortality: Episode 3, Alexis Carrel, Hayflick, telomeres, and cellular aging' (Michael D. West, YouTube, 2017) ageless.link/kpmgcn

4 Steven E. Artandi et al., 'Constitutive telomerase expression promotes mammary carcinomas in aging mice', *Proc. Natl. Acad. Sci. U.S.A.* 99, 8191–6 (2002). DOI: 10.1073/pnas.112515399 ageless.link/jju6vq

5 E. González- Suárez et al., 'Telomerase-deficient mice with short telomeres are resistant to skin tumorigenesis', *Nat. Genet.* 26, 114–17 (2000). DOI: 10.1038/79089 ageless.link/cky6h7

6 テロメラーゼは成体のヒト細胞ではスイッチがオフになっているが、ほかの種ではもう少し複雑で、短命のマウスから、長生きでがんにならないハダカデバネズミまで、細胞内にテロメラーゼ活性を持つ種もいる。種によってテロメラーゼの綱渡りの方法はかなり異なるのだ。

7 種のあいだのテロメア力学の差は非常に興味深いが、この点を詳述するスペースがなかった。重要なのはテロメアの絶対的な長さではなく、テロメアの長さと、短くなる速度の相互作用という興味深い理論がある。次の論文はその結論を補強する種を超えた分析をおこなっている。
Kurt Whittemore et al., 'Telomere shortening rate predicts species life span', *Proc. Natl. Acad. Sci. U. S. A.*2019024522019. DOI: 10.1073/pnas.1902452116 ageless.link/gm3fxu

8 M. Soledad Fernández García and Julie Teruya-Feldstein, 'The diagnosis and treatment of dyskeratosis congenita: A review', *J. Blood Med.* 5, 157–67 (2014). DOI: 10.2147/JBM.S47437 ageless.link/66ttiu

9 Susanne Horn et al., 'TERT promoter mutations in familial and sporadic melanoma', *Science* 339, 959–61 (2013). DOI: 10.1126/science.1230062 ageless.link/icwi7k

10 Telomeres Mendelian Randomization Collaboration et al., 'Association between telomere length and risk of cancer and non-neoplastic diseases: A Mendelian randomization study', *JAMA Oncol.* 3, 636–51 (2017). DOI: 10.1001/jamaoncol.2016.5945 ageless.link/jvvudx

11 Antonia Tomás-Loba et al., 'Telomerase reverse transcriptase delays aging in cancer-resistant mice', *Cell* 135, 609–22 (2008). DOI: 10.1016/j.cell.2008.09.034

12 Bruno Bernardes de Jesus et al., 'Telomerase gene therapy in adult and old mice delays aging and increases longevity without increasing cancer', *EMBO Mol. Med.* 4, 691–704 (2012). DOI: 10.1002/emmm.201200245 ageless.link/cq3dcf

13 アデノ随伴ウイルスは実験室での遺伝子改変に使われる一般的な「ウイルスベクター」で、ヒトでの遺伝子治療実現における有力な候補である。

14 Miguel A. Muñoz-Lorente et al., 'AAV9-mediated telomerase activation does not accelerate tumorigenesis in the context of oncogenic K-Ras-induced lung cancer', *PLoS Genet.* 14, e1007562 (2018). DOI: 10.1371/journal.pgen.1007562 ageless.link/ft9h9w

15 Miguel A. Muñoz-Lorente, Alba C. Cano-Martin and Maria A. Blasco, 'Mice with hyper-long telomeres show less metabolic aging and longer lifespans', *Nat. Commun.* 10, 4723 (2019). DOI: 10.1038/s41467-019-12664-x ageless.link/n7rx99

16 Juan Manuel Povedano et al., 'Therapeutic effects of telomerase in mice with pulmonary fibrosis induced by damage to the lungs and short telomeres', *Elife* 7, e31299 (2018). DOI: 10.7554/eLife.31299 ageless.link/syg3of

17 Martínez and Blasco, 2017 ageless.link/bimqri

18 この論文は現代のヘテロクロニック・パラビオーシス研究についてわかりやすく、かつくわしく述べている。Megan Scudellari, 'Ageing research: Blood to blood', *Nature* 517, 426–9 (2015). DOI: 10.1038/517426a ageless.link/nyionc
パラビオーシスの歴史に関する概観に関しては次を参照。
Michael J. Conboy, Irina M. Conboy and Thomas A. Rando, 'Heterochronic parabiosis:

Part I, *Biomedical Science* (ed. J. Robin Harris and Viktor I. Korolchuk) (Springer Singapore, 2018). DOI: 10.1007/978-981-13-2835-0_7 ageless.link/sxmcr9

42 じつはコラーゲンと架橋にはもっとすごいことができる。コラーゲンが引き伸ばされると、そのうちのいくつかは破れ、また作り直されるのだ。つまり、私たちのコラーゲンがちょうどいい弾力性を保っているのは、小さな可逆化学反応がたくさん起きるからでもある。
Melanie Stammers et al., 'Mechanical stretching changes cross-linking and glycation levels in the collagen of mouse tail tendon', *J. Biol., Chem.* (in press, 2020). DOI:10.1074/jbc.RA119.012067 ageless.link/cz9gtr

43 David M. Hudson et al., 'Glycation of type I collagen selectively targets the same helical domain lysine sites as lysyl oxidase-mediated cross-linking', *J. Biol. Chem.* 293, 15620-27 (2018). DOI: 10.1074/jbc.RA118.004829 ageless.link/saeoez

44 David R. Sell and Vincent M. Monnier, 'Molecular basis of arterial stiffening: Role of glycation – a mini-review', *Gerontology* 58, 227-37 (2012). DOI: 10.1159/000334668 ageless.link/7qczho

45 Megan A. Cole et al., 'Extracellular matrix regulation of fibroblast function: Redefining our perspective on skin aging', *J. Cell Commun. Signal.* 12, 35-43 (2018). DOI: 10.1007/s12079-018-0459-1 ageless.link/fwyar4

46 Melanie Stammers et al., 'Age-related changes in the physical properties, cross-linking, and glycation of collagen from mouse tail tendon', *J. Biol. Chem.* (in press, 2020). DOI: 10.1074/jbc.RA119.011031 ageless.link/vmvrow
Sneha Bansode et al., 'Glycation changes molecular organization and charge distribution in type I collagen fibrils', *Sci. Rep.* 10, 3397 (2020). DOI: 10.1038/s41598-020-60250-9 ageless.link/udr6zg

47 Nam Y. Kim et al., 'Biocatalytic reversal of advanced glycation end product modification', *Chembiochem* 20, 2402-10 (2019). DOI: 10.1002/cbic.201900158 ageless.link/36buaw
だが、AGE阻害薬の開発が始まったのはこれよりかなりまえのことだ。アラゲブリウムという薬がラット、イヌ、さらにサルの実験でも効果を発揮したが、どうしてもヒトには効かなかった。いまだに理由はわかっていない（ややこしい話だが、アラゲブリウムはそもそもAGE阻害薬ではなく、実験はほかの効果によって成功したという説が有力だ）。これについてすぐれた批評は、Sell and Monnier, 2012 ageless.link/7qczho

48 Elizabeth Sapey et al, 'Phosphoinositide 3-kinase inhibition restores neutrophil accuracy in the elderly: Toward targeted treatments for immunosenescence', *Blood* 123, 239-48 (2014). DOI: 10.1182/blood-2013-08-519520 ageless.link/h7h4zx
この研究に関する報告は、次の本の第９章にのっている。
Sue Armstrong, *Burrowed Time: The Science of How and Why We Age* (Bloomsbury Sigma, 2019) ageless.link/zz7mje

第7章

1 ここではマリア・ブラスコと彼女のチームの研究について述べている。次の講演で彼女は見事な概説をおこなっている。
Maria A. Blasco, 'Telomeres talk at Ending Age-Related Diseases 2019' (Life Extension Advocacy Foundation, YouTube, 2019) ageless.link/74nqov
テロメアとテロメラーゼ治療についてのより詳細な説明に関しては次を参照。
Paula Martínez and Maria A. Blasco, 'Telomere-driven diseases and telomere-targeting therapies', *J. Cell Biol.* 216, 875–87 (2017). DOI: 10.1083/jcb.201610111 ageless.link/bimqri

2 The Nobel Prize in Physiology or Medicine 2009: Elizabeth H. Blackburn, Carol W. Greider and Jack W. Szostak (The Nobel Prize, 2009) ageless.link/hawwqj

26 Alastair Compston and Alasdair Coles, 'Multiple sclerosis', *Lancet* 372, 1502-17 (2008). DOI: 10.1016/S0140-6736(08)61620-7 ageless.link/hku6nx
27 Paolo A. Muraro et al., 'Autologous haematopoietic stem cell transplantation for treatment of multiple sclerosis', *Nat. Rev. Neurol.* 13, 391-405 (2017). DOI: 10.1038/nrneurol.2017.81 ageless.link/w3pd3x
28 John A. Snowden, 'Rebooting autoimmunity with autologous HSCT', *Blood* 127, 8-10 (2016). DOI: 10.1182/blood-2015-11-678607 ageless.link/viww9d
29 Ravindra Kumar Gupta et al., 'Evidence for HIV-1 cure after *CCR5Δ32/Δ32* allogeneic haemopoietic stem-cell transplantation 30 months post analytical treatment interruption: A care report', *Lancet HIV* 7, e340-e347 (2020). DOI: 10.1016/S2352-3018(20)30069-2 ageless.link/6kaq6f
30 Michael J. Guderyon et al., 'Mobilization-based transplantation of young-donor hematopoietic stem cells extends lifespan in mice', *Aging Cell* 19, e13110 (2020). DOI: 10.1111/acel.13110 ageless.link/nvjnw7
31 Melanie M. Das et al., 'Young bone marrow transplantation preserves learning and memory in old mice', *Commun. Biol.* 2, 73 (2019). DOI: 10.1038/s42003-019-0298-5 ageless.link/7zqmf4
32 Muraro et al., 2017 ageless.link/w3pd3x
33 Akanksha Chhabra et al., 'Hematopoietic stem cell transplantation in immunocompetent hosts without radiation or chemotherapy', *Sci. Transl. Med.* 8, 351ra105 (2016). DOI: 10.1126/scitranslmed.aae0501 ageless.link/k6g7qu
34 老化にともなうマイクロバイオームの変化と、治療の見通しについては以下を参照。
Written evidence to UK House of Lords 'Ageing: Science, Technology and Healthy Living' Inquiry (INQ0029) (Society for Applied Microbiology, 2019) ageless.link/6r9jp7
Maynard and Weinkove 2018 ageless.link/eitcnv
Buford, 2017 ageless.link/044mop
35 Laura Bonfili et al., 'Gut microbiota manipulation through probiotics oral administration restores glucose homeostasis in a mouse model of Alzheimer's disease', *Neurobiol. Aging* 87, 35-43 (2019). DOI: 10.1016/j.neurobiolaging.2019.11.004 ageless.link/jjwfum
36 Elmira Akbari et al., 'Effect of probiotic supplementation on cognitive function and metabolic status in Alzherimer's disease: A randomized, double-blind and controlled trial', *Front. Aging Neurosci.* 8, 256 (2016). DOI: 10.3389/fnagi.2016.00256 ageless.link/vmbxu3
37 Jason Daley, 'Meet the fish that grows up in just 14 days', *Smithsonian Magazine* (8 August 2018) ageless.link/knpsfy
Itamar Harel et al., 'A platform for rapid exploration of aging and diseases in a naturally short-lived vertebrate', *Cell* 160, 1013-26 (2015). DOI: 10.1016/j.cell.2015.01.038 ageless.link/3brwe3
38 Patrick Smith et al., 'Regulation of life span by the gut microbiota in the short-lived African turquoise killifish', *Elife* 6 (2017). DOI: 10.7554/eLife.27014 ageless.link/iekcdn
39 Clea Bárcena et al., 'Healthspan and lifespan extension by fecal microbiota transplantation into progeroid mice', *Nat. Med.* 2019. DOI: 10.1038/s41591-019-0504-5 ageless.link/fx9gzp
40 Bing Han et al., 'Microbial genetic composition tunes host longevity', *Cell* 169, 1249-1262.e13 (2017). DOI: 10.1016/j.cell.2017.05.036 ageless.link/zxtwy4
この研究についてのすばらしい特集記事もある。
Ed. Yong, 'A tiny tweak to gut bacteria can extend an animal's life (...at least in worms. Would it work in humans?)', *The Atlantic* (15 June 2017) ageless.link/zb3wgi
41 老化にともない、細胞外タンパク質にどんな異常が起きるかをくわしく述べた論文。
Helen L. Birch, 'Extracellular matrix and ageing', in *Biochemistry and Cell Biology of Ageing*:

link/hcz3an
パーキンソン病の幹細胞治療についてさらに知りたい場合は、次を参照。
Palfreman, 2016 ageless.link/h3afof
14 次の本には、この節のテーマがわかりやすくまとめられている。
Richard Aspinall and Wayne A. Mitchell, 'The future of aging – pathways to human life extension' (ed. L. Stephen Coles, Gregory M. Fahy and Michael D. West) (Springer, 2010) ageless.link/4tf6gj
より専門的な最近の論文もある。
Janko Nikolich- Žugich, 'The twilight of immunity: Emerging concepts in aging of the immune system', *Nat. Immunol.* 19, 10-19 (2018). DOI: 10.1038/s41590-017-0006-x ageless.link/doaepd
15 (とりわけ男性の) 長寿に性ホルモンが関係していることを証明する論文。
David Gems, 'Evolution of sexually dimorphic longevity in humans', *Aging* 6, 84-91 (2014). DOI: 10.18632/aging.100640 ageless.link/b9mxgx
とくにカストラートを研究した論文。
J. S. Jenkins, 'The voice of the castrato', *Lancet* 351, 1877-80 (1998). DOI: 10.1016/s0140-6736(97)10198-2 ageless.link/7pxy9m
16 学習障害のある人たちがひどい扱われ方をしていたことがわかるだけでも、この研究を読む価値はある。しかも、1969年という比較的最近の学術論文なのだ。ある表では、「知的障害者」を「正常」、「境界例」、「軽愚者」、「痴愚者」、「白痴」に分類している。
J. B. Hamilton and G. E. Mestler, 'Mortality and survival: Comparison of eunuchs with intact men and women in a mentally retarded population', *J. Gerontol.* 24, 395-411 (1969). DOI: 10.1093/geronj/24.4.395 ageless.link/i7q6qk
17 Kyung-Jin Min, Cheol-Koo Lee and Han-Nam Park, 'The lifespan of Korean eunuchs', *Curr. Biol.* 22, R792-3 (2012). DOI: 10.1016/j.cub.2012.06.036 ageless.link/7csyw7
18 100歳以上まで生きた3人の宦官の生没年は次のとおりだ。キ・ギョンホン (1670 ~ 1771年)、ホン・インボ (1735 ~ 1835年)、イ・キウォン (1784 ~ 1893年)。
(Kyung-Jin Min, personal communication, 2020)
19 Tracy S. P. Heng et al., 'Impact of sex steroid ablation on viral, tumour and vaccine responses in aged mice', *PLoS One* 7, e42677 (2012). DOI: 10.1371/journal.pone.0042677 ageless.link/rdzawt
20 Gregory M. Fahy et al., 'Reversal of epigenetic aging and immunosenescent trends in humans', *Aging Cell* 18, e13028 (2019). DOI: 10.1111/acel.13028 ageless.link/ebi7qv
21 'Engage reverse gear', *The Economist* (8 April 2014) ageless.link/n946he
Nicholas Bredenkamp, Craig S. Nowell and C. Clare Blackburn, 'Regeneration of the aged thymus by a single transcription factor', *Development* 141, 1627-37 (2014). DOI: 10.1242/dev.103614 ageless.link/gmzmrm
22 Asako Tajima et al., 'Restoration of thymus function with bioengineered thymus organoids', *Curr. Stem Cell Rep.* 2, 128-39 (2016). DOI:10.1007/s40778-016-0040-x ageless.link/kqdsmo
23 Heather L. Thompson et al., 'Lymph nodes as barriers to T-cell rejuvenation in aging mice and nonhuman primates', *Aging Cell* 18, e12865 (2019). DOI: 10.1111/acel.12865 ageless.link/bckcdq
24 Eric T. Roberts et al., 'Cytomegalovirus antibody levels, inflammation, and mortality among elderly Latinos over 9 years of follow-up', *Am. J. Epidemiol.* 172, 363-71 (2010). DOI: 10.1093/aje/kwq177 ageless.link/7qdqtt
25 Ann M. Arvin et al, 'Vaccine development to prevent cytomegalovirus disease: Report from the national vaccine advisory committee', *Clin. Infect. Dis.* 39, 233-9 (2004). DOI: 10.1086/421999 ageless.link/7eaydz

第6章

1 幹細胞生物学と幹細胞治療のわかりやすい入門書。
Jonathan Slack, Stem Cells: A Very Short Introduction (Oxford University Press, 2012)〔『幹細胞：ES細胞・iPS細胞・再生医療』八代嘉美訳、岩波書店、*2016*年〕ageless.link/rc4udv

2 幹細胞治療に関する主張を評価し、幹細胞について一般的な情報を与えてくれる。
A closer look at stem cells (International Society for Stem Cell Research) ageless.link/miqgch

3 厳密に言うと、ごく初期の胚のわずかな娘細胞は「全能性細胞」と呼ばれ、さらにすごい能力を持っている。あらゆる体細胞だけでなく、胚の外側――母体との接合部のどんな細胞型も作れる。たとえば、胎児側の胎盤を形成できるのだ。多能性細胞はどんな体細胞も作れるが、胎盤に関しては、「胚体外内胚葉」というややこしい名前がついたごくわずかな部分しか作れない。

4 Alois Gratwohl et al., 'One million haemopoietic stem-cell transplants: A retrospective observational study', *Lancet Haematol.* 2, e91-100 (2015). DOI: 10.1016/S2352-3026(15)00028-9 ageless.link/qhhjsw

5 慈善団体〈アンソニー・ノーラン〉は、骨髄提供、血液がん、一般的な血液疾患についてすばらしい資料を公開している。
Is donating bone marrow painful? (Anthony Nolan, 2015) ageless.link/qz6una

6 HSCではこの逆も起きる。娘細胞のいくつかは免疫細胞なので、ドナーに提供された免疫システムが新居を非自己細胞と見なし、「移植片対宿主病」という危険な暴動を起こすのだ。これを逆手に取って、白血病の治療に役立てることもできる。提供された免疫システムが、生き残ったがん細胞を狙い撃ちしてくれる。「移植片対白血病効果」と呼ばれるこの治療法は、HSCの補充と同じくらい重要だ。

7 短期的には、患者一人ひとりのために個別の細胞を抽出するのは、時間も費用もかかり、実際の医療には向かない。だがiPS細胞は、完全に個人向けの細胞が実用化されるより早く、クリニックで使われるようになるだろう。さまざまな人の細胞を集めたiPS細胞バンクを作り、なるべく多くの患者と免疫が適合するようにすればいい。本書の内容をわかりやすくするために本文では省略したが、こうした考えを大まかに説明した記事がある。
Kerry Grens, 'Banking on iPSCs', *The Scientist* (2014) ageless.link/vuova4

8 The Novel Prize in Physiology or Medicine 2012: Sir John B. Gurdon and Shinya Yamanaka (The Nobel Prize, 2012) ageless.link/9wkqz9

9 Aarathi Prasad, 'Teratomas: The tumours that can transform into "evil twins"', *Guardian* (27 April 2015) ageless.link/s3dnjp

10 Lyndon da Cruz et al., 'Phase 1 clinical study of an embryonic stem cell-derived retinal pigment epithelium patch in age-related macular degeneration', *Nat. Biotechnol.* 36, 328-37 (2018). DOI: 10.1038/nbt.4114 ageless.link/3srrjw
Amir H. Kashani et al., 'A bioengineered retinal pigment epithelial monolayer for advanced, dry age- related macular degeneration', *Sci. Transl. Med.* 10, eaa04097 (2018). DOI: 10.1126/scitranslmed.aa04097 ageless.link/ayocq6

11 Ken Garber, 'RIKEN suspends first clinical trial involving induced pluripotent stem cells', *Nat. Biotechnol.* 33, 890-91 (2015). DOI: 10.1038/nbt0915-890 ageless.link/iaocp6

12 Sharon Begley, 'Trial will be first in US of Nobel-winning stem cell technique', *STAT* (2019) ageless.link/pzxvg7

13 パーキンソン病の治療に幹細胞を使う話がわかりやすく書かれた論文。1980年代にこの研究を始めた、スウェーデンの科学者ふたりによって書かれた。
Anders Björklund and Olle Lindvall, 'Replacing dopamine neurons in Parkinson's disease: How did it happen?', *J. Parkinsons. Dis.* 7, S21-S31 (2017). DOI: 10.3233/JPD-179002 ageless.

Kelsey Moody, 'Macular degeneration talk at Ending Age-Related Diseases 2019' (Life Extension Advocacy Foundation, You Tube, 2019) ageless.link/fjekaq
29 F. Yuan et al., 'Preclinical results of a new pharmacological therapy approach for Stargardt disease and dry age-related macular degeneration', *ARVO 2017 E-Abstract* (2017) ageless.link/ojsizw
30 ほかの製薬会社〈アンダードッグ・ファーマスーティカル〉は、シクロデキストリンという糖を使って、アテローム性動脈硬化プラークから酸化したコレステロールを除去する研究を進めている。
Reason, 'An interview with Matthew O'Connor, as Underdog Pharmaceuticals secures seed funding', *Fight Aging!* (2019) ageless.link/c7td7e
31 アミロイド仮説がアルツハイマー病の研究に影響を与えてきたことについて、とりわけ批判的な論文。
Sharon Begley, 'How an Alzheimer's "cabal" thwarted progress toward a cure', *STAT* (2019) ageless.link/tzoitz
この問題についてはさまざまな学術論文がある。
Francesco Panza et al., 'A critical appraisal of amyloid-β-targeting therapies for Alzheimer disease', *Nat. Rev. Neurol.* 15, 73-88 (2019). DOI:10.1038/s41582-018-0116-6 ageless.link/bnu3oy
32 Knowles, Vendruscolo and Dobson, 2014 ageless.link/y4j4rc
33 Yushi Wang et al., 'Is vascular amyloidosis intertwined with arterial aging, hypertension and atherosclerosis?', *Front. Genet.* 8, 126 (2017). DOI: 10.3389/fgene.2017.00126 ageless.link/9nbz4t
34 Maarit Tanskanen et al., 'Senile systemic amyloidosis affects 25% of the very aged and associates with genetic variation in *alpha2-macroglobulin* and *tau*: A population-based autopsy study', *Ann. Med.* 40, 232-9 (2008). DOI: 10.1080/07853890701842988 ageless.link/zopekh
35 Esther González-López et al., 'Wild-type transthyretin amyloidosis as a cause of heart failure with preserved ejection fraction', *Eur. Heart J.* 36, 2585-94 (2015). DOI: 10.1093/eurheartj/ehv338 ageless.link/mhcfer
36 L. Stephen Coles and Robert D. Young, 'Supercentenarians and transthyretin amyloidosis: The next frontier of human life extension', *Prev. Med.* 54, S9-S11 (2012). DOI: 10.1016/j.ypmed.2012.03.003 ageless.link/zcbdci
37 Jeffrey N. Higaki et al., 'Novel conformation-specific monoclonal antibodies against amyloidogenic forms of transthyretin', *Amyloid* 23, 86-97 (2016). DOI: 10.3109/13506129.2016.1148025 ageless.link/vknf7e
38 Stephanie A. Planque, Richard J. Massey and Sudhir Paul, 'Catalytic antibody (catabody) platform for age-associated amyloid disease: From Heisenberg's uncertainty principle to the verge of medical interventions', *Mech. Ageing Dev.* 185, 111188 (2020). DOI: 10.1016/j.mad.2019.111188 ageless.link/p3my6b
39 GAIMとその奇妙な出所については以下を参照。
Jon Palfreman, *Brain Storms: The Race to Unlock the Mysteries of Parkinson's Disease* (Scientific American, 2016) ageless.link/mvohpp
Rajaraman Krishnan et al., 'A bacteriophage capsid protein provides a general amyloid interaction motif (GAIM) that binds and remodels misfolded protein assemblies', *J. Mol. Biol.* 426, 2500-519 (2014). DOI: 10.1016/j.jmb.2014.04.015 ageless.link/47ffsy
40 Jonathan M. Levenson et al., 'NPT088 reduces both amyloid-β and tau pathologies in transgenic mice', *Alzheimers. Dement.* 2, 141-55 (2016). DOI: 10.1016/j.trci.2016.06.004 ageless.link/kkt6m9

10.18632/aging.101517 ageless.link/qduqki
17 スペルミジンと関連化合物スペルミンを初めて観察したのは、オランダの先駆的な顕微鏡学者、アントニ・ファン・レーウェンフックだった。1677年、顕微鏡で自分の精液を観察していた彼は、小さな結晶が形成されていることに気づいたのだ。
18 現在の食餌制限模倣薬についてのくわしい報告は次を参照。
Frank Madeo et al., 'Caloric restriction mimetics against age-associated disease: Targets, mechanisms, and therapeutic potential', *Cell Metab.* 29, 592-610 (2019). DOI: 10.1016/j.cmet.2019.01.018 ageless.link/ovbzfi
19〈レストーバイオ〉によるこの「第2段階」の研究は好結果を得た。
Joan B. Mannick et al., 'TORC1 inhibition enhances immune function and reduces infections in the elderly', *Sci. Transl, Med.* 10 (2018). DOI: 10.1126/scitraslmed.aaq1564 ageless.link/ywvxna
しかし、「第2段階」とはやや異なる「第3段階」の研究は失敗に終わり、まだ分析が続いている。研究結果とその意味についての議論は、以下を参照。
Matt Kaeberlein, 'RTB101 and immune function in the elderly: Interpreting an unsuccessful clinical trial', *Transl. Med. Aging* 4, 32-34 (2020). DOI:10.1016/j.tma.2020.01.002 ageless.link/geknp4
20〈レストーバイオ〉は、抗ウイルス薬の予防投与とRTB101の併用が、施設に住む高齢者の新型コロナウイルス感染症の重症度を軽減できるかどうか、研究を始めると発表した。
(resTORbio, Inc., 2020) ageless.link/vpzrkn
21 この論文は、歳をとるとリソソームとリポフスチンがどうなるかをくわしく考察している。とくにリソソームは、たんなる受け身のリサイクル工場ではなく、オートファジーやほかのプロセスを制御する細胞内にシグナルを送っている。この事実は紙面の制約の都合で記載されていない。
Carmona-Gutierrez et al., 2016 ageless.link/4ksqvf
22 世界的には、白内障や「未矯正の屈折異常」が原因で失明する人のほうがよほど多い。前者はたいてい簡単な手術で治るが、気の毒なことに、後者を患っているのは眼鏡が必要なのに持っていない人たちだ。
23 Marcelo M. Nociari, Szilard Kiss and Enrique Rodriguez-Boulan, 'Lipofuscin accumulation into and clearance from retinal pigment epithelium lysosomes: Physiopathology and emerging therapeutics', in *Lysosomes: Associated Diseases and Methods to Study Their Function* (ed. Pooja Dhiman Sharma) (InTech, 2017). DOI: 10.5772/intechopen.69304 ageless.link/rrit3y
24 W. Gray Jerome, 'Lysosomes, cholesterol and atherosclerosis', *Clin. Lipidol.* 5, 853-65 (2010). DOI: 10.2217/clp.10.70 ageless.link/usc7mq
25リソソーム蓄積症について、くわしくは以下を参照。
Lysosomal storage disorders (National Organization for Rare Disorders) ageless.link/j4onqe
26 Irum Perveen et al., 'Studies on degradation of 7-ketocholesterol by environmental bacterial isolates', *Appl. Biochem. Microbiol.* 54, 262-8 (2018). DOI: 10.1134/S0003683818030110 ageless.link/wctqvb
27 Brandon M. D'Arcy et al., 'Development of a synthetic 3-ketosteroid δ1-dehydrogenase for the generation of a novel catabolic pathway enabling cholesterol degradation in human cells', *Sci. Rep.* 9, 5969 (2019). DOI: 10.1038/s41598-019-42046-8 ageless.link/f73gvh
28 Kelsey J. Moody et al., 'Recombinant manganese peroxidase reduces A2E burden in age-related and Stargardt's macular degeneration models', *Rejuvenation Res.* 21, 560-71 (2018). DOI: 10.1089/rej.2018.2146 ageless.link/z7dgq9
2019年に開かれた寿命延長支持財団の会議の動画で、この研究についてわかりやすく説明している。

7 この短い論文は、細胞老化に対する現在の治療法について述べている。

Laura J. Niedernhofer and Paul D. Robbins, 'Senotherapeutics for healthy ageing', *Nat. Rev. Drug Discov.* 377 (2018). DOI: 10.1038/nrd.2018.44 ageless.link/dkby70

セノリティクスとほかの老化防止薬についての短い論文はほかにもある。

Asher Mullard, 'Anti-ageing pipeline starts to mature', *Nat. Rev. Drug Discov.* 17, 609-12 (2018). DOI: 10.1038/nrd.2018.134 ageless.link/voajt6

8 科学者たちは、SASPの重要成分であるPDGF-AAというタンパク質を特定した。この成分は、少なくともマウスの傷の治癒に役立つことが証明されている。これと同じか、よく似たシグナルを利用したローションを作り、セノリティック治療の最中か直後に使えば、傷を治すのに役立つだろう。

Marco Demaria et al., 'An essential role for senescent cells in optimal wound healing through secretion of PDGF-AA', *Dev. Cell* 31, 722-33 (2014). DOI: 10.1016/j.devcel.2014.11.012 ageless.link/cwkwyy

9 ラパ・ヌイへの驚くべき調査旅行の報告は次を参照。

AmyTector, 'The delightful revolution: Canada's medical expedition to Easter Island, 1964-65', *British Journal of Canadian Studies* 27, 181-94 (2014). DOI: 10.3828/bjcs.2014.12 ageless.link/htyujj

10 このやり方は、世界初の抗生物質、ペニシリンが偶然見つかったときの手順を様式化したものだ。青緑色の菌をたくさん培養していたペトリ皿の蓋が、たまたま開いたままになっていた。そこにカビが混入し、カビの周囲の菌は成長を止めた。カビからは、菌に有害な化学物質が分泌されていたのだ。その化学物質は分離され、カビの属名「ペニシリウム」にちなんでペニシリンと名づけられた。

11 ラパマイシンの発見について、スレン・セガルの活躍も含めたエピソードは次の記事にのっている。

Bethany Halford, 'Rapamycin's secrets unearthed', *Chemical & Engineering News* 94 (2016) ageless.link/7m3abm

12 Hannah E. Walters and Lynne S. Cox, 'mTORC inhibitors as broad-spectrum therapeutics for age-related diseases', *Int. J. Mol. Sci.* 19 (2018). DOI: 10.3390/ijms19082325 ageless.link/a7dbnk

13 ラパマイシンが高齢マウスの健康寿命も延ばすという研究報告。

David E. Harrison et al., 'Rapamycin fed late in life extends lifespan in genetically heterogeneous mice', *Nature* 460, 392-5 (2009). DOI: 10.1038/nature08221 ageless.link/af4dtw

この研究報告の分析と、その潜在的意味については、次の論文を参照。

Lynne S. Cox, 'Live fast, die young: New lessons in mammalian longevity', *Rejuvenation Res.* 12, 283-8 (2009). DOI: 10.1089/rej.2009.0894 ageless.link/r3d3b9

14「モデルマウス」とは、遺伝子操作でヒトの病気を模したマウスのことだ。マウスがそれらの病気にかかるまでには長い時間がかかるし、自然界のマウスがアルツハイマー病やパーキンソン病を患うことはないからだ。よって、その実験でわかったことをヒトに当てはめるには、但し書きが必要になる。だがこうした実験は、新しい治療法の効果を理解するために欠かせない第一歩であることが多い。とはいえ、モデルマウスを使った実験は、通常のマウスでの実験に比べても、クリニックでの臨床からかけ離れている。このことは、本書でもほかの場所でも心に留めておいてほしい。

15 Jamie Metzl and Nir Barzilai, 'Drugs that could slow aging may hold promise for protecting the elderly from COVID-19', *Leapsmag* (2020) ageless.link/jvziwf

16 この簡潔でわかりやすい論文には、スペルミジンが食餌制限模倣薬になるという証拠がまとめられている。

Frank Madeo et al., 'Spermidine delays aging in humans', *Aging* 10, 2209-11 (2018). DOI:

43 私たちのマイクロバイオームの細胞は、私たち自身の細胞の10倍あるとよく言われる。この論文は、その数が大幅に修正されたと報告している。だが今後も論争が続くことは確かだ。なにせ何兆という微生物を数えるのは簡単ではない！
Ron Sender, Shai Fuchs and Ron Milo, 'Are we really vastly outnumbered? Revisiting the ratio of bacterial to host cells in humans', *Cell* 164, 337-40 (2016). DOI: 10.1016/j.cell.2016.01.013 ageless.link/90eph4
44 Buford, 2017 ageless.link/y49t3u
45 Fedor Galkin et al., 'Human gut microbiome aging clock based on taxonomic profiling and deep learning', *iScience* 23, 101199 (2020). DOI: 10.1016/j.isci.2020.101199// ageless.link/3wtnuz
46 Marisa Stebegg et al., 'Heterochronic faecal transplantation boosts gut germinal centres in aged mice', *Nat. Commun.* 10, 2443 (2019). DOI: 10.1038/s41467-019-10430-7 ageless.link/srchrr
47 Arantza Infante and Clara I. Rodríguez, 'Osteogenesis and aging: lessons from mesenchymal stem cells', *Stem Cell Res. Ther.* 9, 244 (2018). DOI: 10.1186/s13287-018-0995-x ageless.link/kkbvik
48 Jerry L. Old and Michelle Calvert, 'Vertebral compression fractures in the elderly', *Am. Fam. Physician* 69, 111-16 (2004) ageless.link/u7cuzu
49 Lisa Bast et al., 'Increasing neural stem cell division asymmetry and quiescence are predicted to contribute to the age-related decline in neurogenesis', *Cell Rep.* 25, 3231-40.e8 (2018). DOI: 10.1016/j.celrep.2018.11.088 ageless.link/9dx7rb
50 免疫システムの老化について一般的に書かれた、読みやすい記事だ。
A. Katharina Simon, Georg A. Hollander and Andrew McMichael, 'Evolution of the immune system in humans from infancy to old age', *P. Roy. Soc. B: Biol. Sci.* 282, 20143085 (2015). DOI: 10.1098/rspb.2014.3085 ageless.link/b7zdq3
51 WHO GBDにもとづく計算。算出方法については、ageless.link/x9nrcmを参照。
52 もうひとつの適応免疫系の細胞は、骨髄で成熟する「B細胞」だ。ほかに「自然免疫系」の細胞もある。これは、さまざまな種類の侵略者と戦える万能型の細胞で、すぐあとに出てくるマクロファージも含まれる。万華鏡のような免疫システムのすべてを考察するスペースはないので、本書ではT細胞とマクロファージを例にあげている。
53 Sam Palmer et al., 'Thymic involution and rising disease incidence with age', *Proc. Natl. Acad. Sci. U.S.A.* 115, 1883-8 (2018). DOI: 10.1073/pnas.1714478115 ageless.link/sdu6ug
54 Cornelia M. Weyand and Jörg J. Goronzy, 'Aging of the immune system. Mechanisms and therapeutic targets', *Ann. Am. Thorac. Soc.* 13 Suppl 5, S422-S428 (2016). DOI:10.1513/AnnalsATS.201602-095AW ageless.link/hbxg6g
55 Paul Klenerman and Annette Oxenius, 'T cell responses to cytomegalovirus', *Nat. Rev. Immunol.* 16, 367-77 (2016). DOI:10.1038/nri.2016.38 ageless.link/f69taa

第5章

1 Baker et al., 2011 ageless.link/xxobvx
2 Yi Zhu et al., 'The Achilles' heel of senescent cells: From transcriptome to senolytic drugs', *Aging Cell* 14, 644-58 (2015). DOI:10.1111/acel.12344 ageless.link/sj9rs3
3 Xu et al., 2018 ageless.link/ijqc4g
4 Darren J. Baker et al., 'Naturally occurring $p16^{Ink4a}$-positive cells shorten healthy lifespan', *Nature* 530, 184-89 (2016). DOI:10.1038/nature16932 ageless.link/rkihvv
5 Justice et al., 2019 ageless.link/cx7wkq
6 Ellie Dolgin, 'Send in the senolytics', *Nat. Biotechnol.* 38, 1371-1377 (2020). DOI:10.1038/s41587-020-00750-1//ageless.link/d4tcc6

John Rasko and Carl Power, 'What pushes scientists to lie? The disturbing but familiar story of Haruko Obokata', *Guardian* (18 February 2015) ageless.link/mbaxre
29 Ming Xu et al., 'Senolytics improve physical function and increase lifespan in old age', *Nat. Med.* 24, 1246-56 (2018). DOI: 10.1038/s41591-018-0092-9 ageless.link/kxawt4
30 ミトコンドリアに関するニック・レーンの著書は、この奇妙な細胞器官を知るためのすばらしい入門書だ。
Nick Lane, Power, Sex, Suicide: Mitochondria and the Meaning of Life (Oxford University Press, 2006)〔『ミトコンドリアが進化を決めた』斉藤隆央訳、みすず書房、2007年〕ageless.link/60x4kh
31 Iain Scott and Richard J. Youle, 'Mitochondrial fission and fusion', *Essays Biochem.* 47, 85-98 (2010). DOI: 10.1042/bse0470085 ageless.link/k69ons
32 Milena Pinto and Carlos T. Moraes, 'Mechanisms linking mtDNA damage and aging', *Free Radic. Biol. Med.* 85, 250-58 (2015). DOI: 10.1016/j.freeradbiomed.2015.05.005 ageless.link/wiraa7
33 Stephen Frenk and Jonathan Houseley, 'Gene expression hallmarks of cellular ageing', *Biogerontology* 19, 547-66 (2018). DOI: 10.1007/s10522-018-9750-z ageless.link/6iuhtc
34 Anne Hahn and Steven Zuryn, 'The cellular mitochondrial genome landscape in disease', *Trends Cell Biol.* 29, 227-40 (2019). DOI: 10.1016/j.tcb.2018.11.004 ageless.link/noxwpf
35 Alexandra Moreno-García et al., 'An overview of the role of lipofuscin in age-related neurodegeneration', *Front. Neurosci.* 12, 464 (2018). DOI: 10.3389/fnins.2018.00464 ageless.link/he6zcr
36 Axel Kowald and Thomas B. L. Kirkwood, 'Resolving the enigma of the clonal expansion of mtDNA deletions', *Genes* 9, 126 (2018). DOI: 10.3390/genes9030126 ageless.link/pbsrfj
37 Leidal, Levine and Debnath, 2018 ageless.link/iqycep
38 Bhupendra Singh et al., 'Reversing wrinkled skin and hair loss in mice by restoring mitochondrial function', *Cell Death Dis.* 9, 735 (2018). DOI: 10.1038/s41419-018-0765-9 ageless.link/39uc9a
39 老化のフリーラジカル理論を覆す論評は次を参照。やや上級編だが読みやすい。
David Gems and Linda Partridge, 'Genetics of longevity in model organisms: debates and paradigm shifts', *Annu. Rev. Physiol.* 75, 621-44 (2013). DOI: 10.1146/annurev-physiol-030212-183712 ageless.link/r9g6fx
40 インフラメイジングのくわしい説明は次を参照。
Claudio Franceschi and Judith Campisi, 'Chronic inflammation (inflammaging) and its potential contribution to age-associated diseases', *J. Gerontol. A Biol. Sci. Med. Sci.* 69 Suppl 1, S4-9 (2014). DOI: 10.1093/gerona/ glu057 ageless.link/rzitpw
41 具体的には、老化にともなってかかりやすいのは2型糖尿病だ。1型糖尿病は自己免疫によって起きる病気で、免疫システムがインスリンを生産する細胞を攻撃する。
42 老化にともなうマイクロバイオームの変化について、わかりやすく説明している論文がいくつかある。
Thomas W. Buford, '(Dis)Trust your gut: The gut microbiome in age-related inflammation, health, and disease', *Microbiome* 5, 80 (2017). DOI: 10.1186/s40168-017-0296-0 ageless.link/y49t3u
Claire Maynard and David Weinkove, 'The gut microbiota and ageing', in *Biochemistry and Cell Biology of Ageing*: Part I *Biomedical Science* (ed. J. Robin Harris and Viktor I. Korolchuk) (Springer Singapore, 2018). DOI: 10.1007/978-981-13-2835-0_12 ageless.link/fgxork
Jens Seidel and Dario Riccardo Valenzano, 'The role of the gut microbiome during host ageing', *F1000Res.* 7, 1086 (2018). DOI: 10.12688/f1000research.15121.1 ageless.link/gojnhw

Danish twins', *Am. J. Epidemiol.* 167, 799-806 (2008). DOI: 10.1093/aje/kwm380 ageless.link/ypcht6
14 Line Rode, Børge G. Nordestgaard and Stig E. Bojesen, 'Peripheral blood leukocyte telomere length and mortality among 64, 637 individuals from the general population', *J. Natl. Cancer Inst.* 107, djvo74 (2015). DOI: 10.1093/jnci/divo74 ageless.link/qkyhcb
15 Stella Victorelli and João F. Passos, 'Telomeres and cell senescence-size matters not', *EBioMedicine* 21, 14-20 (2017). DOI: 10.1016/j.ebiom.2017.03.027 ageless.link/hyrddd
16 Brandon H. Toyama et al., 'Identification of long-lived proteins reveals exceptional stability of essential cellular structures', *Cell* 154, 971-82 (2013). DOI: 10.1016/j.cell.2013.07.037 ageless.link/e96gxu
17 The Nobel Prize in Physiology or Medicine 2016: Yoshinori Ohsumi (The Nobel Prize, 2016) ageless.link/x3hxuq
18 以下の論文は、どちらもオートファジーと老化と食餌制限の関係を考察している。
Andrew M. Leidal, Beth Levine and Jayanta Debnath, 'Autophagy and the cell biology of age-related disease', *Nat. Cell Biol.* 20, 1338-48 (2018). DOI: 10.1038/s41556-018-0235-8 ageless.link/iqycep
David C. Rubinsztein, Guillermo Mariño and Guido Kroemer, 'Autophagy and aging', *Cell* 146, 682-95 (2011). DOI: 10.1016/j.cell.2011.07.030 ageless.link/h3e9va
19 Didac Carmona-Gutierrez et al., 'The crucial impact of lysosomes in aging and longevity', *Ageing Res. Rev.* 32, 2-12 (2016). DOI: 10.1016/j.arr.2016.04.009 ageless.link/nfc3fm
20 Leidal, Levine, and Debnath, 2018 ageless.link/iqycep
21 Tuomas P. J. Knowles, Michele Vendruscolo and Christopher M. Dobson, 'The amyloid state and its association with protein misfolding diseases', *Nat. Rev. Mol. Cell Biol.* 15, 384-96 (2014). DOI: 10.1038/nrm3810 ageless.link/qbo7fa
22 Andy Extance, 'The marvellous Maillard reaction', *Chemistry World* (2018) ageless.link/pygx4v
23「細胞型」は生物学界で熱い論争を巻き起こしているが、正確な数字を当てはめることにあまり意味はない。細胞はきっちり分類されているのではなく、ある範囲のなかに幅広く分布しているからだ。その上で同種の細胞と集団を作るので、これを細胞型と呼ぶ価値はあるかもしれない。そうやって頭を整理しなければ議論が進まないだろう。この議論に関するいくつかの視点をまとめた論文として、次を参照。
Hans Clevers et al., 'What is your conceptual definition of "cell type" in the context of a mature organism?' *Cell Syst.* 4, 255-9 (2017). DOI: 10.1016/j.cels.2017.03.006 ageless.link/cvj3ba
24 Steve Horvath, 'DNA methylation age of human tissues and cell types', *Genome Biology* 14, R115 (2013). DOI: 10.1186/gb-2013-14-10-r115 ageless.link/gkjacc
25 ホルバート教授の報告は次の論文にのっている。
W. Wayt Gibbs, 'Biomarkers and ageing: The clock-watcher', *Nature* 508, 168-70 (2014). DOI: 10.1038/508168a ageless.link/eginsd
26 エピジェネティック年齢については、たとえば次の論文を参照。
Brian H. Chen et al., 'DNA methylation-based measures of biological age: Meta-analysis predicting time to death', *Aging* 8, 1844-65 (2016). DOI: 10.18632/aging.101020 ageless.link/gpji9v
27 J. W. Shay and W. E. Wright, 'Hayflick, his limit, and cellular ageing', *Nat. Rev. Mol. Cell Biol.* 1, 72-6 (2000). DOI: 10.1038/35036093 ageless.link/dswmot
28 ノーベル賞受賞者のアレクシス・カレルは、ニワトリの細胞は不死身だと主張した。以降、細胞は死なないというのが生物学の定説になっていた。この信じがたいエピソードについては次を参照。

ageless.link/eb3fr9

3 この論文は、心拍数を下げる最善の方法は、いまのところ食餌療法と運動だと結論づけている。だが、医療で心拍数を下げる方法についても論拠を示して賛同しており、興味深い。
Gus Q. Zhang and Weiguo Zhang, 'Heart rate, lifespan, and mortality risk', *Ageing Res. Rev.* 8, 52-60 (2009). DOI: 10.1016/j.arr.2008.10.001 ageless.link/hqti9f

4 老化に関する多様で膨大な知識を初めてまとめた文献の１冊は、1950年代にアレックス・カンフォートによって書かれた（カンフォートはちょっとした博識家だった。1972年に刊行された『ジョイ・オブ・セックス』（河出書房新社）の著者と言ったほうがわかるかもしれない）。
Alex Comfort, *Ageing, the Biology of Senescence* (Routledge & Kegan Paul, 1956) ageless.link/jopnzx
老化というテーマの統合をめざし、老化の進化論とメカニズム論を考察した1990年の論文も有名だ。
Z. A. Medvedev, 'An attempt at a rational classification of theories of ageing', *Biol. Rev. Camb. Philos. Soc.* 65, 375-98 (1990). DOI: 10.1111/j.1469-185x.1990.tb01428.x ageless.link/mbs70t

5 2002年、オーブリー・デ・グレイらはSENSという語句を初めて使って、老化を体系的に分類した。
Aubrey D. N. J. de Grey et al., 'Time to talk SENS: Critiquing the immutability of human aging', *Ann. N. Y. Acad. Sci.* 959, 452-62 (2002) ageless.link/boetg3
だがその後、分類法は発展した。より新しいバージョンは次の論文を参照。
Ben Zealley and Aubrey D. N. J. de Grey, 'Strategies for engineered negligible senescence', *Gerontology* 59, 183-9 (2013). DOI: 10.1159/000342197 ageless.link/ugcyxw
または、デ・グレイのウェブサイト〈SENS研究財団〉を参照。
Intro to SENS research (SENS Research Foundation) ageless.link/owtoc3
2008年刊行のデ・グレイの著書にものっている。
Aubrey de Grey and Michael Rae, *Ending Aging: The Rejuvenation Breakthroughs That Could Reverse Human Aging in Our Lifetime* (St Martin's Griffin, 2008)〔『老化を止める7つの科学』高橋則明訳、NHK出版、2008年〕ageless.link/yvitd6

6 López-Otín et al., 2013 ageless.link/m3gh76

7 老化によりDNAの損傷と突然変異が起きることは、次の論文にくわしく書かれている。
Alex. A. Freitas and João Pedro de Magalhães, 'A review and appraisal of the DNA damage theory of ageing', *Mutat. Res.* 728, 12-22 (2011). DOI: 10.1016/j.mrrev.2011.05.001 ageless.link/epodzw

8 George A. Garinis et al., 'DNA damage and ageing: New-age ideas for an age-old problem', *Nat. Cell Biol.* 10, 1241-7 (2008). DOI: 10.1038/ncb1108-1241 ageless.link/xp9rgi

9 細胞の新陳代謝に関するデータはあまり見つからず、一貫性もないことが多い。実験で観察するのが非常にむずかしい現象だからだ。しかし幸運なことに、DNA複製の圧倒的多数は私たちの体内で作られる大量の血球で起きており、計算可能だ。すべての計算式は次を参照。
ageless.link/969hvc

10 Rhys Anderson, Gavin D. Richardson and João F. Passos, 'Mechanisms driving the ageing heart', *Exp. Gerontol.* 109, 5-15 (2018). DOI: 10.1016/j.exger.2017.10.015 ageless.link/buov7p

11 Jennifer M. Yeh et al., 'Life expectancy of adult survivors of childhood cancer over 3 decades', *JAMA Oncol* 6, 350-7 (2020). DOI: 10.1001/jamaoncol.2019.5582 ageless.link/pouzkf

12 Mariela Jaskelioff et al., 'Telomerase reactivation reverses tissue degeneration in aged telomerase-deficient mice', *Nature* 469, 102-6 (2011). DOI: 10.1038/nature09603 ageless.link/gt7m46

13 Masayuki Kimura et al., 'Telomere length and mortality: A study of leukocytes in elderly

17 Srinivas Ayyadevara et al., 'Remarkable longevity and stress resistance of nematode PI3K-null mutants', *Aging Cell* 7, 13-22 (2008). DOI: 10.1111/j.1474-9726.2007.00348.x ageless.link/3faznm
18 この動画を見ると、彼女の研究の概要がよくわかる。
Cynthia Kenyon, 'Experiments that hint of longer lives' (TED Global, 2011) ageless.link/nzovin
19 Holly M. Brown-Borg and Andrzej Bartke, 'GH and IGF1: Roles in energy metabolism of long-living GH mutant mice', *J. Gerontol. A Biol. Sci. Med. Sci.* 67, 652-60 (2012). DOI: 10.1093/gerona/glso86 ageless.link/ac37ax
20 Jaime Guevara-Aguirre et al., 'Growth hormone receptor deficiency is associated with a major reduction in pro-aging signaling, cancer, and diabetes in humans', *Sci. Transl. Med.* 3, 70ra13 (2011). DOI: 10.1126/scitranslmed.3001845 ageless.link/vptky6
Nicholas Wade, 'Ecuadorean villagers may hold secret to longevity', *New York Times* (11 February 2011) ageless.link/vb7nvm
21 Austad and Hoffman, 2018 ageless.link/r4nh7k
22 Wayne A. Van Voorhies, Jacqueline Fuchs and Stephen Thomas, 'The longevity of *Caenorhabditis elegans* in soil', *Biol. Lett.* 1, 247-9 (2005). DOI: 10.1098/rsbl.2004.0278 ageless.link/zdafyk
23 長寿関連遺伝子の数々は、老化関連遺伝子のデータベースGenAgeから回収された。ageless.link/ndu3qk

第4章

本章はおもに「老化の特徴」という論文をもとに書かれている。この論文には膨大な情報がのっているが、内容はむずかしい！
Carlos López-Otín et al., 'The hallmarks of aging', *Cell* 153, 1194-1217 (2013). DOI: 10.1016/j.cell.2013.05.039 ageless.link/m3gh76
イギリス政府による老化調査でも、老化の特徴が報告されている。報告会の様子は動画でも見られるし、議事録で読むこともできる。この調査に関するほかの公聴会や書類もおもしろい。
Jordana Bell et al., 'Oral evidence to UK House of Lords "Ageing: Science, Technology and Healthy Living" Inquiry' (INQ0029) (Science and Technology Committee (House of Lords), 2019) ageless.link/9bajn3
この論文は、老化にともなう変化が特定の病気を引き起こすわけではないと述べている。老化にともない最終的にがんになるのは、多くのプロセスが作用した結果だという。
Ezio Laconi, Fabio Marongiu and James DeGregori, 'Cancer as a disease of old age: Changing mutational and microenvironmental landscapes', *Br. J. Cancer* 122, 943-52 (2020). DOI: 10.1038/s41416-019-0721-1 ageless.link/c4smzx
1 H. J. Levine, 'Rest heart rate and life expectancy', *J. Am. Coll. Cardiol.* 30, 1104-6 (1997). DOI: 10.1016/s0735-1097(97)00246-5 ageless.link/q34kh7
ノースカロライナ州立大学の公共科学研究室では、現在300種を超える動物の心拍数と寿命のデータベースを照合している。
The Heart Project, The Public Science Lab, NC State University ageless.link/degeqy
このテーマについてはすばらしい動画もある。
Rohin Francis, 'Why do so many living things get the same number of heartbeats?' (MedLife Crisis, YouTube, 2018) ageless.link/prbvyx
2 D. Aune et al., 'Resting heart rate and the risk of cardiovascular disease, total cancer, and all-cause mortality—a systematic review and dose-response meta-analysis of prospective studies', *Nutr. Metab. Cardiovasc. Dis.* 27, 504-17 (2017). DOI: 10.1016/j.numecd.2017.04.004

ド（コドンと呼ばれる）に合致したアミノ酸を与えるほど、ショウジョウバエは健康になり寿命も延びることがわかった。

Matthew D. W. Piper et al., 'Matching dietary amino acid balance to the in silico-translated exome optimizes growth and reproduction without cost to lifespan', *Cell Metab.* 25, 610-21 (2017). DOI: 10.1016/j.cmet.2017.02.005 ageless.link/9gscb6

5 食餌制限による寿命延長の大部分は、この論文の表1にのっている。

William Mair and Andrew Dillin, 'Aging and survival: The genetics of life span extension by dietary restriction', *Annu. Rev. Biochem.* 77, 727-54 (2008). DOI: 10.1146/ annurev. biochem.77.061206.171059 ageless.link/mm4wvt

キツネザルの結果はこの論文で報告されている。

Fabien Pifferi et al., 'Caloric restriction increases lifespan but affects brain integrity in grey mouse lemur primates', *Communications Biology* 1, 30 (2018). DOI: 10.1038/s42003-018-0024-8 ageless.link/g6rytx

6 2012年、ふたつの研究に初めて有意義な結果が出た。これらふたつの論文は、それまでの相反する研究結果に共通点を見いだそうとしている。

Steven N. Austad, 'Ageing: Mixed results for dieting monkeys', *Nature* 489, 210-11 (2012). DOI: 10.1038/ nature11484 ageless.link/jxcnjr

Bill Gifford, 'Long-awaited monkey study casts doubt on longevity diet', *Slate* magazine, 2012 ageless.link/6mrygw

つい最近発表されたこの論文は、NIAとウィスコンシンでの研究結果を結びつけ、最新のデータを追加して、より楽観的な結論を導こうとしている。

Julie A. Mattison et al., 'Caloric restriction improves health and survival of rhesus monkeys', *Nat. Commun.* 8, 14063 (2017). DOI: 10.1038/ncomms14063 ageless.link/d3ntbn

7 William E. Kraus et al., '2 years of calorie restriction and cardiometabolic risk (CALERIE): Exploratory outcomes of a multicentre, phase 2, randomised controlled trial', *Lancet Diabetes Endocrinol* 7, 673-83 (2019). DOI: 10.1016/S2213-8587(19)30151-2 ageless.link/deo9cn

8 Flatt and Partridge, 2018 ageless.link/7itruu

9 Mark G. Sterken et al., 'The laboratory domestication of *Caenorhabditis elegans*', *Trends Genet.* 31, 224-31 (2015). DOI: 10.1016/j.tig.2015.02.009 ageless.link/hkjgme

10 Gopal P. Sarma et al., 'Open Worm: Overview and recent advances in integrative biological simulation of *Caenorhabditis elegans', Philos. Trans. R. Soc. Lond. B Biol. Sci.* 373 (2018). DOI: 10.1098/rstb.2017.0382 ageless.link/96ocjy

11 C・エレガンスの長寿変異体をクラスが最初に発見したエピソードを、シンシア・ケニヨンはこの論文に自伝的に書いている。本章後半に登場するケニヨンも本研究の主役だ。

Cynthia Kenyon, 'The first long-lived mutants: Discovery of the insulin/IGF-1 pathway for ageing', *Philos. Trans. R. Soc. Lond. B Biol. Sci.* 366, 9-16 (2011). DOI: 10.1098/rstb.2010.0276 ageless.link/oaqt67

12「ダウアー」は「持続」という意味のドイツ語だが、ここでは耐久性のある、あるいは不変の状態を指す。

13 D. B. Friedman and T. E. Johnson, 'Three mutants that extend both mean and maximum life span of the nematode, *Caenorhabditis elegans*, define the *age-1* gene', *J. Gerontol.* 43, B102-9 (1988) ageless.link/ngrarj

14 突然変異が「潜性」であることも必要だ。つまり、長寿をもたらす遺伝子を両親の双方から受け継がなければ長生きしない。

15 Kenyon, 2011 ageless.link/oaqt67

16 C. Kenyon et al., 'A *C. elegans* mutant that lives twice as long as wild type', *Nature* 366, 461-4 (1993). DOI: 10.1038/366461ao ageless.link/yxdvef

18 この論文は、膨大な数の種の生涯に関する大量のデータをまとめ、さまざまな生命体の老い方がいかに多様であるか（急速な老化、無視できる老化、逆行する老化、さらに奇妙な変化など）を示している。まさに進化はどんな手段を使っても老化に関連した死を最適化し、生殖の成功を最大限追求するのだ。

Owen R. Jones et al., 'Diversity of ageing across the tree of life', *Nature* 505, 169–73 (2014). DOI: 10.1038/nature12789 ageless.link/de3y4w

19 この論文は、ヒドラの「無視できる老化」のメカニズムを提案して論じているだけでなく、老化の進化論についてもわかりやすくレビューしている。

T. B. Kirkwood and S. N. Austad, 'Why do we age?', *Nature* 408, 233–8 (2000). DOI: 10.1038/35041682 ageless.link/ebdxpa

20 'OLDLIST, a database of old trees' (Rocky Mountain Tree-Ring Research) ageless.link/xdrnrq

イガゴヨウの研究を魅力的に紹介している記事は以下。Alex Ross, 'The past and the future of the earth's oldest trees', *New Yorker* (2020) ageless.link/x9r73z

21 Robert M. Seymour and C. Patrick Doncaster, 'Density dependence triggers runaway selection of reduced senescence', *PLoS Comput. Biol.* 3, e256 (2007). DOI: 10.1371/journal.pcbi.0030256 ageless.link/ikq4ry

22 James W. Vaupel et al., 'The case for negative senescence', *Theor. Popul. Biol.* 65, 339–51 (2004). DOI: 10.1016/j.tpb.2003.12.003 ageless.link/fnujcb

23 Jones, Scheuerlein and Salguero-Gómez et al., 2014 ageless.link/de3y4w

第3章

食餌制限、センチュウの初期研究、生物老年学の最近の発展についての興味深い報告は、以下を参照。

David Stipp, *The Youth Pill: Scientists at the Brink of an Anti-Aging Revolution* (Current Publishing, 2010)〔『長寿回路をONにせよ！』寺町朋子訳、シーエムシー出版、2012年〕ageless.link/70qrph

1 Clive M. McCay and Mary F. Crowell, 'Prolonging the life span', *Sci. Mon.* 39, 405-14 (1934) ageless.link/is3i7p

マッケイの経歴の補足と、より一般的な食餌制限研究の発展については、以下のふたつの論文を参照。

Hyung Wook Park, 'Longevity, aging, and caloric restriction: Clive Maine McCay and the construction of a multidisciplinary research program', *Hist. Stud. Nat. Sci.* 40, 79-124 (2010). DOI: 10.1525/hsns.2010.40.1.79 ageless.link/dggrds

Roger B. McDonald and Jon J. Ramsey, 'Honoring Clive McCay and 75 years of calorie restriction research', *J. Nutr.* 140, 1205-10 (2010). DOI: 10.3945/jn.110.122804 ageless.link/hqegja

2 McCay, Crowell, and Maynard, 1935 ageless.link/sdakif

3 この実験におけるメスのラットのデータは多少わかりにくい。とりわけ、ごく初期に厳しい暑さでメスが何匹か死んだため、結果が歪んでしまった。

4 食餌制限が「カロリー制限（CR）」と呼ばれるのをよく目にするだろう。マッケイの実験をきっかけに、最適栄養（ON）およびカロリー削減の重要性が認められたことから、CRONと呼ばれることもある。そこから派生した一連の食餌制限は、親しみをこめてCRONiesと呼ばれる。しかし、本書ではあくまでも「食餌制限」とする。最新の研究で、重要なのはカロリーそのものではなく、タンパク質や個々のアミノ酸といったほかの側面ではないかと言われはじめているからだ。この問題には第10章で触れる。

とりわけ興味深い実験によると、ショウジョウバエのDNAに記されたアミノ酸の3文字のコー

引き換えにする」というふうに（本書の残りの部分でも、堂々とそうさせてもらう！）。しかし実際には、進化は生殖に適したものが生殖に成功するという受動的、同語反復的なプロセスを指すことばにすぎない。

5 ウィリアムズがこの考えを初めて示した論文は、George C. Williams, 'Pleiotropy, natural selection, and the evolution of senescence', *Evolution* 11, 398–411 (1957). DOI: 10.1111/j.1558-5646.1957.tb02911.x ageless.link/pjritd
実験室と外の環境で「拮抗的多面発現性」の具体的エビデンスをレビューした興味深く新しい論文として、Steven N. Austad and Jessica M. Hoffman, 'Is antagonistic pleiotropy ubiquitous in aging biology?', *Evol. Med. Public Health* 2018, 287–94 (2018). DOI: 10.1093/emph/eoy033 ageless.link/9pftdn

6 T. B. Kirkwood, 'Evolution of ageing', *Nature* 270, 301–4 (1977). DOI: 10.1038/270301a0 ageless.link/kzwpbf

7 ハツカネズミの飼育と寿命の統計は、AnAgeというすぐれたデータベースから引用した。AnAgeは何千という種について寿命とそれに関連したデータを公開している。
'House mouse (Mus musculus)', AnAge: The animal ageing and longevity database (2017) ageless.link/z334yj

8 'Bowhead whale (*Balaena mysticetus)', AnAge: The animal ageing and longevity database* (2017) ageless.link/7qej3n

9 ギネス世界記録によると、ホッキョククジラのもうひとつの世界一の記録は、口の大きさである。

10 Amanda Leigh Haag, 'Patented harpoon pins down whale age', *Nature News* (2007). DOI: 10.1038/news070618-6 ageless.link/teouks

11 'Mouse-eared bat (*Myotis myotis)', AnAge: The animal ageing and longevity database* (2017) ageless.link/uxa3ng

12 Flatt and Partridge, 2018 ageless.link/ktangr

13 'Chimpanzee (*Pan troglodytes)', AnAge: The animal ageing and longevity database* (2017) ageless.link/sbc7fh

14 Flatt and Partridge, 2018 ageless.link/ktangr

15 Mark A. Hixon, Darren W. Johnson and Susan M. Sogard, 'BOFFFFs: On the importance of conserving old-growth age structure in fishery populations', *ICES J. Mar. Sci.* 71, 2171–85 (2014). DOI: 10.1093/icesjms/fst200 ageless.link/9k6r3u

16 'Rougheye rockfish (*Sebastes aleutianus)', AnAge: The animal ageing and longevity database* (2017) ageless.link/pynfqt

17 この2種のカメが老化しないという発見を記した文献は、2003年に発表されたこの論文。Justin D. Congdon et al., 'Testing hypotheses of aging in long-lived painted turtles (*Chrysemys picta)* ', *Exp. Gerontol.* 38, 765–72 (2003). DOI: 10.1016/s0531-5565(03)00106-2 ageless.link/9a7ew
しかし、13年後に別のニシキガメの集団を調べた研究では、彼らがゆっくりではあれ老化することが確認された。例によって、問題は細部にある。両者は方法論にちがいがあるし、新しい研究では、集団内で外因性の死亡率が上がっていた（原因はおそらく人間にある。水中ではボート、陸上では車）。こうしたカメの統計研究はニッチ分野で、実施に何十年も必要であることから、加齢とともにカメの死亡率がどう変わるかという議論はすぐには決着しないだろう。しかし、その結果のいかんにかかわらず、主要なポイントは生きている。生物の生涯には驚くべき多様性があり、「無視できる老化」を否定する自然法則はないのだ（そして、外因性の死亡率のちがいが事実として確認されれば、老化の進化に関するわれわれの理論はますます正しいということになる）。
Daniel A. Warner et al., 'Decades of field data reveal that turtles senesce in the wild', *Proc. Natl. Acad. Sci. U. S. A.* 113, 6502–7 (2016). DOI: 10.1073/pnas.1600035113 ageless.link/tzrfyn

17 'World population prospects 2019, online edition. Rev. 1' (United Nations, Department of Economic and Social Affairs, Population Division, 2019) ageless.link/smxq93
18 'World population ageing 2015' (United Nations, Department of Economic and Social Affairs, Population Division, 2015) ageless.link/n47kou
19 'History of pensions: A brief guide', *BBC News* (2005) ageless.link/nygivk
Jonathan Cribb and Carl Emmerson, 'Retiring at 65 no more? The increase in the state pension age to 66 for men and women' (Institute for Fiscal Studies, 2019) ageless.link/cm3yqi
20 私たちの寿命が延びるにつれ、「人生100年」は人生設計をどう変えるか考えるうえで大きな指標になる。Lynda Gratton and Andrew Scott, *The 100-Year Life: Living and Working in an Age of Longevity* (Bloomsbury Publishing, 2020)〔『LIFE SHIFT』池村千秋訳、東洋経済新報社、2016年〕ageless.link/9aeoey
21 Paul Johnson et al., *Securing the Future: Funding Health and Social Care to the 2030s* (The IFS, 2018) ageless.link/up4igu
Bradley Sawyer and Gary Claxton, 'How do health expenditures vary across the population?', *Peterson-Kaiser Health System Tracker* (2019) ageless.link/4b3ek3
22 'Current health expenditure (% of GDP)', *World Health Organization Global Health Expenditure Database* ageless.link/jhkq7u
23 Ramon Luengo-Fernandez et al., 'Economic burden of cancer across the European Union: A population-based cost analysis', *Lancet Oncol.* 14, 1165–74 (2013). DOI: 10.1016/S1470-2045(13)70442-X ageless.link/4qenyb
Raphael Wittenberg et al., 'Projections of care for older people with dementia in England: 2015 to 2040', *Age and Ageing* 49, 264–9 (2020). DOI: 10.1093/ageing/afz154 ageless.link/cfzxs4
24 Sue Yeandle and Lisa Buckner, 'Valuing Carers 2015' (Carers UK, 2015) ageless.link/bmn3s3
25 The Lancet Diabetes Endocrinology, 'Opening the door to treating ageing as a disease', *Lancet Diabetes Endocrinol* 6, 587 (2018). DOI: 10.1016/S2213-8587(18)30214-6 ageless.link/yxq7dd
Khaltourina Daria et al., 'Aging fits the disease criteria of the international classification of diseases', *Mech. Ageing Dev.* 111230 (2020). DOI: 10.1016/j.mad.2020.111230 ageless.link/qvr6q9
26 Vaupel, 2010 ageless.link/4wzcxd
27 Oeppen and Vaupel, 2002 ageless.link/gnjkds

第2章

この章の枠組みを超えて、老化の進化論的な理解をわかりやすくまとめた現代の文献に、Thomas Flatt and Linda Partridge, 'Horizons in the evolution of aging', *BMC Biol.* 16, 93 (2018). DOI: 10.1186/s12915-018-0562-z ageless.link/ktangrがある。

1 Julius Nielsen et al., 'Eye lens radiocarbon reveals centuries of longevity in the Greenland shark (*Somniosus microcephalus*)', *Science* 353, 702–4 (2016). DOI: 10.1126/science.aaf1703 ageless.link/x9mkhj
2 Michael R. Rose et al., 'Evolution of ageing since Darwin', *J. Genet.* 87, 363–71 (2008). DOI: 10.1007/s12041-008-0059-6 ageless.link/zasohq
3 Catarina D. Campbell and Evan E. Eichler, 'Properties and rates of germline mutations in humans', *Trends Genet.* 29, 575–84 (2013). DOI: 10.1016/j.tig.2013.04.005 ageless.link/ag4z34
4 これはじつのところ、循環論法だ。私たちは無数の世代を生き延びてきた生物を見ているが、いま見ることができるのは、彼らがほかの仲間より生殖面ですぐれていたからだ。こういうときに、進化を意思がある主体のように扱うと説明がしやすい。進化が「これを望む」、「あれとこの記事で使われた子供の予想死亡率は、Anthony A. Volk and Jeremy A. Atkinson, 'Infant and child death in the human environment of evolutionary adaptation', *Evol. Hum. Behav.* 34, 182–92 (2013). DOI: 10.1016/j.evolhumbehav.2012.11.007 ageless.link/eawqcsから。

これらの情報源を総合して、寿命は30～35歳という推定に達した。

2 Gareth B. Matthews, 'Death in Socrates, Plato, and Aristotle', in *The Oxford Handbook of Philosophy of Death* (ed. Ben Bradley, Fred Feldman and Jens Johansson) (Oxford University Press, 2012). DOI: 10.1093/oxfordhb/9780195388923.013.0008 ageless.link/nem7rz

3 Adam Woodcox, 'Aristotle's theory of aging', *Cahiers Des Études Anciennes* LV | 2018, 65–78 (2018) ageless.link/vdhzmr

4 Max Roser, Esteban Ortiz-Ospina and Hannah Ritchie, 'Life expectancy', *Our World in Data* (2013) ageless.link/mcviaq

5 歴史的に寿命が延びていることに関するこの論文は刺激的でおもしろい。
Jim Oeppen and James W. Vaupel, 'Broken limits to life expectancy', *Science* 296, 1029–31 (2002). DOI: 10.1126/science.1069675 ageless.link/gnjkds

6 ここはあえてあいまいに書いている。平均寿命は「個人」ではなく「人口」に適用されるものだからだ。たとえば、「あなたの一部」が徐々に禁煙しはじめるといったことはありえない。しかし、多くの効果は人口全体に共有される。あなたがすでに禁煙していれば、全人口の平均寿命の先を行っているということだ。したがって、全人口の平均寿命の推移はひとつの指針にはなる。

7 この統計は、じつはそれほど印象深いわけではない。母親はひとりだが、祖母はふたりいるからだ。祖母のどちらかが生きている可能性は統計上2倍になる。とはいえ、その裏にある数字はやはり印象深い。1800年代の20歳の人の母親が生きている可能性より、現在の20歳の人の祖母のそれぞれが生きている可能性のほうがおおむね高いのだから。
P. Uhlenberg, 'Mortality decline in the twentieth century and supply of kin over the life course', *Gerontologist* 36, 681–5 (1996). DOI: 10.1093/geront/36.5.681 ageless.link/jyfyrp

8 Max Roser, 'The Spanish flu (1918–20): The global impact of the largest influenza pandemic in history', *Our World in Data* (2020) ageless.link/odbnbx

9 Oeppen and Vaupel, 2002 ageless.link/gnjkds

10 この論文は、喫煙の害について非常に興味深い疫学上のエビデンスをまとめている。いずれもショッキングな統計だらけで、読めば気持ちが引き締まる。
Richard Peto et al., 'Smoking, smoking cessation, and lung cancer in the UK since 1950: Combination of national statistics with two case-control studies', *BMJ* 321, 323–9 (2000). DOI: 10.1136/bmj.321.7257.323 ageless.link/bukftz

11 deathsfromsmoking.net ageless.link/di96gqのデータにもとづく計算。

12 Prabhat Jha, 'Avoidable global cancer deaths and total deaths from smoking', *Nat. Rev. Cancer* 9, 655–64 (2009). DOI: 10.1038/nrc2703 ageless.link/fjnhnq

13 Carol Jagger et al., 'A comparison of health expectancies over two decades in England: Results of the cognitive function and ageing study I and II', *Lancet* 387, 779–86 (2016). DOI: 10.1016/S0140-6736(15)00947-2 ageless.link/fvztx9

14 Kenneth G. Manton, Xiliang Gu and Vicki L. Lamb, 'Change in chronic disability from 1982 to 2004/2005 as measured by long-term changes in function and health in the U.S. elderly population', *Proc. Natl. Acad. Sci. U. S. A.* 103, 18374–9 (2006). DOI: 10.1073/pnas.0608483103 ageless.link/7m9pwk

15 James W. Vaupel, 'Biodemography of human ageing', *Nature* 464, 536–42 (2010). DOI: 10.1038/nature08984 ageless.link/4wzcxd

16 James W. Vaupel, 'Biodemography of human ageing', *Nature* 464, 536–42 (2010). DOI: 10.1038/nature08984 ageless.link/4wzcxd

悪いことは他人に起きやすいと考えていた。
Neil D. Weinstein, 'Unrealistic optimism about future life events', *J. Pers. Soc. Psychol.* 39, 806–20 (1980). DOI: 10.1037/0022-3514.39.5.806 ageless.link/pouimx

8 'Who are family caregivers?' (American Psychological Association, 2011) ageless.link/ufntz3

9 WHO GBDにもとづく計算。算出方法については、ageless.link/hbzze7を参照。

10 寿命から教育、ワクチン提供に至るまで、世界に関する私たちの全体的な悲観主義は、ハンス・ロスリングのすぐれた「無知調査」で見事にとらえられている。
Hans Rosling, 'Highlights from ignorance survey in the UK' (Gapminder Foundation, 2013) ageless.link/4qppjz

11 Clive M. McCay, Mary F. Crowell and L. A. Maynard, 'The effect of retarded growth upon the length of life span and upon the ultimate body size', *J. Nutr.* 10, 63–79 (1935). DOI: 10.1093/jn/10.1.63 ageless.link/ovmys4

12 この楽しくて読みやすい論文は、老化から再生医療まで、生物医学が動物から学べるいくつかの方法を示している。
João Pedro de Magalhães, 'The big, the bad and the ugly: Extreme animals as inspiration for biomedical research', *EMBO Rep.* 16, 771–6 (2015). DOI: 10.15252/embr.201540606 ageless.link/qjy7oo

13 Darren J. Baker et al., 'Clearance of p16 Ink4a-positive senescent cells delays ageing-associated disorders', *Nature* 479, 232–6 (2011). DOI: 10.1038/nature10600 ageless.link/qqyqtf

14 Jamie N. Justice et al., 'Senolytics in idiopathic pulmonary fibrosis: Results from a first-in-human, open-label, pilot study', *EBioMedicine* 40, 554–63 (2019). DOI: 10.1016/j.ebiom.2018.12.052 ageless.link/phgw6r

15 何が死因の1位かというのは、分類法と世界の地域によって異なる。がんが1位という見方は、世界銀行の指定する「高所得国」の統計で、がんの全種類を積算するWHOのデータにもとづいている。がんを種類別に見たり、脳卒中や心臓発作を「循環器疾患」にまとめたり、見る国の範囲を変えたりすれば、結果は異なる。本書全体で死因のランクづけに用いたこれらの数字は、ageless.link/a6rv67で見ることができる。

16 G. D. Wang et al., 'Potential gains in life expectancy from reducing heart disease, cancer, Alzheimer's disease, kidney disease or HIV/ AIDS as major causes of death in the USA', *Public Health* 127, 348–56 (2013). DOI: 10.1016/j.puhe.2013.01.005 ageless.link/c7bwrm

17 老化の治療にかかわる倫理問題は、とうてい数段落ではカバーできない。さらにくわしく知りたいかたは、ageless.link/ethicsを参照。

18 Leslie B. Gordon, W. Ted Brown and Francis S. Collins, 'Hutchinson– Gilford progeria syndrome', in *GeneReviews* (ed. Margaret P. Adam et al.) (Seattle, WA: University of Washington, Seattle, 2003) ageless.link/ixa4uj

19 Junko Oshima, George M. Martin and Fuki M. Hisama, 'Werner syndrome', in *GeneReviews* (ed. Margaret P. Adam et al.) (Seattle, WA: University of Washington, Seattle, 2002) ageless.link/edpehq

第1章

1 この論文の著者たちは、15歳まで生きた採集民の集団の予想死亡年齢を54歳と推定している。
Hillard Kaplan et al., 'A theory of human life history evolution: Diet, intelligence, and longevity', *Evolutionary Anthropology: Issues, News, and Reviews* 9, 156–85 (2000). DOI: 10.1002/1520-6505(2000)9:4<156::AID-EVAN5>3.0.CO;2-7 ageless.link/n4irx9
過去の子供の死亡率に関するわかりやすい要約は、Max Roser, 'Mortality in the past – around half died as children', *Our World in Data* (2019) ageless.link/hrw43b

原　注

本書の執筆で使用した情報源の一部を、ここで紹介する。本文中の重要な事実や数字に関する引用はすべて記載するように心がけた。情報源については、できるだけ無料で読めるもの、閲覧が容易な文献を優先させたが、当然ながら科学論文には入手しにくいものがある。とくにすぐれたポピュラーサイエンスの記事、書籍、動画を参考にすることもあった。それらはたいてい、特定のトピックについて本書より深く掘り下げている。また、1次資料のなかには、別の人がもっと読みやすく要約している場合、直接参考にしなかったものもある。

すべての引用に、ageless.link/で始まり、6字の英数字からなる固有のコードが続く短いリンクをつけた（たとえば、ageless.link/m3gh76）。ブラウザにそれをタイプすれば、当該文献が表示され、追加の情報が得られることもある。くわしくは、ageless.link/referencesにアクセスされたい。

はじめに

1 Owen R. Jones and James W. Vaupel, 'Senescence is not inevitable', *Biogerontology* 18, 965–71 (2017). DOI: 10.1007/s10522-017-9727-3 ageless.link/i3hrtb

2 「ヒト死亡率データベース」のデータにもとづく計算。算出方法については、ageless.link/e7ywumを参照。

3 世界保健機関の世界疾病負荷研究（WHO GBD）にもとづく計算。算出方法については、ageless.link/cxsphoを参照。

4 Emelia J. Benjamin et al., 'Heart disease and stroke statistics – 2017 update: A report from the American Heart Association', *Circulation* 135, e146–e603 (2017). DOI: 10.1161/CIR.0000000000000485 ageless.link/wxyygy

5 ここに示した最初のふたつの研究では、80歳の人は平均3つの「病状」を抱え、5～10の「診断」を受けていた。両者のちがいは方法論によるものであり、「病気」をいくつ持っているかは、境界をどこに設けるかによって変わる。よって本文では「約5つ」とした。3番目の論文は、服用している薬の数（多剤併用）を推定している。内容の理解を助けてくれたブルース・ガスリーに感謝する。

Karen Barnett et al., 'Epidemiology of multimorbidity and implications for health care, research, and medical education: A cross-sectional study', *Lancet* 380, 37–43 (2012). DOI: 10.1016/S0140-6736(12)60240-2 ageless.link/itozkk

Quintí Foguet-Boreu et al., 'Multimorbidity patterns in elderly primary health care patients in a south Mediterranean European region: A cluster analysis', *PLoS One* 10, e0141155 (2015). DOI: 10.1371/journal.pone.0141155 ageless.link/e4q6vg

Bruce Guthrie et al., 'The rising tide of polypharmacy and drug-drug interactions: Population database analysis 1995–2010', *BMC Med.* 13, 74 (2015). DOI: 10.1186/s12916-015-0322-7 ageless.link/7enffk

6 WHO GBDにもとづく計算。算出方法については、ageless.link/hbzze7を参照。

7 この研究では、250名の学生に、家を持つこと、80すぎまで生きること、肺がんにかかったり心臓発作を起こしたりすることなど、自分の人生でポジティブまたはネガティブな出来事が起きる可能性を尋ねた。すると、ポジティブな経験については一貫して可能性を高く見積もり、

著者紹介

アンドリュー・スティール (Andrew Steele, PhD)

計算生物学者。サイエンスコミュニケーター。1985年生まれ。オックスフォード大学で物理学の博士号を取得したのち、「老化」こそが現代最重要の科学的課題と考え、計算生物学者に転身。フランシス・クリック研究所で機械学習を用いてDNAを解析し、患者の診療記録から心臓発作を予測する研究に従事。「生物老年学」の最先端をはじめて一般読者向けに詳しく紹介したデビュー作である本書『AGELESS』は、医学界およびエコノミスト誌、ガーディアン紙等のトップメディアで極めて高い評価を獲得。英米でベストセラーを記録し、世界14カ国で刊行が決定している。

訳者紹介

依田卓巳 (よだ・たくみ)

翻訳家。東京大学法学部卒。訳書にリチャード・ランガム『火の賜物』『善と悪のパラドックス』、ニコラス・ウェイド『宗教を生み出す本能』(以上NTT出版)、オーウェン・ジョーンズ『チャヴ』『エスタブリッシュメント』(以上海と月社)、フレッド・ボーゲルスタイン『アップルvs.グーグル』(新潮社)、ジョン・ケープルズ『ザ・コピーライティング』(ダイヤモンド社)ほか多数。

草次真希子 (くさつぐ・まきこ)

翻訳家。アリゾナ州立大学大学院ジャーナリズム研究科修士課程(放送ジャーナリズム専攻)修了。

田中 的 (たなか・いくは)

翻訳家。早稲田大学教育学部英語英文学科卒。早稲田大学教育学研究科修士課程(英語教育専攻)中退。

装幀........................ 小口翔平+後藤司(tobufune)
本文デザイン・DTP..... 朝日メディアインターナショナル
校正........................ 鷗来堂
営業........................ 岡元小夜・鈴木ちほ・多田友希
進行管理.................. 多田友希・小森谷聖子
編集........................ 富川直泰

AGELESS《エイジレス》
——「老いない」科学の最前線

2022年11月30日　第1刷発行

著者…………アンドリュー・スティール
訳者…………依田卓巳・草次真希子・田中 的
発行者………金泉俊輔
発行所………株式会社ニューズピックス
〒100-0005 東京都千代田区丸の内2-5-2 三菱ビル
電話 03-4356-8988 ※電話でのご注文はお受けしておりません。
FAX 03-6362-0600 FAXあるいは下記のサイトよりお願いいたします。
https://publishing.newspicks.com/
印刷・製本……シナノ書籍印刷株式会社

落丁・乱丁の場合は送料当方負担でお取り替えいたします。
小社営業部宛にお送り下さい。

ISBN 978-4-910063-24-9

本書に関するお問い合わせは下記までお願いいたします。
np.publishing@newspicks.com

希望を灯そう。

NEWS PICKS PUBLISHING

「失われた30年」に、
失われたのは希望でした。

今の暮らしは、悪くない。
ただもう、未来に期待はできない。
そんなうっすらとした無力感が、私たちを覆っています。

なぜか。
前の時代に生まれたシステムや価値観を、今も捨てられずに握りしめているからです。

こんな時代に立ち上がる出版社として、私たちがすべきこと。
それは「既存のシステムの中で勝ち抜くノウハウ」を発信することではありません。
錆《さ》びついたシステムは手放して、新たなシステムを試行する。
限られた椅子を奪い合うのではなく、新たな椅子を作り出す。
そんな姿勢で現実に立ち向かう人たちの言葉を私たちは「希望」と呼び、
その発信源となることをここに宣言します。

もっともらしい分析も、他人事のような評論も、もう聞き飽きました。
この困難な時代に、したたかに希望を実現していくことこそ、最高の娯楽《エンタメ》です。
私たちはそう考える著者や読者のハブとなり、時代にうねりを生み出していきます。

希望の灯を掲げましょう。
1冊の本がその種火となったなら、これほど嬉しいことはありません。

令和元年
NewsPicksパブリッシング 編集長
井上 慎平